내 몸이 원하는
영양제는 따로 있다

일러두기

- 이 책은 2020년 6~9월까지 진행된 신현준과 정혜진의 대화를 재구성한 것입니다.

- 이 책의 내용은 두 저자의 개인적인 의견으로 영양제 복용에 대한 정답이 아닙니다. 책의 내용을 충분히 읽어 보시고 각자의 가치관에 따라 수용하시기 바랍니다.

- 저자의 표현을 최대한 존중하기 위해 맞춤법에 맞지 않는 표현을 일부 허용했습니다.

- 각 문장의 의미와 쓰임에 따라 '건강기능식품', '영양제'를 혼용하여 표기했습니다.

- 주요 영양소의 섭취 기준은 보건복지부와 한국영양학회에서 제공하는 〈한국인 영양소 섭취기준 2020〉을 따랐습니다.

- 의학적인 내용을 얼마나 신뢰할 수 있느냐에 대해 이야기할 때, '근거 수준'이라는 단어를 사용합니다. 해당 내용을 증명하기 위한 연구의 설계 및 진행 방식에 따라 신뢰도가 높을수록 '근거 수준이 높다', 낮을수록 '근거 수준이 낮다'는 표현을 사용했습니다.

당신이 몰랐던 올바른 영양제 사용법

내 몸 이 원 하 는 영양제는 따로 있다

신현준 · 정혜진 지음 | 황세진 감수

길벗

영양제,
내 몸을 위한
즐거운 취미

◆

어렸을 때부터 너무 좋아했던 영화 〈슈퍼맨〉의 주연 크리스토퍼 리브가 영화 촬영 중 당한 낙마 사고로 얼마 후 오스카 시상식에서 휠체어를 타고 나오시는 모습을 보게 되었습니다. 당시 20대였던 저는 같은 배우로서 가슴이 찢어지는 듯 했습니다. 이렇듯 배우들은 몸을 크게 다치면 배우 생활을 마감해야 할 정도의 타격을 받습니다. 그런데 제가 해온 배역들은 몸을 사리지 않는 역할이 많았어요. 그래서 휠체어에 앉은 슈퍼맨을 떠올리며 '작품 촬영 기간에는 내가 더 조심해서 잘 해야겠다' 라고 결심하게 됐죠.

그 뒤로 운동도 열심히 하고 직접 기른 채소와 제철 음식을 챙겨 먹으며 건강을 지키고 있습니다. 그 와중에 특히 영양제에 관심이 많아진 것은 채소나 과일 등을 제대로 챙겨 먹을 수 없는 현실에서 영양을 골고루 보충해줘야 할 필요를 느꼈기 때문이 아닌가 싶습니다. 음식을 통해서 영양을 보충하는 것, 쉬워 보이지만 실천하기가 어려운 게 대부분이지요. 그래서 저는 저의 몸과 건강을 위해 영양제를 꼭 챙겨 먹는 습관을 갖게 되었습니다.

　바쁜 현대인들의 실상은 제 배우 생활과 비슷한 면이 많습니다. 불규칙한 식사와 수면, 과로와 스트레스 등으로 배우 생활은 스크린이나 TV에서 보는 화려한 이미지와는 다르게 무척 힘듭니다. 촬영을 시작하면 먼지도 많고 공기도 안 좋은 스튜디오에서 며칠씩 밤을 새는 등 불규칙적인 생활이 이어지죠. 이렇듯 악조건 속에서 일할 때가 많지만 그럴수록 스텝과 동료에게 짜증내지 않고 분위기를 밝게 이끄는 배우가 되자고 마음먹었습니다. 배우 동료들뿐 아니라 스텝들에게도 언제나 함께 일하고 싶은 배우가 되고 싶습니다. 아시다시피 오래 가는 배우는 연기만 잘 하는 사람이 아니거든요. 건강한 몸과 정신도 필요한데 그러기 위해서는 체력이 뒷받침되어야 한다고 생각했습니다. 피곤이 누적되는 상황에서는 누구나 예민해지고 의욕이 떨어지니까요.

　영양제와 함께 운동과 좋은 식습관으로 몸을 잘 챙겨야겠다고 결심한 후, 30년 가까이 꾸준히 영양제를 챙겨 먹고 있습니다. 유난히 영양제에 관심이 많으셨던 어머니 덕분에 어려서부터 영양제를 섭취한 기간을 합한다면 더 오래되었죠. 그래서인지 확실히 친구들보다는 제 몸 상태가 좋은 편이라고 자부합니다. 외적인 부분도 있겠지만 제가 체감하는 시력, 청력, 폐활량, 지구력, 피부 노화, 탈모 등 모든 면에서 괜찮은 편입니다.

　제 주변 배우 분들은 영양제를 선물해주면 제일 좋아합니다. 아무래도 보여지는 것이 중요한 사람들이니 영양제에 관심을 갖는 것은 자연스런 일이죠. 그래서 제가 먹어보고 정말 좋았던 것들을 드리면 믿고 꾸준히 잘 챙겨 드십니다. 실제로 동료나 선후배 배우 분들을 가까이 볼 일이 있을 때, 두꺼운 화장이나 보정 기술만으로는 가릴 수 없는 본인의 원래 피부가 보입니다. 영양제를 꾸준히 챙겨 드신 분들을 보면 확실히 그렇지 못한 분들에 비해 피부도 좋고 탈모도 덜하다는 것을 느낍니다.

하지만 주변에서 영양제는 보충제에 불과하다며 먹지 않던 친구들도 있습니다. 대표적인 사람이 제 아내입니다만 말이죠. 영양제의 효능에 대한 과학적인 근거가 빈약하다는 것은 압니다. 그럼에도 불구하고 영양제를 먹어야 한다고 추천하는 것은 저와 주변인들의 체험 사례를 통해 그 중요성을 실감했기 때문입니다. 또한 꾸준하게 판매되고 소비되는 영양제에는 분명 이유가 있다고 생각합니다. 그래서 출판사에서 연락이 왔을 때, 건강을 위한 취미로서의 영양제 이야기라면 괜찮겠다 싶었습니다.

많은 분들이 아시겠지만 저는 '영양제'라는 글자만 봐도 너무 좋아하는 사람은 맞습니다. 하지만 영양제를 많이 가지고 있는 것이지 무작정 많이 먹는 사람은 절대로 아닙니다. 영양제는 약이 아니라 태블릿, 즉 알약 형태로 된 식품입니다. 그런데 많은 분들이 영양제에 부담을 느끼거나 너무 과한 기대를 합니다. 내 몸을 위한 것이라면서 아무 영양제나 함부로 먹는 분들도 많습니다. 왜 그럴까요? 영양제에 대해 제대로 모르기 때문입니다. 영양제 복용에 앞서 미리 공부하고 생각해 보는 것이 중요합니다.

앞서도 말씀드렸지만 저는 건강을 위한 좋은 습관 중 하나로 영양제를 선택해 공부하고 경험하고 있습니다. 나에게 필요하고 맞는 영양제를 선택해서 꾸준히 먹는 것은, 나의 몸과 건강을 위한 즐거운 취미라고 믿습니다.

제가 시행착오를 겪어오며 터득한 경험과 지식이 여러분에게도 도움이 되기를 진심으로 바랍니다.

신현준

spacial thanks to

어렵게 느껴지는 영양제에 대해 이토록 알기 쉽고 바르게 알려주는 책을 기획해 주신 방혜수 과장님, 민보람 차장님, 길벗출판사에 감사드립니다. 독자 여러분이 이 책을 통해 건강한 생활습관은 물론이고 영양제에 대한 올바른 가치관까지 갖게 되기를 진심으로 바랍니다.

영양제,
의료인 입장에서의
문화 충격

◆

출판사로부터 영양제에 대한 책을 제안받았을 때 몹시 당황했습니다. 저는 평소에 환자 분들이나 주변 지인들에게 영양제를 권하지 않는, 아니 솔직히 말하면 효과가 없으니 그 돈으로 맛있는 음식이나 드시라고 말하던 의사였기 때문이죠. 따라서 제가 영양제에 대한 이야기를 책으로 풀자면 효과가 없으니 먹지 말라는 말만 잔뜩 늘어놓을 것 같아서 정중하게 고사하려고 했습니다. 그런데 출판사에서 매우 매력적인 제안을 했습니다. 연예인과 함께 대담 형태로 책을 써보는 게 어떻겠냐는 것이었죠.

신현준 님을 직접 만나 뵙기 전에 영상을 통해 만났는데, 그분이 얼마나 영양제를 사랑하는지 영상 속 표정만으로도 충분히 알 수 있었습니다. 솔직하게 말하자면 제 입장에선 문화 충격에 가까웠습니다. 영양제를 챙겨 먹는 것에 대한 그분의 애정은 좋아한다는 표현으로는 부족한, 소위 '찐사랑'이었습니다. 그리고 대담을 시작하고 신현준 님의 영양제 가방을 실물로 접했을 때엔…. 지금에서야 얘기할 수 있지만, 어디서부터 어떻게 이야기를 진행해야 할지 참으로 막막했습니다.

진료를 하다 보면 영양제에 대한 질문을 많이 받습니다. 그럴 때마다 저는 특정 영양제에 대한 정보나 복용법을 알려 드리기보다는 음식을 최대한 골고루 섭취하시라고 권했습니다. 사실 일반적으로 사람들이 기대하는 것과 달리 사람의 몸속에서 일어나는 일은 매우 복잡해서 특정 영양소와 특정 효과가 일대일로 연결되는 것이 어렵기 때문입니다. 하지만 신현준 님의 약 가방을 마주한 순간, 음식을 최대한 골고루 섭취하라는 가이드라인 따위는 이제 버려야 한다는 것을 직감했습니다.

우리는 영양소가 부족할 틈이 없는 시대를 살고 있습니다. 배를 장기적으로 타는 선원이나 특정한 식재료가 나지 않는 지역의 사람들이 겪는 영양소 결핍 질환도 다 옛날 이야기가 되어 버렸죠. 다만 성장기, 임산부, 갱년기처럼 삶의 특정 시기에 좀 더 많이 섭취할 필요가 있는 영양소들이 있습니다. 저는 그동안 이런 특정한 상황에서만 영양제를 권해왔습니다. 하지만 지금부터는 특정한 상황이나 종류의 범위를 벗어나 영양제 전반에 걸친 이야기를 해야겠습니다.

본격적으로 영양제 이야기를 하기 전에 확실히 해야 할 것이 있습니다. 첫 번째는 바로 영양제의 효과에 대한 것입니다. 저와 같은 의료인들은 어떤 약이나 영양제가 '효과가 있다'고 얘기할 때 몇 사람이 효과를 보았다는 경험만을 가지고 이야기하지 않습니다. 철저하게 근거를 기반으로 이야기합니다. 예를 들어 '철분이 빈혈 치료에 효과가 있다'는 한 문장을 말하기 위해서는 많은 연구와 논문이

뒷받침되어야 합니다. 연구와 논문이라고 해서 다 근거로 활용되는 것은 아닙니다. 연구의 설계와 논문의 수준이 어느 정도 이상이라고 인정이 되어야만 근거로 활용할 수 있습니다. 그리고 그 '효과'도 매우 구체적으로 표현되어야 합니다. '철분을 한 달 이상 꾸준히 섭취하면 혈중 헤모글로빈의 농도가 증가하고, 6개월간 꾸준히 섭취하면 몸에 저장된 철의 양이 늘어나 철 결핍성 빈혈이 치료된다'는 식으로 명확해야 합니다.

두 번째는 약과 영양제는 엄연히 구별되어야 한다는 점입니다. 약의 경우에는 매우 까다로운 허가 과정을 거칩니다. 실험실에서 해당 작용이 검증되면 동물 실험을 거치고, 그 다음에 사람을 대상으로 하는 연구를 여러 규모로, 여러 단계로, 여러 국가에서, 엄청난 규모의 자본을 들여 진행하면서 효과와 안전성이 모두 확보되어야 허가를 받을 수 있습니다. 이 과정은 수 년이 걸리고 매우 까다로워서 최종 허가를 받게 될 확률도 매우 적습니다. 그리고 허가를 받고 난 후에도 매우 구체적으로 명시된 효과의 범위 내에서만 엄격하게 사용됩니다.

하지만 영양제의 경우엔 비교적 간단한 소규모의 임상 연구 결과로도 허가가 됩니다. 그러다 보니 허가 이후에 판매가 이루어지는 과정에서 효과가 없거나 부작용이 발견되어 허가가 취소되는 경우도 있습니다. 그래서 저는 새롭게 등장하는 영양제는 조금 조심스럽게 접근하게 됩니다. 그에 반해 오랫동안 사용된 비타민이나 미네랄 같은 영양제들은 효과를 재검증하는 후속 연구들이 계속 이루어졌기 때문에 효과는 사람마다 다를 수 있지만 안전성 면에서는 상대적으로 믿을 만하다고 볼 수 있습니다.

이 책을 준비하면서 다양한 영양제와 영양제에 대한 정보를 접할 수 있었습니다. 영양제를 공부하는 과정에서 영양제의 종류가 너무 많아서 놀랐고 영양제를 홍보하는 블로그나 유튜브 채널이 너무 많아서 다시 한 번 놀랐습니다. 그 많은 유튜브와 블로그들을 둘러보고 나니 신현준 님의 영양제 가방이 조금은 이해가 되었습니다. 그리고 사람들이 일반적으로 영양제에 무엇을 기대하는지도 조금 더 이해할 수 있게 되었습니다.

책 전반에 걸쳐 주로는 의료인의 관점에서 영양소의 정의, 순기능, 부작용 등의 근거 수준을 기반으로 이야기했지만 사람들이 영양제에 가지는 기대 심리와 건강을 유지하기 위해 취하는 다양한 방식들을 이해하고 존중하면서 설명하기 위해 노력했습니다.

지금도 저는 영양제보다는 균형 잡힌 식사를 권장하지만 많은 분들이 한 가지 이상의 영양제를 챙겨서 드시는 요즘 같은 시기엔 이미 드시고 있는 영양제를 올바른 방법으로 섭취하실 수 있도록 안내하는 것이 의사로서의 제 역할이 아닐까 생각합니다. 이 책을 통해 독자들이 자신에게 알맞은 영양제를 현명하게 선택하고 보다 건강한 삶을 누리시는 데 하나의 지침을 얻기를 바랍니다.

정혜진

spacial thanks to

글 쓰기에 자신이 없어 책을 쓰는 내내 예민하게 구는 저에게 때되면 밥해주고 왕진 다닐 때 운전 기사 역할도 해주고 집안일은 눈치껏 다 해결해준, 아마도 지금 누구보다도 이 책 작업이 어서 마감되어 출간되기를 바라고 있을 사랑하는 남편 정순구에게 감사의 인사를 보냅니다.
또한 책을 준비할 때부터 마감하는 순간까지 원격으로 조언과 잔소리를 아끼지 않은 감수자이자 오랜 친구 황 약사에게도 감사의 인사를 보냅니다.

영양제,
필수가 아닌 선택

◆

　코로나19 사태 장기화로 건강에 대한 불안이 커지면서 영양제에 대한 관심도 커졌습니다. 영양제를 판매하는 회사들은 물론이고 의사와 약사들을 비롯한 개인 유튜버들이 비타민과 미네랄, 각종 영양제에 대해 수많은 정보를 제공합니다. 영양제는 이제 더 이상 선택이 아닌 필수인 시대라고 말하면서 말입니다.

　10여 년 전에 비해 영양제 시장은 매우 커졌고 대기업들도 앞다투어 영양제를 생산해내고 있습니다. 또한 TV 광고나 홈쇼핑, 드라마, 예능 프로그램 등의 PPL을 통해 온갖 영양제를 마케팅하고 있는 것이 현실입니다. 그들은 여러 가지 이유로 영양제의 필요성을 강조하고 이 영양제만큼은 꼭 먹어야 한다고 이야기합니다.

　영양제를 무리하게 드시는 분들도 있습니다. 매달 수십 만원 이상의 영양제를 구입하는 분, 알람을 맞춰가며 열 가지 이상의 영양제를 챙겨 드시는 분, 영양제의 효과를 과신하면서 과음을 지속하는 분 등등. 과연 저렇게 먹어도 괜찮을까 싶은 정도로 무리한 양을 드시거나 영양제만 믿고 생활습관이 엉망진창인 경우가 많습니다.

이런 행동의 저변에는 두 가지 큰 문제가 있습니다. 첫 번째는 자신의 문제를 사전 공부나 전문가의 도움 없이 스스로 평가해서 영양제를 고른다는 점이고, 두 번째는 영양제에 과도한 치료 효과를 기대한다는 것입니다.

그렇다면 영양제는 정말 필수일까요? 요즘 필수라고 얘기하는 오메가3를 예로 들어보겠습니다. 평소 들기름이나 생선을 먹기 힘들다면 오메가3로 영양을 보충해주는 것은 괜찮습니다. 하지만 일주일에 두어 번 생선을 꼭 챙겨서 드신다면 굳이 오메가3를 일부러 챙겨 먹을 필요는 없습니다. 영양제는 약이 아니라 말 그대로 부족한 영양을 보충해주는 식품이기 때문에 자신의 생활 패턴과 몸 상태에 맞게 필요한 만큼만 골라서 드시는 게 현명합니다.

하지만 우리는 제철 채소와 과일을 챙겨 먹는 것이 힘들고 과로와 수면 부족에 시달리며 바이러스가 유행하는 어려운 시대를 살고 있습니다. 건강을 유지하는 것이 어려우니 불안한 마음에 영양제 하나라도 챙겨 먹고 싶은 게 아닐까 합니다. 그래서 더더욱 나에게 알맞은 영양제를 현명하게 선택하는 것이 중요합니다. 저희는 이 책을 통해 영양제에 대한 올바른 정보와 지침을 제시하는 한편 독자들이 자신만의 가치관과 몸 상태에 따라 영양제를 선택할 수 있도록 돕고자 합니다.

| 차례 |

PART

누구나 한번쯤은 먹어봤을 대표 영양제

PART

목적에 따라
골라 먹는 영양제

영양제에 대한
궁금증

PART

4

나에게 꼭 맞는
영양제 조합법

PART

누구나 한번쯤은 먹어봤을
대표 영양제

종합비타민

비타민A, B, C, D

미네랄

오메가3

유산균

01

종합비타민

편집자　　이번 주제는 종합비타민입니다. 종합비타민은 필수이자 기초라고 생각하시는 분들이 많다 보니 할 얘기가 많겠어요. 일단 종합비타민이 무엇인지 원장님께서 간단히 설명해주시겠어요?

정혜진　　과거에는 음식을 통해 섭취하는 영양소가 탄수화물, 단백질, 지방 정도라고 알고 있었어요. 그런데 인간은 이 세 가지 영양소만으로는 살아갈 수 없고 다양한 영양소가 필요하다는 사실을 알게 됐습니다. 차에 비유하자면 동력인 기름만으로 충분하지 않고 엔진오일이 필요하듯이 인체에도 일종의 윤활유가 필요한 것이죠. 이런 윤활유의 역할을 하는 것이 비타민입니다.

비타민의 어원은 바이탈아민(vital amine)으로 바이탈(vital)은 혈압, 맥박, 체온을 말합니다. 즉, 생명을 유지하는 데 필수 요소라는 의미이죠. 그리고 아민(amine)은 질소가 포함된 물질을 일컫는 말인데 모든 비타민이 다 질소를 포함한 것은 아니라서 바이타민(vitamine)이라고 쓰던 것을 맨 뒤의 'e'를 빼고 비타민(vitamin)으로 고쳐서 쓰고 있다고 해요.

비타민을 발견한 순서대로 'A, B, C, D, E, F, G, H'의 알파벳 순으로, 혹은 비타민K처럼 그 기능에 따라서 이름을 붙이기도 했어요. 그런데 나중에 확인해보니 비타민이 아니거나 기존에 이미 발견된 영양 성분과 겹치는 것들이 빠지면서 현재 우리가 알고 있는 'A, B, C, D, E, K' 정도가 남았어요. 그리고 구조와 역할이 비슷한 것들을 모아서 하나의 군으로 묶고 번호를 붙여 비타민B_1, B_2, B_3 등으로 부릅니다.

신현준　비타민인 줄 모르고 먹었는데 알고 보니 비타민인 것들이 있더라고요. 어떤 것들이 있나요?

정혜진　편의상 비타민을 알파벳으로 부르고 있지만 각 비타민마다 명칭이 따로 있습니다. 예를 들어 비타민A는 레티놀입니다. 레티놀과 비슷한 구조거나 우리 몸에 흡수되어 레티놀 같은 작용을 하는 베타카로틴 등도 통틀어서 비타민A라고 불러요. 비타민B군은 훨씬 더 다양합니다. 비타민B_9은 엽산이고 비타민B_7은 요즘 인기 있는 비오틴입니다. 그리고 비타민D는 칼시페롤, 비타민E는 토코페롤이에요. 이렇게 비타민의 화학 구조에 따른 본래 이름이 있지만 편의상 비타민A, B, C…이렇게 부르는 것입니다.

편집자　이렇게 다양한 비타민을 모아서 쉽게 먹을 수 있도록 만든 것이 종합비타민이군요. 보통 어떤 비타민들이 종합비타민에 들어 있나요?

정혜진　종합비타민에는 알려져 있는 대부분의 비타민이 들어 있어요. 제품에 따라 용도에 따라 조금씩 차이가 있기는 하지만 대부분 권장섭취량만큼 혹은 조금 더 많은 양이 들어 있습니다.

신현준　종합비타민과 그 외 수많은 영양제를 섭취하기 전에 지용성,

수용성 비타민에 대해서도 꼭 아셔야 해요.

정혜진   맞습니다. 비타민B와 비타민C가 수용성 비타민이고 나머지는 모두 지용성이에요. 물에 녹는 수용성 비타민은 우리 몸에서 혈액을 타고 돌아다니다가 여기저기서 사용되고 남는 양은 소변을 통해서 배출됩니다. 그래서 많은 양을 섭취해도 큰 문제가 되지 않습니다.

하지만 기름에 녹는 지용성 비타민은 지방질이 있는 곳에 축적되어 여기저기에 보관되어 있다가 사용되고 남는 양이 배출되지 않기 때문에 필요 이상으로 복용하면 문제가 생겨요. 지용성 비타민의 과잉 섭취로 인한 문제들 중에 기전이 밝혀진 것들도 있고 기전은 정확하지 않지만 통계를 통해 파악된 것들도 있습니다. 예를 들어 흡연자들이 비타민A를 꾸준히 먹으면 폐암 발생률이 높아지거나 고용량 섭취 시 간에 문제가 생길 수도 있어요. 비타민의 종류에 따라 복용 기준이나 방법, 복용 시 주의 사항들이 달라지기도 하는데 각 비타민의 권장용량은 뒤에서 자세하게 알려 드릴게요.(p.273 참고)

편집자   지용성 비타민은 특히 주의가 필요하겠군요. 영양제 중에 가장 먼저 시작하는 게 종합비타인 만큼 시장도 크고 종류도 정말 많아요. 종합비타민을 어떤 기준으로 선택해야 할까요?

신현준   요즘 나오는 종합비타민은 필요한 성분이 대부분 적절한 양으로 들어가 있습니다. 원료가 천연 원료인지 합성 원료인지 표면을 매끄럽게 코팅하는 화학부형제가 들어 있는지 맛과 향 또는 보관을 위한 합성 첨가물이 들어 있는지 정도만 중요하게 점검해보시면 돼요. 되도록 인공적인 가공을 덜한 제품이 좋겠지만 인체에 무해하다고 검증 받은 범위 내의 제품이 시중에 출시되므로 잘 살펴보시되 종합비타민 정도는 꼭 먹어야 한다고 생각합니다. 선물로도 좋고요.

편집자　　그런데 천연비타민과 합성비타민 중 어떤 것이 더 좋은지에
대한 논란이 많습니다. 합성 성분은 먹어봐야 소용이 없고 천연 성분은 합
성에 비해 가격대가 높으면서도 흡수율이 떨어진다고 하던데요. 어떤 판단
이 맞는지 궁금합니다.

정혜진　　비타민뿐만 아니라 처방 약도 천연 성분과 합성 성분이 있어
요. 뭐가 더 좋다고 단정지어서 말하기는 어렵습니다. 천연은 자연 상태 그
대로 존재하는 것에서 추출한 것이고 합성은 천연과 구조가 같을 수도 있고
약간 다를 수도 있지만 인공적으로 만들어 낸 것입니다.
　얼핏 들으면 천연이 합성보다 훨씬 나은 것같이 느껴지지만 그렇게 단
정 지을 수만은 없습니다. 천연 성분은 자연적인 것이라 성분 면에서 더 안
심할 수는 있겠지만 정작 흡수율이나 몸에 사용되는 효율이 떨어지기도 해
요. 비타민의 종류와 제품마다 차이가 있고 천연 성분이라 해도 공장에서
화학적 추출 작용을 거치게 되니 맹신해서는 안 됩니다.

신현준　　저는 합성 성분보다는 천연 성분을 권장합니다. 몸에 좋은
여러 가지 성분을 압축해서 영양제 한 알로 만들다 보면 화학적인 공정을
많이 거치게 되죠. 아무래도 그 과정에서 좋지 않은 성분도 들어간다고 알
고 있습니다. 합성 성분이 천연 성분의 비타민과 동일한 역할을 할 수 있지
만 독성이 간에 축적되기도 하거든요. 그렇기 때문에 한 알에 간편히 먹을
수 있고 저렴하다는 이유만으로 합성비타민을 섭취하는 것은 지양하는 게
좋겠습니다.
　하지만 모든 영양제를 천연 성분으로 먹기도 힘들기 때문에 합성 성분
이지만 안심하고 먹을 수 있는 좋은 영양제를 찾아 먹는 것도 방법입니다.

몸에 해로운 것이 기준치 이하인 제품을 찾아야죠.

편집자　　합성 성분과 천연 성분에 대해 무조건적인 선입견을 갖기보다는 나에게 맞는 것을 현명하게 선택하는 것이 중요하겠네요. 이외에 종합비타민을 선택하는 다른 기준은 없을까요?

신현준　　종합비타민은 제 기준에서 비타민B군이 많이 들어간 것과 그렇지 않은 것으로 나뉩니다. 비타민B군이 많이 들어간 제품은 신경통이나 관절, 눈의 피로, 육체 피로, 어깨 결림에 효능이 있는 것으로 광고한단 말이죠. 그런데 과장 광고라고 판단하기엔 저는 확실한 효과를 느꼈거든요. 비타민B를 먹으면 힘든 촬영을 해도 확실히 덜 피곤하더라고요. 그래서 저는 오히려 카페인 음료보다 비타민B군 제품을 꾸준히 먹습니다. B군이 많이 들어간 제품은 소변 색깔도 차이가 많이 나요.

정혜진　　많은 분들이 비타민을 먹고 소변이 노랗게 나오면 뿌듯해하시는 것 같아요. (웃음) 비타민을 먹고 소변 색깔이 유독 노랗게 되는 것은 몸에서 사용하고 남은 비타민B_2가 소변으로 빠져나오면서 자외선을 받아 노란 색깔이 되는 것이랍니다. 비타민C가 소변 색깔을 그렇게 바꾸기도 하고요. 비타민B군은 우리 몸에서 에너지를 만들어 내는 과정, 면역 작용 등에 필수적으로 필요한 요소다보니 계속 강조되는 것 같아요. 피로회복에 좋다는 광고를 많이 보는데 피로회복이라는 게 수치화해서 확인하기 어려운 변수다 보니 검증 자체가 어려워요. 피로회복에 도움이 된다는 연구들이 있기는 하지만 개인의 경험에 의해 판단할 수밖에 없어요. 본인이 그 효과를 느꼈다면 계속 먹으면 됩니다.

신현준　　저는 피로회복에 정말 확실한 효과를 느꼈어요. 그래서 비타민B가 많이 들어간 종합비타민을 자주 선물합니다. 요즘 종합비타민은 좋은 원료로 만든 저렴한 제품도 많아서 광고를 많이 하거나 비싼 것만이 꼭 좋은 것은 아니에요.

그리고 대용량을 사서 오랫동안 먹기보다는 한두 달 안에 먹을 수 있는 양만 사는 것이 좋습니다. 화장품을 바꾸면서 나에게 맞는 제품을 찾아가듯이 영양제도 여러 제품을 다양하게 섭취해보는 것을 추천합니다. 유명하고 비싼 제품이라고 해서 계속해서 먹기보다는, 내 몸에 좋다고 느껴지는 제품을 찾아보세요.

정혜진　　식사를 통해 영양소를 골고루 섭취하기 힘들거나 나를 위해 영양제 하나라도 챙겨 먹고 싶다면 저는 종합비타민과 미네랄을 추천해요. 요즘에는 연령대나 성별에 따라 권장섭취량에 맞춰 잘 나오더라고요. 하지만 수입 제품이나 한 가지 특정 성분이 고용량으로 들어 있는 제품들은 조심해야 해요. 수입 제품은 권장 용량이 한국인 기준이 아니기도 하고 특정 성분의 영양제는 개인의 건강 상태에 따라서 득이 될 수도 있지만 실이 될 수도 있으니까요.

신현준　　제가 만약 무인도에 딱 하나의 영양제만 가져가야 한다면 종합비타민을 가져갈 거예요. 하루에 섭취해야 할 모든 성분이 한 알에 다 들어 있는 종합영양제이기 때문입니다.

편집자　　두 분 모두 종합비타민을 추천해주셨습니다. 종합비타민에 들어 있는 각각의 비타민에 대한 이야기는 다음에 더 자세히 해볼게요.

1. 비타민이 발견된 순서대로 이름을 붙여 비타민A, 비타민B, 비타민C로 불리지만 각각의 비타민들이 가진 화학 구조식에 따라 본래의 이름이 있다.

2. 비타민A, D, E, K와 같은 지용성 비타민은 몸에서 사용되고 남은 양이 배출되지 않고 몸에 축적되기 때문에 하루 권장섭취량 이상 복용 시에는 주의해야 한다.

3. 대부분의 비타민을 하루 권장섭취량만큼 혹은 그 이상으로 섭취할 수 있도록 한 알로 만든 것이 종합비타민이다.

◑ 신현준은 이렇게 생각합니다! ◑

1. 비타민B군이 많이 들어간 종합비타민을 섭취하자.

2. 다양한 종합비타민 제품을 섭취해보고 내 몸에 맞는 것을 찾아보자.

3. 대용량 제품보다 한두 달 정도의 분량이 들어 있는 제품을 구매해 빠르게 소비하자.

4. 되도록 천연 제품을 추천하지만 합성 제품을 먹는 것도 괜찮다.

※ **추천 제품 :** 알타파마 A-Z 멀티비타민, 액티넘 EX GOLD, 어린이 꾸미바이트 비타민, 알타파마 이뮨

◑ 정혜진은 이렇게 생각합니다! ◑

1. 식사를 통해 영양소를 골고루 섭취하지 못하거나 나를 위해 영양제 하나라도 챙겨 먹고 싶다면 종합비타민과 미네랄을 추천한다. 다만 권장섭취량을 참조해 과용하지 않도록 주의하자. (p.272 참고)

2. 천연 성분과 합성 성분 중 무엇이 더 좋다고 단정지을 수 없다.

17세기 대항해 시대, 오랫동안 배를 타고 다니던 선원들의 잇몸과 피부에서 출혈이 생기는 질환이 발견되었다. 정확한 발병 원인을 찾지 못하다가 육지에 정박해서 음식을 섭취했더니 병이 사라지게 된다. 배 위에서는 채소와 과일이 장기간 보관이 불가능하니 이를 통해 비타민C를 섭취하지 못해 병에 걸린 것으로 이 병의 이름이 괴혈병(Scurvy)이다. 비타민C의 이름은 괴혈병(scurvy)을 없애 준다고 해서 아스코르브산(ascorbic acid)이라고 붙여졌다.

비타민의 정의와 기능

비타민 이름	화학적 이름	기능
A (지용성)	레티놀	시각 기능, 피부와 세포 건강, 염증, 면역 작용에 관여, 항산화 작용 등
B₁ (수용성)	티아민	에너지 대사에 관여, 신경전달 물질 합성에 관여, 에너지 생성에 관여
B₂ (수용성)	리보플라빈	에너지 대사에 관여, 세포의 성장 발달, 약물 대사에 관여, 점막 보호
B₃ (수용성)	니아신 / 니코틴산	탄수화물, 지방산, 알코올 대사, 에너지 합성에 관여
B₅ (수용성)	판토텐산	포도당, 아미노산, 지방산 대사에 관여, 콜라겐, 스테로이드, 호르몬, 인지질 등 다양한 물질 합성에 관여
B₆ (수용성)	피리독신	아미노산 대사에 관여, 신경전달 물질 합성에 관여
B₇ (수용성)	비오틴	지방산, 단백질, 핵산 합성, 당 대사에 관여
B₉ (수용성)	엽산	아미노산, 핵산 대사에 관여
B₁₂ (수용성)	코발라민	세포분열, 혈구 생성에 관여
C (수용성)	아스코르빈산	정상적인 생리적 기능을 위해 반드시 필요. 항산화 작용, 콜라겐 합성에 필요, 조효소로 작용, 철 흡수 증가, 면역 기능에 관여
D (지용성)	칼시페롤	칼슘, 인의 흡수 촉진
E (지용성)	토코페롤 / 토코트리에놀	항산화 작용, 조직 성분을 보호, 항염 작용
K (지용성)	필로퀴논 / 메나퀴논 / 메나디온	혈액응고 인자 합성에 관여, 골밀도 유지

02

비타민A, B, C, D

편집자　　　이제 종합비타민에 들어 있는 비타민A, B, C, D 각각에 대해 이야기해볼까요. 특히 요즘 비타민B군에 대한 관심이 많아요. 비타민B_{12}를 먹고 피로가 풀린다는 분들도 있습니다.

신현준　　　요즘에 특히 비타민B군이 주목받고 있어요. 비타민B군은 먹은 음식을 에너지로 전환시키는 에너지 대사에 관여해요. 그래서인지 저는 비타민B군이 많이 함유된 제품을 먹으니 덜 피로하더군요. 아침에 눈을 뜰 때 확실히 다릅니다. 자양강장제 정도의 반짝하는 효과와는 차원이 다른 느낌이죠.

그리고 비타민B_{12}는 뇌 건강 유지와 함께 최상의 건강 상태에 이를 수 있도록 도움을 준다고 알고 있습니다. B_{12}가 결핍되면 기억력, 집중력 결핍, 인지력 감소, 피로, 건망증, 우울감이 발생하기도 한다고 들었어요.

정혜진　　　비타민B는 B_1, B_2, B_3, B_5, B_6, B_7, B_9, B_{12}까지 총 여덟 가지가 있어요. 구조와 역할이 비슷한 것들을 모아서 비타민B군으로 묶어 놓은 것이죠. 비타민B는 피로회복에 효과가 있다고 알려지면서 고용량으로 들어 있는 영양제나 에너지 드링크들이 유통되고 있어요. 비타민B군은 세포에서 에너지를 만드는 대사 과정부터 세포의 합성, 각종 몸의 구성 성분을 만드는 데 관여합니다. 피로회복에 효과가 있다고 알려지게 된 것은 아마도 이 기능과의 연관성 때문이 아닌가 생각합니다.

신현준　몸이 피곤할 때 입 주변에 수포가 생기는 사람들이 많습니다. 낫기까지 꽤 오래 가는 편인데요. 촬영 중에 이런 일이 생기면 메이크업으로 가릴 수도 없으니 특히 피로 관리에 신경을 쓰는 편이에요. 근데 상대 배우의 얼굴에 갑자기 수포가 생긴 적이 있었어요. 정말 큰일이었죠. 그 배우가 저한테 추천하는 영양제가 있는지 묻더라고요. 그래서 비타민B군을 꾸준히 먹었더니 피로회복도 되고 면역도 좋아졌다고 추천해줬죠. 3년 뒤쯤 그 배우를 다시 만났거든요. 그 배우가 술을 굉장히 좋아하는데 비타민B군을 꾸준히 먹기 시작하고서는 수포가 생기지 않았다며 정말 좋아하더라고요. 영양제라고는 한 알도 먹지 않던 친구가 직접 가져온 영양제를 보여주기까지 하더군요.

정혜진　피부질환에 사용하는 비판텐이라는 연고의 성분이 비타민B_5(판토텐산)의 재료입니다. 비타민B_5가 피부 건강에 중요한 역할을 하기는 해요. 다만 일반적인 식사를 하는 경우엔 결핍될 일이 없어서 따로 보충할 필요는 없다고 생각합니다.

그런데 술을 많이 드시는 경우엔 비타민B가 부족해서 문제가 생길 수 있어요. 알코올이 비타민 B의 흡수를 방해하기도 하고 영양이 불균형해질 가능성도 높아지기 때문이죠. 술을 많이 드시는 분에게 비타민B를 권하신 건 잘하셨다고 봅니다. 그리고 비타민B_2가 부족하면 입술과 그 주변이 갈라지거나 입안에 염증이 생기기도 합니다.

다행인 것은 비타민B군은 다양한 음식에 포함되어 있기 때문에 정상적인 식사를 하는 경우엔 결핍될 일이 없다는 겁니다. 예외적으로 육류, 생선, 유제품, 달걀 등까지 아예 먹지 않는 채식주의자는 비타민B$_{12}$가 결핍될 수 있어요. 그런데 반찬으로 먹는 김에 비타민B$_{12}$가 많이 들어 있으니 김을 조금 더 챙겨 드시면 돼요.

신현준　　저는 비타민B군은 영양제로도 꾸준히 먹어야 한다고 생각합니다. 제 몸으로 직접 느꼈고 경험했기 때문이죠. 물론 음식으로 충분히 섭취할 수 있지만 간편함을 원하는 현대인들에게는 반드시 필요합니다.

정혜진　　비타민B군은 건강한 성인이 일반적인 식사를 한다면 거의 결핍되지 않습니다. 앞서 얘기한 비타민B$_5$도 거의 모든 음식에 들어 있으니까요. 앞서 말씀드렸듯이 비타민B군은 피로회복이나 피부조직, 근육조직이나 점막 건강에 도움을 줄 수 있다는 가능성은 제시되고 있지만 근거가 되는 연구들의 신뢰 수준이 높지 않아서 효과가 있다고 단정적으로 말할 수는 없어요. 제가 늘 얘기하지만 복용 후에 몸이 좋아진 느낌이 든다면 드시라고 권해드리는 정도입니다.

한 가지 주의하실 점은 비타민B 영양제를 드시는 동안에는 심장병 검사나 소변으로 임신테스트 할 때 결과가 잘못 나올 수 있으니 며칠간 복용을 중단하셔야 합니다.

신현준　　저는 비타민B군에 대해서는 원장님과 생각이 좀 달라요. 요즘 현대인들은 잘 먹으니 결핍은 거의 없다고 하셨지만요. 튀긴 음식, 즉석 식품, 패스트푸드 등을 너무 많이 먹어서 열량만 과잉인 상태라고 생각합니다. 채소나 과일, 생선 등은 너무 적게 먹고 있으니 비타민과 미네랄은 턱없이 부족해서 아무리 잘 먹어도 영양이 불균형 상태인 거죠.

그리고 현대인들의 비타민 결핍은 스트레스에서 온다고 생각해요. 우리 몸은 스트레스를 받아들이면서 쉽게 산화되는데 이때 항산화제인 비타민이 필요한 것이죠. 스트레스가 심해 몸이 안 좋아지는 경우를 많이 봤어요. 아직 젊은 학생들도 학업 스트레스가 크니 마찬가지입니다. 저 또한 고3때 스트레스가 너무 심했는데 아직도 대학에서 떨어지는 악몽을 꿀 정도죠. 그만큼 스트레스가 몸에 주는 악영향이 정말 커요. 스트레스로 인한 비타민 결핍을 방지하려면 평소에 종합비타민을 꾸준히 복용하는 게 좋다고 생각합니다.

저희 어머니는 제가 영양제를 새로 사드리지 않았더니 대상포진에 걸리셨어요. 어쩌다가 시기가 맞물려서 그럴 수도 있지만 저는 영양제를 못 드신 탓이라고 생각합니다. 처음엔 단순하게 좀 피로하다 싶으시더니 감기에 걸리셨고 그러다 대상포진에 걸리신 거예요. 그러니까 제가 너무 미안했던 거죠. 원래 굉장히 건강하셨거든요.

일부러 비타민B를 따로 챙겨 먹기보다는 비타민B군이 많이 들어 있는 종합비타민을 먹기를 권장합니다. 좀 더 자세히 말씀드리면 비타민A, 비타민B군, 비타민C, 비타민E와 함께 미네랄 중에선 아연, 철분이 든 종합비타민을 추천합니다.

정혜진　　　　비의료인과 의료인의 입장에서 보는 결핍에 대한 정의가 다릅니다. 신현준 님께서 말씀하신 내용에는 동의해요. 현대인들은 굉장히 스트레스가 많고 균형 잡히지 않은 식단과 불규칙한 생활로 인해 무언가가 과잉이거나 부족한 상태에 있어요. 하지만 제가 의료인의 입장에서 이야기하는 '결핍'이란 해당 영양소가 부족해서 건강상 문제가 생길 정도를 말합니다. 예를 들어 비타민B_1이 부족하면 기억력에 문제가 생겨서 치매 환자처럼 보이게 돼요. 하지만 이 상태에서 비타민B_1을 보충해주면 문제는 바로 해결됩니다. 그런데 문제가 해결된 이후에 비타민B_1을 추가로 더 복용한다고 해서 기억력이 더 좋아지는 것은 아니에요. 결핍이 생기면 건강상 문제가 생기지만 결핍이 해결된 이후에 추가적인 건강상 이득은 없다는 이야기입니다.

신현준   물론 종합비타민으로 안 좋던 몸이 순식간에 좋아지지는 않아요. 비타민은 우리 몸에 굉장히 중요한 영양소이기 때문에 식사만으로는 부족하기 쉬운 비타민과 미네랄을 영양제로 충분히 보충해야 합니다. 비타민, 미네랄 부족으로 인한 건강상의 문제를 미리 예방하자는 거죠. 그렇게 꾸준히 관리하는 사람은 옆에서만 봐도 확실히 달라요. 어디가 정말 아프기 시작하면 영양제가 아니라 약을 먹어야 하니까요. 제 경험과 주변의 체험 사례를 보면 영양제를 미리 먹음으로써 그 시기를 조금 늦출 수 있다고 생각해요.

정혜진   신현준 님의 개념은 더 광범위해요. 영양소가 부족해서 생길 수 있는 질환을 미리 예방하고 추가로 얻을 수 있는 이익을 위해 보충을 권하시는 것 같아요. 영양소의 결핍과 보충에 대한 개념이 저와 다르신 거죠.
저는 건강상 문제가 생길 정도로 특정 영양 성분이 부족한 상황을 결핍이라고 표현하는 것이고 결핍이 생기지 않을 정도로 보충을 해야 한다고 생각합니다.

신현준   의학적으로는 영양제 보충이 영양소 결핍으로 인한 질병을 예방하는 데 크게 기여하지 못할 수 있겠죠. 하지만 균형잡힌 식사, 적절한 운동을 병행하면서 영양제까지 챙긴다면 부족과 결핍에 대해서는 조금 안심이 되니까요. 그리고 특히 운동과 다이어트를 하는 상황이면 부족하기 쉬운 영양소 중 하나가 비타민B군이에요. 평소 육류 위주의 식사를 하거나 면역에 도움을 받고 싶은 경우, 임산부나 수유부는 좀 더 보충해줘야 한다고 생각합니다.

편집자　관점에 따라 결핍에 대한 정의는 다를 수 있겠지만 영양제에 대한 각자의 가치관에 따라 다시 생각해볼 필요가 있겠습니다. 각자의 생활습관이나 환경도 고려할 필요가 있고요. 혹시 비타민의 부작용은 없을까요?

정혜진　지용성 비타민이 과잉일 때 오히려 부작용이 생길 수도 있습니다. 예를 들어 북극곰은 겨울잠을 위해 엄청난 양의 비타민A를 간에 저장해놓는다고 합니다. 그런데 1596년에 네덜란드 탐험가들이 먹을 게 없어서 곰의 간을 먹고 사망한 일이 있었어요. 많은 양의 비타민A를 한 번에 먹으면 독성 때문에 사망에 이를 수도 있기 때문이죠. 지용성 비타민A, D, E, K는 쓰고 남는 양이 몸 밖으로 배출되지 않기 때문에 하루 섭취량에 대해 조심할 필요가 있습니다.

신현준　영양제 뒤에 친절하게 하루에 몇 알 먹으라고 나와 있잖아요? 그것을 지켜서 먹으면 큰 문제가 없어요. 그리고 비타민B군은 수용성이라 많이 먹어도 몸에 필요한 만큼 쓰이고 소변을 통해 배출된다고 알고 있습니다. 요즘에는 비타민B군의 함량이 권장량보다 엄청 많은 제품들이 출시되고 있는데 그만큼 안전성은 보장이 되지 않았나 생각합니다.

정혜진　맞습니다. 수용성 비타민인 비타민B, C는 큰 문제가 없지만 지용성 비타민이 문제입니다. 종합비타민에 이미 비타민A가 들어있는데 베타카로틴을 따로 섭취하면 결국 비타민A가 중복되듯이 여러 종류의 영양제들을 먹다보면 성분이 겹칠 수 있어요. 요즘은 특히 고용량 비타민을 섭취하는 것이 유행인데 여러 가지 비타민을 섞어 드실 때는 지용성 비타민은 겹치지 않도록 주의해야 합니다.

편집자　요즘은 종합비타민 제품도 너무 많은 데다 눈이나 피부에 더 좋다는 기능을 강조하며 아예 새로운 영양제처럼 나오는 경우도 많아요. 그래서 내가 먹고 있는 성분과 겹치는데도 모르고 사는 경우도 많습니다. 종합비타민에 비타민A나 비타민D 단일 제품을 추가해 함께 먹기도 하는데 그러면 문제가 될 수 있다는 말씀이시죠?

정혜진　문제가 될 수 있죠. 이 성분들을 다 먹었을 때 지용성 비타민의 용량이 상한섭취량을 넘어가지 말아야 돼요. 비타민의 일일권장량은 나이대별로 다 다르거든요. 한국인 영양소 섭취 기준이 5년마다 만들어지는데, 비타민의 종류에 따른 상한섭취량이 표시되어 있습니다. 그 양을 넘으면 문제가 생길 수 있기 때문에 상한섭취량을 넘지 않도록 해야 해요.(p.272 참고)

'권장섭취량'은 대부분의 사람들에게 필요한 양을 충족시켜주는 기준 섭취량이고, '상한섭취량'은 몸에 나쁜 영향이 생기지 않는 한도 내에서의 최대 섭취량을 의미합니다. 과잉 섭취로 인한 부작용이 보고된 적이 있을 때 설정되는 기준이죠.

신현준　나에게 해가 되지 않을 정도의 성분과 함량을 잘 따져서 먹어야 하는데 어려워하시는 분들이 많아요. 하지만 조금만 신경 쓰시면 어려운 일이 아니라고 생각합니다. 뭐든지 좋은 것을 얻기 위해서는 발품을 팔아야 되잖아요? 요즘은 검색만 하면 아주 자세한 정보를 얻으실 수 있습니다. 예를 들어서 비타민C, E는 함께 먹을 때 효과적이고 비타민A, D는 따로 드셔야 하고요. 마그네슘, 칼슘, 철분, 아연 등의 미네랄은 두 시간 간격으로 복용을 권장한다던가 등등이죠. 혹은 함께 드시면 안 좋은 것들에 대해서 상세히 다 나와 있어요. 그렇기 때문에 영양제는 직접 잘 찾아 공부해보시고 맞는 걸 선택해야 돼요. 약국에 가서 좋은 영양제를 달라고 하면 나에게 잘 맞는 것을 찾기가 어려워져요. 본인이 찾아서 공부해보고 내 몸에 필요한 것을 드시는 게 제일 좋아요. 그래야 나에게 효과적인 제품을 찾으실 수 있습니다. 남들이 추천해서 먹는 제품으로는 느낄 수 없는 효과이기도 합니다.

정혜진   저도 동의하는 부분입니다. 영양제도 현명하게 구성해서 드시면 좋을 텐데 몇 가지 성분을 과다하게 드시는 경우가 많으니 말이죠.

편집자   한국인이 많이 부족한 것이 비타민D라고 하던데 이에 대해서도 자세하게 알려주세요.

정혜진   비타민D는 피부가 직접 햇빛을 받을 때 피부에서 만들어져요. 그런데 야외 활동 시간이 적다 보니 햇빛을 받는 양이 적고 그마저도 자외선 차단제를 바르니까요. 그리고 비타민D는 소장에서 칼슘이 흡수되는 것을 돕는 역할을 하는데, 비타민D가 부족하면 칼슘이 포함된 음식이나 보충제를 먹는다 해도 몸에 흡수가 되지 않아서 결국 칼슘이 부족해집니다. 지속적으로 칼슘 흡수가 되지 않으면 뼈가 약해지는 구루병이나 골다공증 같은 질환이 생길 수 있어요.

편집자   그렇다면 일반적인 식사에서 비타민D를 필요한 함량만큼 얻으려면 어느 정도 수준으로 먹어야 할까요?

정혜진   비타민D의 하루 권장량은 성인 기준으로 10mcg입니다. 달걀 1~2개로도 섭취 가능한 양이에요. 생선과 육류에도 많이 포함되어 있죠. 조금만 신경 쓰면 섭취 가능한 양이기는 합니다.

신현준   저도 밖에서 일하지 않을 때는 비타민D를 챙겨 먹습니다.

특히 요즘은 코로나19 바이러스 때문에 예방 차원에서 먹고 있어요. 미국의 트럼프 전 대통령이 코로나19에 감염되었을 때 비타민D, 아연, 멜라토닌, 아스피린을 함께 복용했더라고요. 그래서 저도 아이들과 비타민D를 챙겨 먹으며 30분 이상은 아이들과 햇빛 아래에서 놀아주는 시간을 갖습니다. 햇빛을 받고 자란 아이들은 성격도 밝아요.

정혜진　　　햇빛을 지속적으로 받는 시간이 보통 일주일에 2~3시간은 되어야 합니다.

신현준　　　저희 배우들은 야외 촬영으로 아침부터 밤까지 밖에 있으니 굳이 비타민D를 먹을 필요는 없다고 생각해요. 그런데 실내에서만 생활하는 분들이 많잖아요. 그런 분들에게는 추천합니다. 방송 편집하시는 분들은 어두운 데서 하루 종일 자판만 두드리고 있거든요. 그렇게 일하면 우울증도 올 수 있어요.

정혜진　　　네. 햇빛을 받는 시간이 충분하고 비타민D가 풍부한 음식을 충분히 먹고 있다면 몸에서 알아서 합성하기 때문에 따로 영양제를 챙겨 먹을 필요가 없어요. 하지만 한국은 계절에 따라 일조량이 다르고 자외선차단제를 많이 사용하기 때문에 비타민D를 충분히 합성할 만큼의 자외선을 받기가 어렵기는 합니다.

편집자　　　저는 직업상 항상 실내에 있다 보니까 건강검진을 하면 비타민D가 너무 부족하게 나오거든요. 주사를 맞거나 영양제를 먹어야 하는데 종합비타민에도 비타민D가 들어 있잖아요. 그것만 먹어도 충분한지 고용량인 단품을 추가해 먹어야 할지 잘 모르겠어요.

정혜진　　　비타민D는 지용성 비타민이기 때문에 부족하지 않은 상황에서 추가로 복용하는 것은 권하지 않아요. 하지만 비타민D는 칼슘의 흡수, 골밀도와 밀접한 관계가 있기 때문에 부족하지 않도록 관리할 필요는 있어요. 가까운 내과나 가정의학과에 가시면 비타민D가 얼마나 부족한지 간단한 혈액검사로 확인할 수 있습니다. 그 수치에 따라 복용량을 결정하면 됩니다. 햇빛을 자주 못 보는 분, 갱년기 이후의 여성, 65세 이상인 경우 조금 더 신경 써서 확인하시면 돼요.

신현준   저는 편집자 님께 비타민D를 추천합니다. 왜냐하면 종합검진을 받았을 때 부족하다고 나온다는 것은 그것을 채워 넣으라는 얘기일 테니까요. 최근에 코로나 환자들의 경우 비타민D가 부족한 경우가 많았다는 기사도 본 적이 있습니다만, 많이 알려져 있다시피 면역에도 중요한 기능을 하는 것으로 알고 있습니다. 원장님께서도 말씀하셨듯이 칼슘의 흡수를 돕기 때문에 뼈나 치아 건강에도 반드시 필요하고요. 성장기 어린이뿐 아니라 어르신들께도 꼭 필요하고 평소 햇빛을 잘 보기 어려운 사무직 직장인들에게는 필수가 아닐까 싶습니다. 시중에 좋은 제품들이 정말 많아요. 비타민D가 포함된 종합비타민부터 꼭 챙겨 드시길 추천드립니다.

편집자   비타민C는 어떤가요? 저는 비타민 중에서는 비타민C가 제일 먼저 떠오를 정도로 익숙하거든요.

신현준   많은 분들이 구내염에는 비타민C가 좋다고 알고 계신데 맞나요?

정혜진   구내염에는 비타민C가 아니라 비타민B를 권해드리기는 해요. 비타민B_2, B_6, B_{12}가 부족하면 구내염이 생길 수 있어서 오랜 시간 균형 잡힌 식사를 못했다면 비타민B를 권하죠. 하지만 이미 종합비타민을 먹고 있는 상황에서 추가로 복용하는 것은 의미가 없습니다.

편집자　그리고 메가도스라고 해서 굉장히 고용량의 비타민C를 복용하는 방법이 유행이에요. 비타민C는 수용성이기 때문에 과용량 복용 시에 전혀 문제가 없고 이에 대한 효과만 몇 배로 생긴다는 취지의 요법인데요. 그에 대해서는 어떻게 생각들 하시는지요? 정말 효과가 있는 건가요?

정혜진　고용량 비타민 요법은 노벨상을 두 번이나 받은 물리 화학자 라이너스 폴링이라는 분이 처음으로 이야기한 것입니다. 이 메가도스 요법이 우리나라에서 유명해진 것은 방송 프로그램을 통해 몇 차례 소개가 되면서부터가 아닌가 싶어요. 부족한 섭취량을 보충해준다는 개념을 넘어서서 고용량 비타민C를 꾸준하게 섭취했을 때 암까지 치료할 수 있는 거의 만병통치약처럼 보이더라고요. 비타민C의 이런 효과에 대한 연구는 계속 이루어지고 있지만 아직 명확한 결론은 없습니다. 오히려 너무 많은 비타민C를 꾸준히 복용하면 신장에 이상이 생기거나 결석이 생길 수 있어요. 성인의 비타민C 권장섭취량이 하루 100㎎입니다. 우리가 먹는 영양제 한 알은 보통 1000㎎ 정도니 이미 충분한 섭취량입니다.

신현준　저는 신뢰하지 않는 방법이에요. 제가 콜라겐을 좋아하지만 하루에 콜라겐 100개를 먹는다고 피부가 좋아지는 것은 아니잖아요. 비타민C도 마찬가지입니다. 적절한 용량만 꾸준히 먹는 게 좋아요. 뭐든지 한 번에 많이 먹기보다는 꾸준히 먹는 게 중요합니다.

병을 치료할 수 있다면 그건 영양제가 아니라 약이죠. 영양제는 어디까지나 건강을 보조하는 식품입니다. 권장량을 넘어 복용하면 건강을 해친다고 생각해요. 영양제 시장도 항상 빠르게 변하고 유행이 있잖아요. 어떤 영양제에 확 몰렸다가 어느새 다 사라져요. 그런 흐름을 신경 쓰지 말고 개인의 경험과 주변 분들의 경험을 참조하면 좋겠어요. '어떤 영양제를 꾸준히 먹었더니 이런 효과가 있더라' 하는 체험사례가 많다면 그만큼 신뢰할 만하다고 볼 수 있고 이를 바탕으로 선택하면 됩니다.

정혜진   비타민C 1000mg짜리를 하루에 몇 알씩 드시는 분들이 주변에 꽤 있어요. 건강에 대한 여러 가지 기대 때문일 듯한데, 하루 2000mg 이상은 부작용이 생길 수 있으니 주의하세요.

그리고 비타민C가 감기 예방 효과가 있다는 이야기도 있고 이걸 입증하려는 많은 연구들이 진행되었지만 명쾌하게 이렇다 할 결론은 없는 상태예요. 비타민C를 꾸준히 드신 경우에 감기의 증상이 조금 덜하다는 연구 결과가 있기는 하지만 감기 치료나 예방에 직접적인 효과가 있다고 말할 수는 없어요. 건강에 도움이 된다고 생각하신다면 충분한 수분과 함께 복용하시면 돼요.

다만 한 가지 유의사항은 비타민C는 건강검진 며칠 전부터는 복용을 중단하시는 게 좋아요. 건강에 문제가 있는데도 비타민C가 소변 검사 결과에 영향을 미쳐서 결과가 잘못 나오는 경우가 있어요.

편집자   앞서 말씀하셨듯 비타민B도 검사 결과에 영향을 준다고 하시니 검사 며칠 전부터는 종합비타민 및 모든 영양제를 중단하는 것이 필요하겠네요. 그리고 최근에는 피부 건강과 관련해서 비타민A도 주목을 받더군요.

정혜진   네. 비타민A를 피부과에서 처방하는 이유는 여드름을 포함해서 여러 가지 치료 목적이에요. 먹는 약도 있고 바르는 형태도 있습니다. 하지만 부작용이 많은 편이라 반드시 의사와 상의 후에 처방 받아 사용하셔야 합니다.

편집자   비타민A를 피부과에서 처방 받는다고요?

정혜진   네. 아마 레티놀이라고 하면 조금 더 익숙하실 거예요. 레티놀이란 비타민A의 또 다른 이름이에요. 특히 주름 개선 화장품에 레티놀이 많이 들어 있어요.

편집자   레티놀이라고 하니까 익숙해요. 화장품에서는 본 것 같은데 피부과에서 처방도 하는군요.

정혜진   피부과에서 여드름과 건선 치료 목적으로 처방하는 성분은 레티노산으로 레티놀이 우리 몸에서 작용할 때의 최종 형태예요. 레티놀보다 효과가 크지만 그만큼 부작용도 크니까 반드시 처방 받아 사용하셔야 해요. 한때 방송과 유튜브를 통해 레티노산이 피부에 만병통치약처럼 회자되는 바람에 레티노산 연고가 품절되는 사태가 일어나기도 했죠. 하지만 잘못된 사용으로 인한 부종, 가려움, 홍반 등의 부작용 때문에 한동안 병원에 오시는 분들도 많았어요.

신현준   그리고 비타민A와 눈 건강은 어떤 연관이 있을까요? 스마트폰 때문에 나빠진 눈 건강을 걱정하시는 분들이 많아요.

정혜진   비타민A가 눈 건강과 관련이 있다는 사실은 잘 알려져 있죠. 망막에서 시세포들과 작용하여 시각 기능을 유지하는 역할을 하거든요. 비타민A가 부족하면 어두운 곳에서 물체를 잘 구별하지 못하는 야맹증이 생기게 됩니다. 그러다 보니 비타민A가 시력에 좋다는 얘기를 하지만 결핍되지 않을 정도의 양만 섭취하면 충분합니다. 시력, 노안의 진행, 건조감, 피로감 등의 개선 등 눈 건강 전반에 도움이 되는 영양제를 많이 찾으시지만 연구를 통해 검증된 바로는 이렇다 할 효과가 없어요. 결핍되어서 야맹증이 생기지 않을 정도의 비타민A와 황반변성 치료 및 눈 건강에 도움을 주는 성분으로 구성된 아레즈2(AREDS2)를 드시는 게 합리적이라고 생각합니다.

그리고 무엇보다도 생활습관 개선과 안과 검진이 제일 중요하겠죠. 자외선 자극이나 흡연은 황반변성을 더 일으킨다고 하니 선글라스를 사용하시거나 금연을 고민해보세요.

신현준   눈에 좋은 식품과 영양제를 먹으면 나아지지는 않지만 유지는 하는 것 같아요. 저는 대본 읽을 일이 많고 강의 준비를 위해 책도 많이 읽어요. 하지만 컴퓨터나 스마트폰을 보는 시간도 많습니다. 저처럼 많은 현대인들이 특히 컴퓨터나 스마트폰에 장시간 노출되는 일이 많아요. 눈 건강이 나아지기 위해서라기보다는 현재 시력을 최대한 오래 유지하기 위해서라도 눈 영양제로 보충해주는 것은 반드시 필요하다고 생각합니다. 덕분에 전 제 나이에 그래도 시력을 유지하는 것 같아서 더 열정적으로 눈에 좋은 영양제를 챙겨 먹으려고 해요.

편집자   알겠습니다. 비타민A, B, C, D는 가장 자주 언급되는 비타민인만큼 각각의 기대 목적이나 효과에 따라 뒤에서 더 자세한 이야기를 나누도록 해요.

알기 쉽게 요약해드릴게요!

1. 비타민A는 망막에서 시세포와 작용하여 시각 기능을 유지하는 역할을 한다. 하지만 눈 건강 전반에 대한 효과는 아직 검증되지 않았다.

2. 비타민B군은 피로회복이나 피부조직, 근육조직이나 점막 건강에 도움을 줄 수 있다는 가능성이 제기되고 있다. 실제로 개선된다는 느낌이 든다면 추천한다.

3. 고용량 비타민C 요법, 즉 메가도스의 효과에 대해서는 아직 검증된 바가 없다. 수용성 비타민이기 때문에 몸에서 쓰고 남은 양은 배출되어 문제가 없다.

하지만 과용량을 섭취하거나 물을 충분히 섭취하지 않는다면 요로 결석 등의 문제가 생길 수 있기 때문에 주의가 필요하다.

4. 비타민C가 감기를 예방한다는 것은 명확히 검증된 것이 아니다. 평소에 비타민C를 꾸준히 복용하면 감기에 걸렸을 때 증상이 덜 심하다는 연구 결과가 있다.

5. 비타민D는 소장에서 칼슘이 흡수되는 것을 돕는다. 각자의 생활 환경이나 연령대에 따라 복용량을 결정해야 한다. 혈액 검사를 통해 부족한지 여부를 확인할 수 있다.

6. 지용성 비타민A, D는 몸 밖으로 내보내지 못하기 때문에 하루 섭취량이 상한섭취량을 넘어가지 않도록 한다.

◑ 신현준은 이렇게 생각합니다! ◐

1. 비타민B군은 피로회복과 면역에 효과적이다. 간편하게 영양을 보충하기 원하는 현대인들에게는 반드시 필요하다.

2. 일부러 단일 영양소, 단독 제품을 따로 사서 챙겨 먹기보다는 비타민B군이 많이 들어가 있는 종합비타민을 권장한다.

3. 비타민D는 성장기 어린이와 중장년층, 평소 햇빛을 보기 어려운 사무직 직장인들에게는 필수다.

◑ 정혜진은 이렇게 생각합니다! ◐

1. 음주가 잦거나 균형 잡힌 식단을 하지 못한다면 비타민B가 부족할 수 있다. 한 가지 단독 성분의 제품보다는 비타민B군이 골고루 들어 있는 종합비타민을 권한다.

2. 비타민 영양제 복용 중에는 심장병 검사나 소변 검사 결과가 잘못 나올 수 있다. 그러므로 검사 전에는 며칠간 영양제 복용을 중단해야 한다.

3. 한국은 사계절에 따라 일조량이 다르고 자외선차단제 사용이 많기 때문에 비타민D 합성이 충분치 못한 경우가 많다. 체내의 비타민D 농도는 혈액 검사를 통해 확인 가능하니 확인해보고 부족하다면 보충해주는 것이 좋다.

03

미네랄

편집자　　오늘 주제는 미네랄입니다. 참 많이 사용하는 단어인데 정작 미네랄이 무엇이고 어떤 작용을 하는지 정확하게 아시는 분들은 많지 않아요. 미네랄에 대해서 자세하게 설명해주시겠어요?

정혜진　　미네랄은 광물질이라는 뜻으로 나트륨, 칼륨, 칼슘, 마그네슘, 아연, 구리, 철이 있습니다. 우리 몸의 필수 3대 영양소인 탄수화물, 지방, 단백질이 에너지로 사용되는 데 반드시 필요합니다. 대체로 식사를 통해서 필요한 미네랄 양을 충분히 섭취할 수 있어요. 흔히 먹는 밥과 반찬, 고기, 달걀, 과일 등에도 미네랄이 많이 포함되어 있기 때문이죠.

편집자　　미네랄은 식사를 통해 충분한 섭취가 가능하군요. 그럼 일반적인 식사와 종합비타민을 함께 섭취한다면 미네랄 과잉이지는 않을까요?

정혜진　　종합비타민에 들어 있는 미네랄은 양이 많지 않아서 괜찮아요. 하지만 칼슘, 아연, 마그네슘 등의 단독 영양제까지 챙겨 드시는 경우에는 문제가 생길 수 있죠. 변비나 설사, 소화 불량 같은 가벼운 위장 증상들이 흔히 나타나는데 이를 영양제 때문이라고 생각하시시는 못하는 것 같아요. 예를 들어 칼륨 과잉으로 근육에 힘이 자꾸 빠지거나 심장이 두근거리고 신장 결석이나 부정맥이 생기기도 해요. 이렇듯 심각한 부작용이라면 병원에 가서 원인을 찾아내어 영양제를 중단하겠죠. 하지만 가벼운 증상들은 대수롭지 않게 여기는 경우가 많아요. 예전에는 부족하기 쉬운 칼슘이나 철분을 챙겨 드시는 정도였는데 요즘에는 더 나아가 마그네슘, 아연, 구리 같은 미네랄까지 특정 효과를 기대하면서 추가로 드시다 보니 더욱 주의해야 합니다.

편집자　　종합비타민에 마그네슘, 아연 등의 미네랄을 따로 추가해 드시는 분들이 많아요. 근데 워낙 여러 가지 미네랄과 영양소가 함께 들어 있는 제품이 대부분이다보니 자연스럽게 미네랄을 많이 먹게 되더라구요. 비타민D 영양제는 마그네슘, 구리, 아연을 함께 넣은 제품들이 많고 마그네슘 영양제는 구리, 아연이 함께 포함되어 있더라고요. 마그네슘이 흡수되려면 아연과 구리가 꼭 같이 있어야 하는 건가요?

정혜진　　마그네슘이나 칼슘, 구리, 아연 같은 미네랄들이 서로 흡수를 방해해서 특정 미네랄이 부족해질 가능성이 있으니 미리 보충하자는 것이죠. 그리고 각각의 미네랄 성분이 가지는 기능성을 마케팅에 이용하기 위해서이기도 한 것 같아요. 예를 들어 '아연'이 포함되는 제품에는 '면역'이라는 단어를 쓸 수 있는 식인 거죠.

신현준　　제가 가장 많이 선물하는 영양제는 종합비타민과 마그네슘 그리고 칼슘입니다. 그만큼 미네랄 중에는 마그네슘과 칼슘이 중요하다고 생각해요. 비타민D와 함께 칼슘과 마그네슘을 섭취해야 뼈 건강을 유지하는 데 도움이 된다고 알려져 있잖아요. 마그네슘은 최근에 정말 많은 인기를 얻고 있어요.

편집자　　최근 더 대두되는 것 같더군요. 마그네슘이 어떤 역할을 하기에 이렇게 중요해졌나요?

정혜진　　근육, 신경의 기능에 관여하고 뼈와 치아의 구성 성분입니다. 그리고 마그네슘은 곡류와 채소에 많이 있다보니 한국인의 식생활로 충분히 채워집니다. 특히 현미나 수수, 메밀, 통밀 등과 같이 도정이 되지 않은 곡류나 대두, 견과류에도 많이 들어 있어서 잡곡밥을 드시는 습관이 있다면 결핍을 걱정하지는 않으셔도 돼요. 잡곡류, 채소의 섭취가 부족하다면 조금 신경 쓰셔야 하는 정도죠.

마그네슘을 따로 챙겨 드시는 분들께 여쭤보면 대부분 눈 밑이 떨려서 먹는다고 대답하세요. 마그네슘이 부족하면 근육 경련이 생길 수 있고 눈 주위 작은 근육이 떨리는 게 그 초기 증상일 수도 있다고 해요. 그래서 지금은 '눈 떨림＝마그네슘 부족'이라는 공식이 생겨버렸죠. 하지만 대부분의 사람들이 겪는 눈 떨림은 마그네슘이 부족해서 생기는 게 아니에요.

편집자　　그럼 눈 떨림의 원인이 대체 무엇인가요? 저는 눈이 떨려서 약국에서 마그네슘을 사먹은 적도 있어요.

정혜진　　대부분은 카페인 과잉 섭취, 수면 부족, 스트레스, 피로감 때문이에요. 그래서 눈 떨림이 생길 땐 마그네슘을 챙겨 먹을 게 아니라 커피부터 줄이고 잠을 조금 더 자야 해요. 학업이나 과도한 업무량으로 인해 잠을 줄이고 커피를 마셔가면서 버티는 현대인들에게 눈 떨림 현상이 흔히 나타나는 것은 어쩌면 자연스런 일입니다. 잠을 늘이거나 커피를 줄일 수 없으니 마그네슘에라도 기대보는 마음을 이해 못하는 건 아니지만 그런다고 해결되는 문제가 아니랍니다.

신현준　　저는 밤을 새거나 스트레스를 받으면 눈 떨림이 생겨요. 그럴 때 마그네슘을 2~3일만 꾸준히 먹어도 바로 안 떨립니다. 의학적 근거가 없다고 해도 저는 효과를 본 경험이 있어서 앞으로도 계속 먹을 거예요. 그리고 마그네슘이 천연 진정제로서 정신적인 흥분을 가라앉히는 역할을 한다고 알고 있습니다. 정신적으로 안정이 되니 눈 떨림에도 효과가 있을지 모르고요. 그래서 마그네슘은 주무시기 전에 드시기를 추천합니다. 독일에서는 자기 전에 먹는 마그네슘도 팔더라고요. 저는 심지어 마그네슘을 먹은 날과 안 먹은 날의 기분이 다르게 느껴져요.

정혜진　　아무리 의학적으로 근거가 없다고 얘기를 해도 개인이 느끼는 경험을 이길 수가 없어요. 마그네슘을 먹고 기분이 좋아지고 컨디션도 나아지는 것 같다면 굳이 드시지 말라고 하지는 않아요.

하지만 영양제를 드시기보다는 한 시간이라도 더 주무시라고 추천하고 싶어요. 피곤하니까 커피를 더 마시고 저녁엔 야식이나 술로 스트레스를 풀고, 그러니 수면의 질이 떨어지고 다음날 피곤하니 커피를 또 마시는 악순환의 고리를 끊어야 해요. 하지만 생활습관을 단 시간에 바로 잡을 여건이 안 돼서 마그네슘을 섭취하고 어느 정도 효과를 보셨다 싶으면 설사나 위장장애가 없는지 잘 살펴 보시길 바라요. 또한 장기적으로 복용 중인 약이 있다면 의사나 약사에게 마그네슘을 함께 먹어도 되는지 꼭 확인하세요. 다른 약의 흡수와 작용에 영향을 주기도 하니까요.

신현준　　네. 맞습니다. 저는 꼭 시간차를 두고 아침에 칼슘, 밤에 마그네슘을 먹어요. 저는 마그네슘은 사실 눈 떨림보다는 천연 진정제로서의 효과를 보기 위해 주로 밤에 먹습니다. 마그네슘은 우리 몸을 이루고 있는 무기질 중 하나로 뼈와 치아를 구성하고 있잖아요. 신경 안정과 근육 이완에 중요한 역할을 해서 우울증에도 효과가 있다고 해요. 시금치와 같은 녹색 채소, 견과류, 감자 등으로 섭취할 수 있으나 충분한 양을 섭취하기 어려우니까 저는 마그네슘은 가능한 챙겨 먹으려고 합니다.

정혜진　마그네슘은 근거 수준이 높지는 않지만 심한 불면증 개선에 도움이 된다는 연구가 있어요.

신현준　천연 진정제로서의 효과가 있기 때문에 아닐까요? 그리고 다이어트 중에 영양을 제대로 섭취하지 못하는 분, 노년층이나 성장 발육이 왕성한 청소년들, 평소 우유나 유제품 등 음식으로는 칼슘을 잘 못 챙겨 먹는 분, 뼈나 치아가 안 좋은 분 등 전 연령이 마그네슘을 섭취할 필요가 있다고 생각합니다.

그리고 요즘 이온 칼슘이라는 게 유행이더라고요. 칼슘이 이온화 과정을 거쳐 흡수되는데 이온 칼슘은 처음부터 제형이 이온화되어 있기 때문에 더욱 흡수가 잘 된다고 광고하더라고요.

정혜진　이온화가 특별한 것은 아닙니다. 우리가 섭취하는 미네랄은 이미 전부 이온화돼 있어요.

신현준　우리는 미처 몰랐지만 그 성분이 예전부터 원래 가지고 있던 기본 기능인데 그것을 특별한 기능인 듯 마케팅하는 경우가 있어요. 전에도 얘기했듯이 유행은 그냥 유행이다 생각하고 넘어가야 하죠.

정혜진　좀 어려운 이야기지만, 칼슘이 자연 상태에서는 순수한 칼슘 형태가 아닌 이온 상태로 발견돼요. 이온 상태의 물질들은 혼자서는 매우 불안정해서 음이온은 주변의 양이온과 결합하고, 칼슘 같은 양이온은 주변의 음이온과 결합해서 안정감 있는 상태로 존재하려고 하죠. 예를 들어서 칼슘이 음이온인 수산화 이온과 결합하면 수산화칼슘, 탄산 이온과 결합하면 탄산칼슘 이런 식의 형태로 발견되는 거죠. 그림으로 더 쉽게 설명드릴게요.

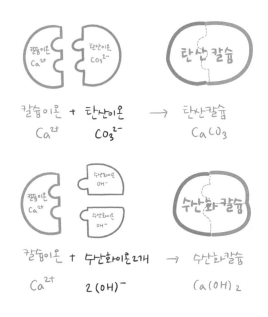

[자연 상태에서의 칼슘 화합물의 구조]

미네랄들은 대부분 양이온이라 영양제로 만들 때엔 다른 음이온과 결합된 안정된 형태를 사용해요. 그래서 대부분 영양제 성분 표시를 보면 칼슘, 마그네슘, 철 이렇게 표시되어 있지 않고 ㅇㅇㅇ 칼슘, ㅇㅇㅇ 마그네슘, ㅇㅇ철 이런 식으로 되어 있습니다. 어렵게 느껴지겠지만 칼슘은 원래 이온 상태라는 것을 기억하시면 됩니다.

편집자　　그럼 이온 칼슘이라고 해서 다른 제품과 특별한 차이가 있는 것은 아니네요.

PART 1. 누구나 한번쯤은 먹어봤을 대표 영양제

정혜진　　　네. 맞습니다. 하나의 마케팅이라고 생각하시면 되지 않을까 싶어요.

신현준　　　그리고 혈액 속의 칼슘이 뼈로 갈 수 있게 도와주는 게 마그네슘이잖아요? 그래서 특히 칼슘과 마그네슘을 함께 챙겨 먹어야 한다고 생각해요.

정혜진　　　정확히 알고 계시네요. 마그네슘은 칼슘이 뼈로 흡수되고 배출되는 과정에 관여합니다. 마그네슘이 부족하면 칼슘이 부족해지기도 하고요. 그래서 요즘은 두 가지가 다 포함되어 있는 영양제들이 많이 나오더군요. 요즘에는 미네랄들이 흡수될 때 경쟁적으로 흡수된다는 것을 알고 단독 제품을 시간 간격을 두고 드시는 분들도 있어요.

신현준　　　맞아요. 다른 미네랄도 마찬가지라 더욱 부지런해져야 해요. 같이 먹으면 효과가 떨어질 수 있어 꼭 시간차를 두고 드셔야 해요.

정혜진　　　신현준 님처럼 시간을 맞춰서 영양제를 챙겨드시는 게 전혀 귀찮지 않고 즐거운 분들이라면 그렇게 드시는 것도 좋아요. 하지만 그렇게까지 챙기기는 힘들다 싶은 분들은 복합 영양제를 한 번에 드셔도 괜찮아요. 영양소 흡수에 큰 손실이 생기는 것은 아닙니다. 앞서 말씀드렸듯이 너무 과한 양을 섭취하지 않도록 주의하시면 됩니다.

편집자　　　칼슘의 역할도 좀 더 자세히 설명해주세요.

정혜진　　　뼈 건강을 위해 칼슘을 먹는 건 다 아실 거예요. 흡수된 칼슘의 99%는 뼈나 치아로 가는데 나머지 1%가 다양한 기능을 해요. 근육의 수축과 이완, 신경이나 세포의 신호 전달에도 관여하고 만약 사용해야 할 칼슘이 조금 부족하면 뼈에서 꺼내서 쓰기도 합니다. 뼈는 일종의 칼슘의 저장 창고라고도 볼 수 있죠. 그런데 칼슘이 많이 포함된 음식을 아무리 먹어도 몸에서 칼슘을 흡수해서 뼈까지 보내려면 여러 장벽을 통과해야 해요. 그래서 흡수된 칼슘이 뼈로 들어가게 하려면 운동이 필수입니다. 영양제만 믿고 평소의 생활습관이나 운동습관을 개선하지 않으면 안 돼요.

편집자　　두 분이 항상 말씀하시는 부분이네요. 식습관이나 생활 패턴이 먼저 수반되어야 영양제를 먹어도 효과를 볼 수 있다는 것이죠.

신현준　　원장님 말씀대로 칼슘만 먹고 운동을 하지 않으면 아무 효과가 없어요. 어떤 다큐멘터리를 보니까 일본에 '노치원'이라고 있더라고요. 노인들이 다니는 유치원을 노치원이라고 한다네요. 그곳에서 단백질 식사와 운동을 병행하시더라고요.

편집자　　그런 곳이 있군요. 저는 처음 들어봤어요.

신현준　　우리나라에도 있습니다. 지나가다 보셨을 텐데 주야간 보호센터라고 해서 장기요양보험 서비스를 이용하시는 노년층이 계신 곳입니다. 여기서는 아침부터 운동을 하면서 하루를 시작합니다. 노년층뿐 아니라 중장년층, 청소년들도 마찬가지입니다. 칼슘을 충분히 섭취하되 운동을 해야 해요. 남녀노소 할 것 없이 운동이 그만큼 중요하다는 말입니다. 그래야 칼슘 흡수가 잘 돼요.

정혜진　　집에서만 지내시던 분들이 주야간 보호센터를 다니기 시작하면서 컨디션이 나아지시는 걸 많이 보거든요. 규칙적인 생활, 균형 잡힌 식사도 영향이 있겠지만 무엇보다도 집에서 지내실 때보다 활동량이 늘어요. 시설 안에서 신체활동을 하는 프로그램을 많이 진행하거든요. 그러면서 근골격계가 건강해지고 통증은 줄고 생활에 활력이 생기죠.

근력 운동을 소홀히 하면 30~40대까지는 일상생활에 큰 지장이 없지만 50대 이후에는 분명 만성 통증, 골다공증, 골절의 위험이 점점 더 커지기 때문에 지금부터 운동을 열심히 하시라고 강조합니다.

편집자　칼슘 흡수에 운동은 정말 필수적이군요. 그럼 칼슘이 많은 음식은 어떤 게 있나요?

정혜진　유제품이나 뼈째 먹는 생선, 상추나 깻잎, 두부, 미역, 콩 등에 많이 들어 있어요. 하지만 칼슘은 일반적인 식사를 통해서는 필요한 양을 충분히 섭취하기 어려워요. 특히 청소년과 50대 이상 여성에게서 부족하다는 통계가 있어요. 해당 연령대에서는 음식에 조금 더 신경 써야 합니다. 운동도 해야 하고요.

신현준　제가 프로그램 촬영하면서 어머니들을 많이 뵈었는데요. 설거지, 집안일, 산책을 운동이라고 착각하시더군요. 몸이 힘드니까 운동을 했다고 생각하지만 집안일이나 가벼운 산책은 절대 운동이 아니에요. 살도 안 빠져요. 심장이 뛰고 땀이 날 정도의 운동이 적당해요. 하루에 조금이라도 시간을 투자해서서 운동 습관을 갖는 게 정말 중요합니다.

정혜진　건강 상태에 따라 권장되는 운동량이 달라요. 거동이 불편하신 분들은 천천히 걷기만 해도 큰 운동이 될 거예요. 그런 경우가 아니라면 오래 걷기, 가벼운 달리기, 등산, 계단 올라가기, 무게가 있는 덤벨을 이용한 운동, 자신의 체중을 이용하는 스쿼트, 런지 같은 다양한 운동을 자신의 체력에 맞게 하시기를 권장합니다.

편집자　그럼 근력 운동을 병행하면서 장기간 칼슘을 먹어도 문제가 없을까요? 더 주의할 사항은 없을까요?

정혜진　　하루에 복용하는 칼슘의 양만 적절하다면 괜찮아요. 문제는 뼈 건강을 위해서 우유와 멸치를 충분히 챙겨 드시고 있는데 부족할까 걱정돼서 칼슘 영양제를 더 추가하고 종합비타민의 칼슘까지 드시면 칼슘의 양이 너무 늘어나요. 칼슘을 과잉 복용하면 신장 결석이 생기거나 혈관에 칼슘이 쌓여 심혈관 질환을 불러일으킬 수 있어요. 칼슘 과잉에 의한 위장 장애가 생기기도 하고요. 칼슘 영양제를 드시려면 현재 식생활과 섭취량을 꼭 점검하셔야 합니다. 그리고 골다공증 진단을 받으신 분들이라면 칼슘과 함께 칼슘을 뼈 안으로 넣어주는 치료제를 처방 받으셨을 거예요. 이렇게 처방약을 드시는 경우에도 섭취량을 점검해 보세요.

편집자　　운동과 함께 적절한 섭취량이 가장 중요하겠네요. 신현준 님은 이외에 철분도 따로 드시나요?

신현준　　저는 철분도 따로 챙겨 먹어요. 철분은 다이어트할 때는 꼭 드셔야 합니다. 안 그러면 여러 영양소가 모자란 상태라 어지러우실 수 있어요.

정혜진　　철분은 헤모글로빈의 원료입니다. 헤모글로빈은 산소와 이산화탄소를 운반하는 배달원 역할을 해요. 우리 몸에 있는 철의 65% 정도는 적혈구 안에 헤모글로빈 형태로 있어요. 철분 섭취가 부족하거나 혹은 손실이 많으면 헤모글로빈의 양이 줄어드는데 이를 철 결핍성 빈혈이라고 해요. 성장기 청소년이나 생리를 통해 정기적으로 출혈이 있는 여성, 임산부의 경우 철이 많이 필요해집니다. 위궤양 때문에 위장에 출혈이 있거나 치질로 인해 항문 출혈이 생겨서 혈액의 손실이 계속 생겨도 철 결핍성 빈혈이 생길 수 있어요. 예전에 젊고 건강한 남성분이 수혈을 해야 할 정도로 심각한 철 결핍성 빈혈로 병원에 오셨는데 나중에 알고 보니 치질로 인해 출혈이 심했다고 하시더라고요. 그렇게 악화될 때까지 왜 모르셨냐고 물었더니 변기 색이 자주색이어서 출혈량이 그렇게 많은 줄 몰랐다고 하시더군요. 결국 치질 수술을 받으셨고 그 뒤로는 빈혈이 다시 생기지 않았다고 해요.

편집자　　진짜 특이한 경우이긴 하네요. (웃음) 여성분들은 다 아실 텐데 어릴 때부터 조금 어지럽다고 하면 철분을 먹어야 한다는 얘기를 많이 들었어요. 어지러우면 철분을 먹어야 하는 게 맞나요?

정혜진　　오해입니다. 사실 빈혈이 있다고 해서 그렇게 어지럽지는 않아요. 헤모글로빈이 부족하면 몸 구석구석으로 산소를 운반하는 속도가 느려져서 쉽게 피곤해지고 조금만 움직여도 숨이 차고 가슴이 두근거리죠. 빈혈로 인해 어지러울 정도라면 지속적인 혈변이나 급격한 출혈로 급성 빈혈이 진행된 경우입니다.

신현준　　철분이 중요한 이유는 신체 조직에 산소가 적게 공급되면 여러 문제가 생기기 때문이죠. 집중력이 저하되고 초조하고 숨이 차죠. 우리가 운동을 할 때도 단련하는 부위에 혈액이 집중되니까 철분이 떨어지면 운동을 할 때도 집중력이 떨어지는 것 같아요.

정혜진　　그 사실을 이미 알고 계시기 때문에 집중력이 부족하면 철분이 부족해서일 거라고 짐작하시는 게 아닐까 싶어요. 하지만 신현준 님처럼 평소에 균형 잡힌 식사를 하시고 영양제도 잘 챙겨 드시는 분이라면 철분이 단시간 내에 부족해지지는 않아요. 왜냐하면 우리 몸은 철분을 어느 정도 저장하고 있기 때문입니다. 여유가 있을 때마다 조금씩 저장해두었다가 부족한 시기에 꺼내어 쓰곤 합니다. 빈혈인 분들은 저장된 철분까지 다 쓰고도 부족한 경우라서 빈혈을 치료하기 위해 철분약을 드신다면

6개월 이상 복용하시길 권장해요. 한 달이면 당장 필요한 헤모글로빈 양은 보충되겠지만 필요할 때 꺼내 쓸 철까지 넉넉하게 저장되려면 6개월은 걸리거든요.

신현준　　저는 금연의 중요성도 강조하고 싶어요. 산소 공급을 방해하는 치명적인 원인입니다.

정혜진　　맞습니다. 헤모글로빈은 폐에서 산소를 받아서 몸 구석구석에 전달하면서 동시에 이산화탄소를 받아서 다시 폐로 가져오는 배달원이라고 말씀드렸죠? 그런데 담배를 필 경우 문제가 됩니다. 헤모글로빈이 산소보다는 일산화탄소와 더 친하기 때문이죠. 담배를 필 때 생성되는 일산화탄소를 산소보다 먼저 받아서 몸 구석구석으로 운반합니다.

일산화탄소는 연탄가스 중독의 원인이 되었던 성분이에요. 연탄가스를 마시는 만큼 많은 양은 아니지만 하루 한 갑 이상의 담배를 피우시는 분들은 집중이 안 되거나 머리가 멍해지고 운동할 때 숨이 차는 등의 증상이 생길 수 있어요. 금연하고 얼마 안 됐을 때는 집중이 안 되고 피곤한 금단 증상이 생길 수 있지만 이 기간이 지나가고 나면 집중력도 훨씬 좋아지고 운동할 때 숨 차는 것도 많이 줄어들어요. 따라서 빈혈로 인해 철분을 처방받아 드시는 경우라면 금연은 필수입니다.

신현준　　숨이 찬다는 느낌 있잖아요? 겪어 본 분들은 아시겠지만 이 세상에서 제일 괴로워요. 저는 천식이 있어서 그 힘듦을 알거든요. 그래서 저는 철분을 꾸준히 복용하면 좋다고 생각해요.

정혜진　　어느 천식 환자 분이 그 힘든 느낌을 '마치 코를 막고 요구르트 빨대로만 숨을 쉬는 느낌'이라고 표현하시더라고요. 그런 증상을 겪어 보셨다면 조금이라도 숨이 찰 가능성이 있는 원인은 다 제거하고 싶으시겠어요.

신현준　　정말 맞는 표현입니다. 천식은 정말 힘든 질환이에요. 그리고 거듭 말씀드리지만 다이어트 하시는 분들은 영양소를 골고루 섭취하시기 힘드니 철분을 꼭 드시길 추천합니다.

정혜진　　식생활을 통한 영양 섭취 수준이 높아지면서 철분 섭취량도 많이 늘었어요. 하지만 한편으로는 다이어트를 하는 사람들이 많아지면서 철분 섭취 부족도 거론되고 있죠. 격한 운동을 많이 하는 분들은 철분이 많이 필요하기 때문에 특별히 챙겨 줘야 합니다. 산소와 이산화탄소를 운반하는 헤모글로빈의 재료이기도 하고 근육의 재료이기도 하니까요. 생리혈이 많거나 한참 키가 크는 성장기 어린이나 청소년, 임산부에게는 필요한 철분의 양이 늘기 때문에 평소에 먹던 양으로는 부족할 수 있습니다. 최근에 채식을 하는 분들이 늘고 있잖아요. 채소나 곡식에 있는 철분은 육류에 들어 있는 철분보다는 흡수율이 현저히 낮기 때문에 부족할 수 있고요.

신현준　　특히 근육 세포 강화, 태반 발달, 태아 성장 등에 철분이 필요하니 임산부에게는 필수라고 생각해요.

정혜진　　임산부가 필수로 챙겨야 하는 영양제로 엽산과 철분을 꼽습니다. 엽산은 아이의 신경계 발달에 문제가 생기지 않도록 하기 위해서 필수이고, 뱃속에서 아이가 자라나는 데 많은 양의 혈액이 필요하기도 하고 출산할 때 출혈도 많기 때문에 임신을 하면 평소보다 두 배 정도의 철분이 필요합니다.

편집자　　철분 가격이 꽤 비싼데 어떤 기준으로 선택하면 좋을지 궁금합니다.

정혜진　　　　만약 빈혈을 진단받고 혈액검사 결과가 약 처방 범위 내에 있다면 보험 적용이 돼요. 하지만 빈혈이기는 한데 보험이 적용될 만한 수준은 아니라면 병의원에서 비보험으로 처방 받아서 드시거나 약국에서 적당한 제품을 구입해서 드시면 돼요. 저는 빈혈이 없고 철분이 부족할 수 있는 상황이 아니라면 굳이 철분을 추가로 드시기를 권하지는 않습니다.

칼슘이 여러 형태로 존재하듯이 철분도 여러 형태가 있어요. 어떤 게 더 좋다 나쁘다 설명할 수는 없지만 내 몸에 맞는 제품이 있다면 그 경험을 기반으로 의사나 약사와 상의해서 고르시면 됩니다.

신현준　　　　원장님 말씀대로 철분이 좀 부족할 수 있는 분들, 다이어트 하시는 분들은 철분을 꾸준히 드시는 게 좋을 것 같아요. 아내가 임신했을 때 병원에서 꼭 먹으라고 하는 영양제 필수가 철분이었어요. 병원에서 권하는 데는 그 이유가 분명하겠죠. 일단 철분을 처방 받아 드시건, 직접 구입해서 드시건 무엇보다 아침 공복에 드시는 것이 가장 좋습니다.

정혜진　　　　철분은 공복에 흡수가 제일 잘 돼요. 위산이 철분의 흡수를 돕기 때문이에요. 그래서 앞에 얘기한 것처럼 제산제를 장복하시는 분들은 철분 흡수가 잘 안 될 수 있어요. 공복에 산 성분인 오렌지 주스와 함께 철분을 먹는 것을 권장하는데요. 하지만 철분을 포함한 미네랄을 먹고 나서 소화가 안 되거나 속쓰림, 더부룩함 등의 위장 증상을 느끼는 분들이 종종 있습니다. 그래서 그런 경우엔 식후에 드시라고 권해요.

신현준　　　　미네랄을 공복에 먹는 게 처음엔 힘들지만 저는 적응되니 괜찮더라고요. 각자의 체질이나 생활 환경이 너무 다르니 원장님 말씀처럼 각자가 편한 방법이 제일 좋지 않을까 생각합니다.

편집자　　　　무조건 공복에 먹어야 한다는 강박관념에서 벗어나야겠군요. 그럼 철분을 과다 복용했을 때의 부작용은 없나요?

정혜진　　철분이 부족해서 빈혈이 생겼을 때 6개월 이상 철분 제제를 복용하거든요. 부족할 때 채우기 위해서라면 장기 복용이 필수예요. 하지만 이미 저장된 철분도 넉넉하고 식사를 통한 섭취도 충분한 상태에서 영양제로 더 챙겨 먹는 거라면 과잉섭취를 주의해야 합니다. 식사만으로 과잉섭취되는 경우는 흔치 않은데 최근에 영양제 복용이 많아지면서 과잉섭취에 의한 부작용도 늘고 있어요. 소화가 안 되고 메스꺼움을 느끼거나 구토를 하기도 하고 아연 흡수가 안 되어서 아연이 부족해지기도 해요. 혈관 질환이나 암 발생률이 높아진다는 연구도 있으니 아무리 몸에 필요한 영양소라도 양이 너무 과하면 안 되겠죠?

신현준　　누가 좋다고 해서 무작정 영양제를 먹지 말고 공부부터 해야 해요. 내가 어떤 성분을 얼만큼 먹고 있는지는 알아야죠. 그리고 앞서도 잠깐 언급됐지만 미네랄 중에 중요한 것이 바로 아연입니다. 저는 성장기 아이들에게 아연을 꼭 추천합니다. 예전엔 철분을 많이 권했지만 요즘은 워낙 고기를 많이 먹으니 그보다는 아연을 꼭 챙겨주려고 합니다. 우리 몸에 아주 적은 양이 필요하지만 여러 효소의 구성 성분이 되고 단백질 합성에도 관여하며 정상적인 세포 분열에 필수적인 성분으로 알고 있습니다. 최근에는 정상적인 면역 기능에 중요한 역할을 하는 영양 성분으로 주목받고 있고요. 면역 기능을 키우기 위해서는 규칙적인 운동도 중요하지만 필요한 영양 성분을 꾸준히 섭취하는 것도 도움이 됩니다. 그래서 성장기 아동과 가임기, 임신기, 수유기 여성에게는 반드시 필요한 영양 성분으로 아연을 추천하죠.

정혜진　　아연이 정력에 좋다는 풍문도 있어요. 굴이 정력에 좋다고 하는데 굴에 아연이 많거든요. 아연이 세포 분화와 유전자 발현 조절에 역할을 하다 보니 수억 개의 정자가 만들어지는 과정에도 필요하기 때문에 정력에 관여한다는 인식이 생긴 게 아닐까 싶어요. 아연이 결핍되면 정자 형성과 남성호르몬 생성에 문제가 생기겠지만, 아쉽게도 부족하지 않은 상황에서 아연 영양제를 추가로 먹거나 굴을 많이 먹는다고 해서 더 도움이 되지는 않습니다.

신현준　　그럼에도 불구하고 이 책을 보신 남성 분들 굴 엄청 먹겠는데요. 전 오늘 집에 가는 길에 굴을 사갈 겁니다. (웃음)

편집자　　(웃음) 굴이 남성뿐만 아니라 여성의 활력에도 도움을 줄 수 있나요?

정혜진　　아연은 여러 곳에서 작용해요. 방금 얘기한 세포의 분화, 유전자 발현에 작용하다 보니 면역세포들이 만들어지는 과정에도 작용해요. 면역기능의 필수 요소 중에 하나지요. 그래서 아연 영양제를 먹으면 면역기능이 좋아지고 건강해져서 활력이 좋아진다고 기대하는 게 아닐까 합니다. 하지만 이미 얘기했듯이 부족하지 않다면 더 먹는다고 해서 더 얻을 만한 이득은 없어요.

신현준　　저는 굴이나 쇠고기, 계란 노른자 등을 평소에도 엄청 먹을 뿐 아니라 닭의 간도 엄청 좋아하기 때문에 아연을 따로 챙겨 먹지는 않았습니다. 하지만 요즘은 아연의 중요성을 알고 아이들과 함께 꼭 챙겨 먹습니다. 아무래도 코로나 때문에 면역에 더 신경을 쓰게 되더라구요.

정혜진　　아연은 필요한 양이 워낙 적고 육류, 달걀, 콩류, 해산물에 많이 함유되어 있어서 식사를 통해 충분히 보충할 수 있어요. 이미 충분한 양을 먹고 있다면 굳이 영양제를 더 드실 필요는 없죠.

신현준   음식으로 충분히 섭취했다고 해도 요즘 같이 코로나19 바이러스가 무서운 시대에는 걱정이 너무 많아지니까요. 혹시나 싶은 마음도 있고요.

정혜진   일반적인 식사를 하시는 분들이라면 아연 결핍은 걱정 안 하셔도 됩니다. 신현준 님처럼 균형 잡힌 식사를 하는 분들이라면 더더욱 신경 안 쓰셔도 되고요. 오히려 과잉 섭취를 주의하셔야 해요. 최근 코로나19로 면역 기능의 중요성이 강조되면서 영양제마다 아연을 조금씩 추가해서 '면역 기능에 좋은' 이라는 타이틀로 판매하고 있더라고요. 지금 드시는 영양제들에 들어 있는 아연들을 다 더해 보세요. 너무 많은 아연을 계속 드시면 메스꺼움, 구토, 위장장애, 구리 흡수 저해, 콜레스테롤 수치 변화 등이 생길 수 있으니까요. 황반변성 진행을 늦추기 위해 구성한 아레즈 2와 같은 영양제 하나만으로 이미 아연이 80㎎이나 들어 있는 것도 있으니 의사와 상의해보시길 추천합니다.

신현준   저는 꼭 먹어야 하는 미네랄의 순위를 매기라면 공동 1등이 칼슘과 철분이고요. 그 다음엔 3등이 마그네슘, 그 다음이 아연 정도라고 생각합니다. 원장님 말씀대로 아연 결핍은 거의 못 봤기 때문이죠.

정혜진   영양제로 보충해야 하는 미네랄을 꼽으라고 한다면 저도 칼슘과 철분이라고 생각합니다. 모든 사람에게 다 적용되는 것은 아니고 상황에 맞게 복용해야 하지요.
그리고 미네랄이라고 생각 못하시겠지만 소금의 성분인 나트륨도 중요합니다. 저는 미네랄 중에 가장 중요한 것은 나트륨이라고 생각해요. 아프거나 피곤할 때 맞는 링겔 안에도 들어 있고요. 나트륨이 워낙 부정적인 면만 대두되어서 그 자체가 나쁘다는 인식이 있어요. 하지만 소금이 없으면 죽음에 이를 수 있을 정도로 아주 중요한 역할을 해요.

신현준　　　요즘은 소금에 대한 인식도 많이 긍정적으로 변하고 있잖아요. 좋은 소금도 많이 팔고요.

정혜진　　　맞습니다. 그런데 소금에 미네랄 함량이 높다고 광고하더라고요. 소금은 나트륨과 염소, 두 가지 원소로 이루어져 있고 나트륨 자체가 미네랄인데 말이죠.

생각해보면 소금은 많이 먹으면 건강에 나쁘다는 인식이 강한 것에 비해 다른 미네랄 영양제들의 과잉 섭취는 상대적으로 덜 신경 쓰시는 것 같아요. 소금도 우리 몸에서 매우 중요한 미네랄이지만 과잉되면 고혈압, 뇌졸중, 심근경색, 심부전 등의 심장혈관질환의 원인이 될 수 있는 것처럼 다른 미네랄의 과잉 섭취도 신경 쓰셔야 해요. 나트륨은 하루 1.5g 정도면 충분합니다. 소금으로 쳤을 때는 5g 정도인 셈이죠. 그런데 우리나라 사람들의 하루 평균 나트륨 섭취량은 4g이 넘어요. 이미 충분 섭취량의 두 배 이상을 먹고 있죠.

신현준　　　그래서 저염식이 강조되고 있지만 뭐든지 적당한 게 좋다고 생각해요. 몸에 좋은 나물 반찬에도 소금이 조금씩 들어가니까요. 저는 영화나 드라마 촬영 시 노출 신이 있을 때만 저염식을 해요. 소금을 먹는 순간 아무리 운동해도 몸이 부어서 근육이 잘 안 보이거든요. 그래서 소금을 피하죠. 결혼식이나 중요한 일이 있다면 3일만 저염식을 해보세요. 붓기가 쫙 빠지고 완전 달라져요. 여배우들은 외식하면 특히 물을 더 마셔요. 물 많이 드시는 걸 제일 추천합니다.

정혜진　　　집에서 적절히 요리를 해먹으면 괜찮은데 밖에서 파는 음식이 간이 좀 센 것 같아요. 소금이 식욕을 돋우는 성질이 있어서 맛있게 많이 먹게 하려면 짜야 하거든요. 저는 체중을 조절할 때 쓰는 방법이 저염식이에요. 저염식을 하면 식욕이 많이 줄어요. 주로 생 채소나 과일을 그대로 먹으니 재료 자체에 있는 소금만 섭취하게 되죠. 이것만으로도 하루에 필요한 나트륨은 충분히 섭취 가능합니다.

신현준　　그런데 평소에 소금에 길들여져 있어서 저염식을 하면 진짜 맛이 없어요. 힘들지만 조금씩 저염식으로 바꾸려고 노력 중입니다.

정혜진　　처음에는 맛이 없는데 조금 시간이 지나면 점점 미각이 예민해져서 맛있게 느껴질 거예요. 거듭 말씀 드리지만, 모든 미네랄은 부족해도 문제, 너무 넘쳐도 문제라는 점을 꼭 기억해두세요. 내 몸을 위한 영양제가 내 몸을 해칠 수도 있습니다.

알기 쉽게 요약해드릴게요!

1. 미네랄은 우리 몸을 구성하는 데 쓰이고 다양한 곳에서 필수적인 역할을 한다. 대부분은 식사를 통해 섭취하는 양으로 충분하다.

2. 미네랄은 공복에 먹는 것이 좋지만 위장 장애가 흔하기 때문에 식후에 복용하기도 한다.

3. 미네랄들은 경쟁적으로 흡수되면서 다른 미네랄이나 약물의 흡수를 방해하기도 한다. 때문에 다른 영양제, 처방약과 함께 섭취할 때에는 2시간 정도의 시간 차를 두고 먹는 것을 권장한다.

4. 눈 떨림은 마그네슘 결핍보다는 다량의 카페인 섭취, 수면 부족, 스트레스, 피로감 등에 의한 경우가 훨씬 많다.

5. 칼슘을 먹고 운동을 하지 않으면 뼈로 흡수되지 않는다. 칼슘 과잉 섭취에 의해 신장 결석, 심혈관 질환이 생기기도 한다.

6. 급격한 출혈에 의한 빈혈이 아니라면 빈혈이 있다고 해서 어지럽지는 않다. 주로 안색이 창백하거나 피로감이 심하고 움직일 때 다른 사람들보다 더 숨이 찬 증상들이 일반적이다.

7. 아연은 우리 몸의 다양한 기능에 관여한다. 특히 면역 기능에 관여하기 때문에 최근에 인기가 많아졌지만 이미 섭취량이 충분한 상황에 추가로 먹는 것은 의미가 없다.

◑ 신현준은 이렇게 생각합니다! ◑

1. 천연 진정 작용이 있기 때문에 자기 전 마그네슘을 추천한다.

2. 다이어트와 운동 중이라면 칼슘과 마그네슘, 철분을 추천한다.

3. 성장기 어린이에게 아연을 추천한다.

※ **추천 제품 :** 알타파마 칼슘, 알타파마 마그네슘, 솔가 아연, 차일드라이프 어린이 칼슘&마그네슘, 꾸미바미 이뮨, 꾸미바미 아연+비타C, 꾸미바미 비타민D

1. 미네랄은 우리 몸에 꼭 필요한 것이지만 과하지 않도록 주의해야 한다.
2. 여성이라면 생리 양이 과하거나 임신했을 때 의사와 상의 후에 적절한 양의 철분을, 폐경 이후에는 칼슘을 보충하고 운동을 잊지 말자.
3. 무리한 식단 조절을 통한 다이어트는 영양소 부족에 의한 문제가 생길 뿐만 아니라 결국 원래의 체중으로 돌아오게 된다. 다이어트에는 지름길이 없으니 꾸준히 식이조절을 하고 운동을 하자.

미네랄의 종류와 기능

이름	기능
나트륨 Natrium	인체의 항상성 및 생리 기능에 필수요소이다. 삼투압 조절, 신경 전달, 근육 수축에 관여한다.
칼륨 Kalium	나트륨과 함께 삼투압 조절에 관여한다. 근육의 수축과 이완에 관여하는데 부족하거나 과하면 심장의 운동에 문제가 생길 수 있다.
칼슘 Calcium	99%는 뼈와 치아를 구성하고 나머지는 근육, 혈액 등에 존재하면서 근육의 수축과 이완, 신경전달, 세포 내에 신호전달에 관여한다.
마그네슘 Magnesium	다양한 효소의 보조 인자 역할을 한다. 근육, 신경의 기능, 혈당 조절, 혈압 조절 등에 관여한다. 뼈와 치아에 존재하고 유전자 합성에도 필요하다. 신경 전도, 근육 수축에도 필요하다.
아연 Zinc	다양한 효소와 조효소의 구성 요소이다. 단백질 구조를 안정화시키고 면역 세포 활성화에 관여한다. 세포 분열과 증식에 필요한 효소와 호르몬의 구성 요소이다.
구리 Copper	몸에 필요한 물질을 합성하는 데 관여하는 다양한 효소들의 보조인자이다. 새로운 혈관 만들기, 신경호르몬 유지, 유전자 발현, 면역계 기능 조절 등에 관여한다.
철 Iron	산소를 운반하는 헤모글로빈의 필수 구성요소이다.

:: 04 ::

오메가3

편집자　　이번에는 오메가3에 대해서 이야기해볼게요. 영양제 중에서도 특히 오메가3 시장이 정말 커지고 있어요. 관련한 건강 식품으로 크릴오일도 대유행이었죠.

신현준　　오메가3를 이야기하기 전에 크릴오일에 대해서 한번 짚고 넘어 갈게요. 크릴오일은 최근에 한창 유행하다가 쑥 들어갔잖아요. 장삿속이 너무 뻔했다고 봅니다. 그리고 제가 환경보호에 대한 관심이 있다 보니 쉽게 지나쳐지지 않더라고요. 아주 작은 크릴새우에서 추출한 오일인데 이로 인한 생태계 파괴가 심각해요.

편집자　　크릴오일이 환경과 어떤 연관이 있나요?

정혜진　　크릴새우는 남극의 생태계에 매우 중요한 역할을 하고, 대기의 이산화탄소 농도를 조절해서 지구 온난화를 막는 데에도 큰 역할을 합니다. 전 세계적으로 1년에 25만 톤 정도의 크릴새우를 잡는다고 해요.

남극 크릴새우 자원량이 7000만톤 정도이니 생태계에 충분히 영향을 줄 수 있는 조업 양입니다. 지구 환경에 매우 소중한 존재인 만큼 환경단체들은 크릴새우 조업을 반대하고 있어요. 유행하는 영양제나 식품들 중 일부의 이면에는 이런 불편한 진실이 숨겨져 있어요.

편집자　　이런 진실에도 불구하고 크릴오일이 대유행한 이유가 뭘까요?

정혜진　　크릴오일이 생선에서 추출한 오메가3보다 여러 면에서 더 낫다고 마케팅을 하면서 엄청나게 판매되었어요. 한동안 TV를 틀면 크릴오일의 효과를 얘기하는 프로그램과 홈쇼핑을 쉽게 볼 수 있었죠. 하지만 크릴오일은 건강기능식품이 아니라 '기타 가공품', '기타 수산물 가공품' 등의 어류 제품이에요. 2020년 4월, 식약처에서 크릴오일을 건강기능식품이라고 속여서 팔거나 소비자가 영양제라고 착각할 수 있게 만드는 교묘한 마케팅, 거짓, 과장 광고 등에 대해 800건 이상을 적발했던 적이 있어요. 그 뒤로 크릴오일의 유행은 잠잠해졌죠.

신현준　　갑자기 크게 유행하는 것들은 지켜볼 필요가 있어요. 그리고 오메가3 이전에는 스쿠알렌이 있었어요. 어렸을 때부터 저도 어머니가 스쿠알렌을 챙겨주셨거든요. 저희 세대들은 대부분 아는데 혹시 들어보셨나요?

편집자　　저는 처음 들어봐요. 스쿠알렌은 어디에서 추출한 건가요?

정혜진　　상어 간에서 추출해요.

신현준　　몸에 좋고 맛있다면 고래도 잡고 상어 지느러미까지 먹는 세상이에요. 그런데 어느 때부터인가 스쿠알렌이 사라졌어요. 한 시대를 대표하던 영양제인 스쿠알렌도 그렇게 결국 없어졌어요.

정혜진   스쿠알렌은 세월호 사건과 관계 있는 '세모'라는 회사에서 판매하는 제품이에요. 이런저런 효능, 효과에 대해서 홍보를 하지만 식약 처에서 인증한 기능성 내용은 '항산화에 도움을 줄 수 있다'예요. 스쿠알렌 성분은 우리 몸에서 합성 가능합니다. 상어 간에만 있는 게 아니라 우리 간에도 있어요.

스쿠알렌을 판매하는 업체들이 많이 먹을수록 좋고 캡슐을 까서 먹으면 더 좋다고 광고했었어요. 그런데 캡슐을 까서 먹으면 기름 성분이 입안에 남게 돼요. 그러다가 시간이 지나면서 본인도 모르는 사이에 기름이 서서히 식도나 기도를 타고 흘러내려가는데 기도를 통해 내려간 스쿠알렌이 폐까지 들어가 염증을 일으킨 사례가 있어요. 지방성 폐렴은 치료가 어렵기 때문에 아이들이나 노인에게는 치명적이죠. 스쿠알렌으로 인한 폐렴 사례가 계속 생기고 알려지면서 스쿠알렌 유행도 크릴오일처럼 지나갔어요. 그리고 스쿠알렌에는 비타민A, D 같은 지용성 비타민이 많이 포함되어 있어서 비타민을 따로 복용 중인 분들에게는 용량이 초과될 수도 있고요.

신현준   스쿠알렌을 대체하며 새롭게 등장한 게 바로 오메가3입니다. 이것마저 중금속 논란이 많아지자 크릴오일이 나왔어요. 그후에 식물성 오일이 더 좋다는 논란이 있다가 식물성은 아무 소용이 없으니 다시 동물성으로 가자는 의견이 지배적이었어요. 하지만 중금속은 여전히 걱정되니 기업들은 소비자의 걱정을 자극하며 장사를 해온 게 아닌가 싶습니다. 스쿠알렌, 크릴오일, 오메가3의 사례를 통해 영양제도 유행이 있다는 것을 기억해두시면 됩니다. 오메가3에 대해서 더 자세하게 설명해주시겠어요?

정혜진　　　　오메가3는 지방의 일종인 지방산의 한 종류예요. 오메가3는 우리 몸에서 스스로 합성해낼 수가 없어서 식품을 통해 섭취해야 해요. 마치 비타민처럼요. 지방산의 종류는 다양한데 그 중에서 오메가3와 오메가6가 식품을 통해 섭취해야 하는 지방산입니다. 오메가3는 생선, 들기름, 아마씨유, 견과류 등에 많이 포함되어 있고 오메가6는 콩기름, 참기름, 마요네즈 등에 많이 포함되어 있어요.

오메가3 중에서도 EPA(eicosapentaenoic acid)와 DHA(docosahexaenoic acid)가 주로 언급되는 것들입니다. 생선을 통해 섭취해야 하는데 생선을 자주 먹기 힘드니 영양제로 간편하게 섭취하도록 만든 것이 오메가3 영양제입니다.

예전에는 생선에서 오일을 직접 추출해서 정제하는 방식으로 만들었는데 최근에는 추출한 오일을 다시 가공해서 오메가3의 순도나 생체이용률을 더 높였다는 식으로 마케팅합니다. 가공 과정이 더해질수록 가격도 점점 비싸지고요. 하지만 그런 과정을 거친다고 해도 실제 효과에서 큰 차이를 기대할 수 없기 때문에 가성비를 생각하면 너무 비싼 제품을 권하고 싶지는 않아요.

편집자　　　　그럼 오메가3 섭취로 기대할 수 있는 효과는 무엇인가요?

정혜진　　　　오메가3, 오메가6가 결핍되면 피부염이 생기거나 피부가 건조해질 수 있어요. 영유아는 두뇌 발달과 시력 저하 문제가 생길 수도 있어서 아이들 먹는 음식 중에는 오메가3 중에 DHA가 강화된 것들이 나오죠.

하지만 결핍에 의한 문제는 걱정하지 않아도 됩니다. 2013~2017년까지의 국민건강영양조사에 따르면, 한국인의 오메가3, 오메가6 섭취는 충분한 편이라고 해요. 오메가3를 충분히 먹었을 때 기대할 수 있는 효과는 혈중 지질 개선, 심혈관계질환 예방, 기억력과 인지기능 개선, 안구건조증 개선 등이고 이에 대한 연구는 지속적으로 이루어지고 있어요.

편집자　근데 대부분의 오메가3 캡슐이 너무 큰 편이라 저는 먹기가 힘들더라고요.

신현준　알이 커서 목 넘김을 굉장히 괴로워하는 분들이 많습니다. 오메가3를 먹고 트림을 하면 비린내가 진동한다고 안 좋아하시는 분들도 많아요.

정혜진　생선에서 직접 추출해서 만들기 때문에 비린내가 있어요. 앞에서 설명한 혈중 중성지방이 높은 분들에게 처방하는 경우가 있는데 알약을 못 넘기는 분들은 캡슐을 잘라서 드시거든요. 그럴 때마다 방안 가득 생선 비린내가 난다고도 하시더라고요.

편집자　그럼 저같이 오메가3 먹기가 힘든 분들은 음식으로도 충분할까요?

정혜진　오메가3의 섭취 기준은 오메가3의 종류에 따라 정해져 있어요. 영양제로 먹는 오메가3는 주로 EPA와 DHA의 혼합물인데 합쳐서 200mg 정도면 충분해요. 하지만 EPA와 DHA가 포함되어 있는 음식이 대부분 생선 종류라 일상적인 식사에서 챙기기가 어려운 거죠. 이 경우 오메가3 영양제를 먹는 게 좋겠지만 그게 어렵다면 식사에 조금 더 신경을 써야겠죠. 하루에 고등어 한 토막, 달걀 2~3개 정도의 양이 필요하니 가능하다면 챙겨 먹는 게 좋습니다

　혈중 중성지방이 높을 때는 중성지방 농도에 따라 다르지만, EPA와 DHA를 합쳐서 500~4000mg입니다.

그리고 오메가3 중에 하나인 ALA(알파리놀렌산, a-linoleic acid)은 하루 권장량이 1g인데 일상적인 식사에 포함되는 콩기름, 들기름, 호두 등으로 섭취가 가능해서 영양제로 따로 먹을 필요는 없어요.

신현준　오메가3 식품으로 유명했던 아마씨유도 괜찮을까요?

정혜진　들기름, 아마씨유 같은 식물성 기름들은 오메가3가 많이 포함되어 있어요. 주의할 점은 모든 식물성 기름은 최대한 적게 사서 빨리 먹어야 한다는 점입니다. 산패되어서 설사나 복통을 일으키기도 하니까요.

신현준　하지만 음식으로 하루에 필요한 오메가3를 섭취하려면 균형잡힌 식단을 먹어야 합니다. 음식으로만 필요량을 채우기가 힘들기 때문에 영양제를 먹는 것이죠. 저 같은 경우는 아이들이 있다 보니 일주일에 한두 번은 꼭 생선을 먹지만 바빠서 그렇지 못한 사람들이 많잖아요. 오메가3 한 알로라도 영양을 꼭 보충하고 싶은 심리가 있거든요.

편집자　그럼 신현준 님은 오메가3를 따로 챙겨 드세요?

신현준　먹으려고 할 때마다 알이 너무 커서 목 넘김이 힘들고 비리더라고요. 그게 너무 힘들어서 저는 생선을 일주일에 한두 번 정도 챙겨 먹는 걸 선택했습니다. 그리고 영화나 드라마 촬영 현장에는 밥차가 오는데요. 밥차에는 항상 나물과 생선이 나옵니다. 그래서 오메가3를 굳이 가지고 다니면서 먹지는 않아요. 식사로 꾸준히 못 챙겨 먹었을 경우에만 가끔 오메가3를 먹으려고 합니다. 그러다 보면 일주일에 세 번 꼴로는 점심 식사 후 꼭 챙겨 먹게 되더군요.

편집자　신현준 님도 오메가3에 대해서는 영양제보다 식사를 통한 섭취를 권장하는 입장이시군요. 워낙에 오메가3는 필수 영양제라는 인식이 있어서 매일 챙겨 드실 줄 알았어요.

신현준   최대한 음식으로 섭취하되, 그럴 수 없다면 영양제를 먹어요. 하지만 오메가3를 충분한 양만큼 먹기 힘드니 빠르고 간편한 오메가3 영양제를 먹는 것이기도 하죠. 음식으로 먹는 것보다 좋은 때도 있거든요.

그런데 저는 오메가3 영양제는 목 넘김이 힘들고 비릿함 때문에 음식으로 섭취하는 게 더 좋아요. 저는 먹고 기분이 좋은 영양제가 좋다는 생각입니다. 의약품이면 섭취하기 힘들어도 반드시 먹죠. 병을 고쳐야 되니까요. 하지만 저는 불편하고 힘든데도 영양제를 억지로 먹을 필요는 없다고 생각해요. 비린내 나는 오메가3 영양제 대신 생선이나 들기름이 들어간 나물을 맛있게 먹고 기분이 좋은 쪽을 선택한 거죠. 아니면 아마씨유를 먹던지요.

정혜진   우리 몸에서 합성해낼 수 없는 비타민, 오메가3 같은 필수 지방산들은 모두 음식을 통해 섭취하는 게 제일 좋아요. 하지만 균형 잡힌 식사를 하는 것이 어려워지면서 이런 것들을 보충해줄 수 있는 영양제 시장이 점점 커지는 거죠. 저는 자연적인 것을 통해 섭취하는 것이 좋다고 생각해요. 조금만 신경 쓰면 충분히 가능해집니다.

신현준   저희 아버지는 날계란에 들기름이나 참기름을 살짝 얹어서 드셨어요. 나도 어른이 되면 저렇게 먹어야겠다고 생각했는데 막상 커서 먹어보니 너무 비려서 못 먹겠더라고요. 그런데 언젠가부터는 너무 맛있더군요. 즐겁게 섭취할 수 있는 방법을 찾아보세요. 만약에 음식으로도 먹을 수 없다면 영양제를 먹겠지만 전 대부분 음식으로 섭취하려고 노력합니다.

그런데 오메가3는 권장하는 섭취 방법도 계속 달라지더라고요. 예전엔 식전에 먹으라 하더니 언젠가부터는 식후에 바로 먹으라고 하다가, 요즘엔 또 식간에 먹으라고 하더라고요. 그러더니 이제는 언제 먹던 상관없다고 합니다. 계속 바뀌어요. 저는 그래서 식간에 먹습니다. 앞서도 말씀드렸지만 식후에 오메가3를 먹으면 비린내 때문에 맛있는 음식을 먹고 좋았던 기분을 망치거든요.

편집자　　그럼 음식으로 섭취하기가 힘들다면 어떤 기준으로 오메가3 영양제를 선택하면 될까요?

정혜진　　시중에 유통되는 오메가3는 모두 중금속 기준을 통과한 것들이지만 큰 어류에 축적되어 있는 중금속이 신경 쓰이신다면 멸치 같은 작은 어종에서 추출한 것을 고르시면 돼요.

대부분의 제품이 충분섭취량인 200㎎은 훌쩍 넘지만 성분표에서 EPA와 DHA의 양을 확인하시는 것이 중요합니다. 케이스 전면에 1000㎎이라고 써 있다 해도 오메가3의 양이 1000㎎인 것은 아니에요. 캡슐의 중량이 1000㎎이라는 것입니다. 그리고 중성지방 때문에 오메가3를 드시는 분들은 중성지방 농도에 따라서 복용량이 달라질 수 있으니 의사와 상의하시길 바랄게요. 그 외 제작 공정에 대한 여러 가지 차별점을 광고 하지만 가격을 고려해서 합리적인 것을 고르시는 것이 낫다고 생각합니다.

신현준　　예를 들어 술도 일반 복분자주와 고창 복분자주의 차이가 있죠. 유네스코가 인정한 고창에서 난 복분자는 맛이 달라요. 백 년 전통의 복분자라고 해도 어떤 원료로 만들었냐에 따라 제품의 질이 달라지는 거죠. 제대로 된 재료와 기술력, 역사가 있는 회사에서 만든 복분자주는 맛이 확실히 다르더라고요. 마찬가지로 오메가3 또한 저희 얘기를 잘 들어보시고 자신의 기준을 세운 뒤 그에 맞게 잘 선택하시면 좋겠습니다. 요즘 인터넷만 검색해봐도 오메가3에 대한 정보가 굉장히 많잖아요. 좋은 제품들도 많고요.

그리고 중금속에 대해서 잘 알아보고 선택하세요. 원장님도 말씀하셨듯 중금속 축적이 덜 되는 작은 생선이 원료여야 합니다. 추출양을 늘리기 위한 고온 추출법 대신 저온 추출법으로 짠 것을 추천드립니다. 들기름도 저온 추출한 것이 안전하다고 하잖아요? 그리고 산패되지 않게 잘 보관된 제품을 사세요. 투명한 용기에 담긴 것은 추천하지 않습니다. 적은 용량을 사서 산패되기 전에 먹는 것도 중요합니다.

사실 이 정도 기준이면 충분한데 최근에는 오메가3에 엽산, 마그네슘, 비타민B, 비타민E 등 뭔가를 조합하기도 해요. 하지만 그것은 뭔가 더 특별하고 차별화된 제품처럼 보이기 위한 마케팅 전략일 뿐이에요. 그런 유행에 현혹되지 말고 신뢰할 수 있는 회사의 제품, 내 몸에 맞는 것, 먹기 불편하지 않은 것을 사면 돼요. 영양제는 약이 아닙니다. 목 넘김이 싫고 비린데 억지로 먹을 필요는 없다는 점을 다시 강조하고 싶습니다. 그런 분들은 음식으로 꼭 오메가3를 보충하세요.

편집자　　각자의 상황과 가치관에 따라 판단하고 선택하는 것이 가장 중요하겠네요. 두 분 덕분에 오메가3에 대해 다시 한 번 생각해볼 수 있는 계기가 되었어요.

1. 불포화 지방산 중에서 오메가3, 오메가6는 곧 우리 몸에서 스스로 합성할 수 없어서 생선, 들기름, 아마씨유 등을 통해서 섭취해야 한다.

2. 혈중 중성지방이 높은 사람들에게 오메가3를 처방하기도 하는데 중성지방 농도에 따라 처방 용량이 달라지니 의사와 상의해야 한다.

3. 오메가3를 음식으로 섭취하려면 하루에 들기름 한 스푼, 생선 한 토막 정도로 충분하다..

4. 오메가3, 6가 결핍되면 성인은 피부 건조함이나 피부염, 영유아는 시력 저하와 두뇌발달 저하의 문제가 생길 수 있다.

5. 오메가3 영양제 복용을 통한 혈중 지질 개선, 심혈관계질환 예방, 기억력과 인지 기능 개선, 안구건조증 개선 등에 대한 기대가 있고 이에 대한 많은 연구들이 진행되고 있다.

◑ 신현준은 이렇게 생각합니다! ◑

1. 오메가3를 구매하기 전에 MSC(해양관리협회) 인증을 받은 것인지 당분과 글루텐 프리인지 확인하자. EPA 및 DHA 함유 제품을 먹자.

2. 목 넘김이 좋고 덜 비린 제품을 먹자. 이마저도 먹기 힘들다면 음식으로 보충하자.

※ **추천 제품 :** 알타파마 오메가3 1000mg

◑ 정혜진은 이렇게 생각합니다! ◑

1. 음식을 통해 섭취하는 것이 가장 좋지만 현실적으로 어렵다면 오메가3 제품을 잘 골라서 복용해보자. 가격, 어종, EPA와 DHA를 합친 함량, 냄새 등을 고려해서 선택하자.

2. 유행하는 마케팅에 현혹되지 말고 새로 나온 영양제는 추이를 살펴보자. 제조 회사나 판매사의 신뢰도, 역사, 기술을 살펴보면 더 좋다.

포화 지방산과 불포화 지방산은 무엇인가요?

지방산은 긴 탄소 사슬로 이루어져 있다. 탄소와 탄소 사이에 빈틈없이 채워진 것이 포화 지방산, 빈틈이 있어서 이중결합한 것이 불포화 지방산이다. 일반적으로 포화 지방산은 상온에서 고체 형태이고 불포화 지방산은 액체 형태다. 불포화 지방산의 대표적인 예로 오메가3, 오메가6가 있다.

포화 지방산과 불포화 지방산 모두 에너지원이나 몸의 여러 가지 구성 성분으로 사용되지만 포화 지방산을 과하게 섭취하면 혈중 콜레스테롤이 높아져서 심혈관계 질환의 위험을 높인다. 불포화 지방산은 포화 지방산에 비해 좋다고 인식되지만 불포화 지방산도 필요 이상으로 섭취하는 것은 권하지 않는다.

■ 산소　● 탄소　▲ 수소　– 결합

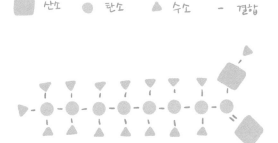

포화 지방산 : 탄소 간의 결합이 모두 단일결합이어서
더 이상 다른 원소가 끼어들 틈이 없이
꽉 찬 구조

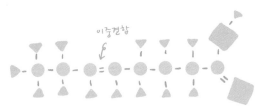

불포화 지방산 : 탄소 간 이중결합된 부분이 있어서
덜 차 있는 구조, 이중결합의 위치에 따라
이름이 오메가3, 오메가6 등이 된다

불포화 지방산 이름은 어떻게 붙였나요?

지방산은 긴 탄소 사슬을 중심으로 구성되어 있는데, 탄소에 번호를 매겨서 이름을 붙인다. 오메가는 그리스 어의 가장 마지막 문자로 영어의 Z와 같은데 지방산 사슬의 맨 뒤에서부터 탄소의 번호를 매길 때 오메가를 사용한다. 탄소와 탄소 사이에 이중결합을 한 탄소가 몇 번째 탄소인가에 따라 오메가3, 오메가6, 오메가9 등으로 이름을 붙인다.

유산균

편집자　요즘 유산균을 정말 많이 드시고 종합비타민, 오메가3와 함께 필수 영양제라고도 하더라고요. 유산균은 어떤 것인가요?

정혜진　우리 몸에 있는 세포의 수는 약 40조 개, 세균의 수는 약 100조 개라고 합니다. 그러니 우리 몸엔 세포보다 더 많은 균이 살고 있는 거예요. 피부, 입, 목, 장 그리고 여성의 질까지 엄청난 양의 균이 살고 있어요.

그 가운데 우리 몸에서 문제를 일으키지 않고 꾸준히 살아가는 균을 정상상재균(normal flora)이라고 부릅니다. 나쁜 균이 들어오는 것을 막아 주기도 합니다. 예를 들어 여성의 질에 있는 유산균이 질 안쪽의 환경을 산성으로 만들어서 다른 나쁜 균이 침범하지 못하게 하죠.

특히 장 속에는 정상상재균의 수가 압도적으로 많고 사람마다 정상상재균의 종류와 비율이 다릅니다. 태어나서 자라는 동안 먹은 음식과 환경에 의해 장 속 세균의 종류가 좌우되고 장 속에 어떤 세균이 서식하는가에 따라 배변의 패턴이나 소화를 잘 시키는 음식의 종류도 달라집니다. 따라서 똑같은 음식을 먹어도 어떤 사람은 아무 문제가 없고 어떤 사람은 가스가 차기도 해요. 최근에는 특정 균의 비율이 늘어나면 그 균이 좋아하는 음식을 선호하게 되고 같은 양을 먹어도 지방을 더 효율적으로 사용할 수 있게 만들어 줘서 살이 더 찐다는 얘기도 있어요.

신현준　그게 요즘 이슈인 '비만균'이라는 건가요?

정혜진　네. 그렇게 부르기도 하더라고요. 특정한 한 가지 균을 일컫는 말은 아니고 그런 성향을 가진 균들이 있다고 해요. 장 속 세균의 종류와 비율에 따라 살이 찔 수도 있고 가스가 차거나 변비 또는 설사 증상이 생기기도 해요. 그래서 장에 좋은 역할을 하는 일명 유익균들을 보충해주면 장의 기능이 더 좋아지리라는 기대로 유산균을 복용하는 거죠. 그런데 최근에는 비만이나 소화 증상 외에도 면역성 질환, 대사성 질환, 인지 기능, 심리적 문제 등과도 관련이 있다는 연구 결과가 나오면서 유산균 시장 규모가 점점 커지고 있어요. 하지만 근거 수준은 낮습니다.

편집자　프로바이오틱스는 무슨 뜻인가요?

정혜진　프로바이오틱스(probiotics)라는 말은 충분한 양을 먹었을 때 건강에 도움이 되는 유산균을 칭하는 말입니다. 그리고 최근 등장한 프리바이오틱스(prebiotics)는 유산균이 선호하는 먹이를 칭하는 말이에요. 프로바이오틱스와 프리바이오틱스를 합쳐서 만든 게 신바이오틱스라는 상품인데 유산균과 유산균의 먹이를 동시에 넣어주어야 장 속까지 무사히 가서 정착을 잘 하지 않겠냐는 논리에 기반한 거죠.

신현준　광고에서도 살아서 장까지 가야 한다고 강조하잖아요? 그래서인지 요즘 유산균도 다양한 형태로 된 제품들이 출시되더군요. 분말이나 캡슐 형태도 있고요. 위액이나 소화효소에 의해 소화돼버리지 않고 장까지 살아서 가게 하기 위해 다양한 기술력이 동원되더군요. 제1세대 유산균이니, 제2세대 유산균이니 하며 광고를 하고 최근에 입에서 장까지 살아서 가는 유산균을 제3세대 유산균이라고 구분 짓기도 하더라고요. 소비자 입장에서는 각 회사의 마케팅에 의한 정보를 믿을 수밖에 없는데, 너무 다양한 얘기가 쏟아져 나와서 선택이 더 어려울 뿐입니다. 이런 구분이 실제로 의미가 있을까요?

정혜진　　글쎄요. 일단 음식이 위로 들어가는 순간 위산이 분비되고 더 내려가면 쓸개즙이 나와요. 이런 환경에서 유산균이 살아남기 어렵다 보니 2중, 3중으로 코팅하면 장까지 살아서 갈 수 있다는 논리로 마케팅을 하는 거죠. 대개 프로바이오틱스 1알 또는 1봉지에 1억 마리 이상의 유산균이 들어 있는데 그 중에서 얼마나 살아서 장까지 갈 수 있을지, 간다 해도 그 안에서 얼마나 잘 정착할 것인지는 미지수죠.

신현준　　그럼 왜 유산균을 먹어야 한다고 얘기하는 걸까요? 유산균은 필수인 듯 얘기하는데 대체 왜 먹어야 되는지 뚜렷한 이유를 잘 모르겠어요. 주변에서는 다들 먹고 있고 장 건강이나 면역에 효과를 봤다는 이들도 워낙 많습니다. 아이를 키우는 입장이다 보니 아이들 유산균에 대한 부모들의 관심이 높고 특히 저 또한 반신반의하면서도 의문이 들 때가 많습니다. 특히 면역에 관한 기능은 검증된 것처럼 홍보하더라고요.

정혜진　　아마 마케팅의 영향이 크지 않을까 생각합니다. 장 속 세균이 살기에 환경이 매우 열악하거나 하는 특수한 상황이 아닌 이상, 굳이 먹을 필요는 없다고 생각해요. 예를 들어 오랫동안 설사를 하거나 항생제를 장기간 복용한 경우, 환경이 갑자기 바뀌면서 식생활이 크게 달라진 경우

등에는 프로바이오틱스의 도움을 받을 수 있습니다. 하지만 일반적으로 특별한 문제가 없는 상황이라면 기존의 내 장 속에 있는 다양한 유익균들이 잘 살아갈 수 있도록 환경을 만들어 주는 게 더 중요하죠. 그럼에도 불구하고 식생활을 개선하기에 앞서 언젠가부터 간편한 유산균을 찾게 됐고, 최근엔 꼭 먹어야 할 영양제로 급부상하면서 지금은 정말 많은 분들이 먹고 있어요.

신현준　　　안 먹으면 안 될 것처럼 말이죠. 바로 그 안 먹으면 안 될 것 같은 분위기 때문에 제가 식전에 유산균을 먹기 시작했습니다. 아내가 셋째를 임신했을 때, 병원에서 추천해주기도 해서요. 하지만 너무 많은 제품들이 쏟아져 나오며 유산균 시장이 커지다보니 이건 좀 아니다 싶은 생각도 들더군요. 확실히 과대평가된 측면이 있다는 생각도 듭니다. 다른 영양제에 비해서 유산균은 잘 모르겠어요. 예를 들어 마트에 갔는데 '유산균 음료를 한번 먹어볼까? 장 모양이 그려져 있네'하면서 고르는 정도입니다. 사람들이 일단 유산균이 들어 있기만 하면 마치 만병통치약처럼 흥분한다는 사실에 좀 놀랐습니다.

정혜진　　　광고만 보면 유산균이 만병통치약인가 싶을 정도예요. 원래 유산균이라는 것은 유산을 분비하는 균입니다. 대표적인 것이 바로 락토바실러스(lactobacillus)와 비피도박테리움(bifidobacterium, 일명 비피더스 균)이죠. 이 두 가지가 프로바이오틱스의 주재료예요.

락토바실러스는 하위 종류가 90여 가지나 됩니다. 최근의 유산균 제품들을 보면 어떤 락토바실러스가 들어 있어서 어떤 기능이 더 좋다는 식으로 홍보해요. 하지만 90여 가지의 락토바실러스 종류를 다 이해하고 유산균 영양제를 고르는 것은 저에게도 매우 힘든 일이에요. 앞서 말씀드린 것처럼 단순히 배변과 관련된 장의 증상 뿐만 아니라 다양한 질병과의 관계에 대한 연구는 계속 진행 중이고 시장이 커질수록 유산균 연구와 마케팅에 투자하는 자본도 늘어날 겁니다. 그 영향으로 점점 더 많은 사람들이 유산균을 먹게 될 거라고 생각합니다.

신현준　　유산균의 역사는 오래 됐잖아요? 요쿠르트 아줌마는 저희 초등학교 때부터 있었으니까요. 그 이후 광고를 통해 위암을 유발하는 헬리코박터균이라는 게 대두되면서 유산균이 헬리코박터균을 없애거나 자라지 못하도록 하는 데 효과가 있는 것처럼 인식되었고, 유산균으로 위와 장의 건강을 챙겨야 한다는 분위기가 조성되었죠.

그래서인지 유산균 시장이 점점 발전해서 말씀하신 락토바실러스 유산균이니 비피더스니 하는 제품들이 마트를 점령하기 시작했습니다. 그러다가 최근 건강을 중요시하는 시대와 맞물려서 면역의 아이콘으로 떠오르며 홈런이 터진 것 같아요.

정혜진　　헬리코박터를 박멸할 수 있는 것처럼 광고했던 유산균 음료가 있었죠. 만약 그 음료가 헬리코박터를 박멸할 수 있었다면 그건 음료에 그치지 않고 의약품이 되지 않았을까요? 헬리코박터는 위산이 계속 분비되는 상황에서도 잘 사는 세균이에요. 하지만 유산균이 위에서 살아남지 못하는 상황에서 2중, 3중으로 코팅하는 것이 무슨 소용이 있을까요. 제 생각은 그 음료가 헬리코박터를 박멸하기 위해 항생제를 오랫동안 복용하고 난 뒤에 흐트러진 장 속 환경을 바로잡는 데 아주 약간의 도움을 줄 수 있지 않을까 정도입니다.

프로바이오틱스에 대한 사람들의 기대는 점점 커지는 것 같아요. 아주 기초적인 연구의 결과가 사람들의 기대에 부응해서 과도하게 부풀려져 있다고 생각합니다.

편집자　　　그럼 유산균을 영양제로 먹었을 때의 효과는 거의 없을 거라고 생각하시는 건가요?

정혜진　　　유산균을 복용하는 동안에는 장 속에 해당 균의 수가 늘어나지만 복용을 중지하면 다시 줄어든다는 연구가 있어요. 영양제로 복용한 유산균이 우리 몸속에서 오래 유지되지는 않는다는 거죠. 저는 이 결과를 유산균을 복용하는 것이 장내 세균 균형을 변화시키는 데에 큰 도움이 되지 않는다고 해석하겠지만, 유산균을 판매하는 사람들에게는 유산균을 꾸준히 복용해야 한다는 논리로 해석될 거예요.

편집자　　　그럼에도 불구하고 유산균으로 효과를 봤다는 분들이 꽤 있어요.

신현준　　　저도 책에서 봤습니다만, 위암 환자들에게 유산균을 먹였더니 치료약이 유발하는 구역질 증상을 완화해줘서 치료가 중단되지 않도록 기여했을 뿐이라고 합니다. 장 건강이나 변비 해소에는 뚜렷한 효과가 없다고 해요. 연구를 후원하는 곳이 유산균 생산 업체고 표본수가 적은 것에 비해서는 체험 후기가 참 많은 것 같아요.

정혜진　　　유산균뿐만 아니라 대부분 영양제의 효과라는 것이 개인이 주관적으로 느끼는 변화인데, 그 부분을 객관적으로 설명하기가 어려워요. 요즘같이 많은 사람들이 다양한 영양제를 복용하고 있는 상황에서 10년쯤 지나 사람들의 건강 상태가 어떻게 바뀌었는지 확인해보고 싶지만 매우 어려운 일이죠. 사람의 건강 상태에 영향을 미치는 변수는 워낙 다양하기 때문에 단지 영양제만의 효과라고 평가하는 것은 거의 불가능하기 때문이에요. 그렇기 때문에 영양제의 효과를 주관적인 경험에 의해 판단하게 되고 판매자들도 이를 적극적으로 이용하는 것이죠. 환자 분들이 영양제를 계속 먹어도 되는지 많이 물어 보시는데요. 효과를 보셨다고 하면 안전한 범위 내에서는 드시라고 말씀드리곤 합니다.

신현준   어느 정도의 어떤 효과인가요? 예를 들어 막걸리를 마시면 다음 날 쾌변하는 정도의 수준인가요?

정혜진   아마 각자 기대하는 효과가 다르겠죠? 배변의 상태가 달라질 수도 있고 피부가 조금 더 나아졌다고 느낄 수도 있고요. 막연하게 컨디션이 조금 더 나아졌을 수도 있어요.

신현준   요즘은 영양제 광고만 봐도 상식이 된 듯한 사실이지만 면역의 70% 정도를 장에서 담당하고 있다고 알고 있잖아요? 그렇다면 자신이 느끼는 큰 효과가 있어야할텐데, 제가 직접 체험한 효과에 대해서는 아직 드릴 만한 이야기가 없어 좀 더 지켜봐야 할 것 같습니다. 효과를 보면 바로 말씀드릴게요.

정혜진   우리나라에는 발효 음식이 워낙 많아서 음식만으로도 하루에 수백 억 마리의 유산균 섭취가 가능해요. 작은 요쿠르트 하나에 200억 마리, 담근지 7일 정도 된 김치 1g당 1억 마리라고 할 정도이니 말입니다.
장 속 세균을 관리하는 것은 정원을 가꾸는 것과 비슷하다고 생각해요. 텃밭에 무엇을 심었는가에 따라 어떤 환경을 만들어주고 어떤 성분의 비료를 줘야 할지가 달라지거든요. 장 속의 세균도 생활습관과 식습관에 따라 종류와 비율이 달라집니다. 생활패턴이나 먹는 음식이 비슷한 가족끼리는 장 속 세균의 종류와 비율이 비슷해요. 육식을 하는 사람과 채식을 하는 사람의 장 속 세균의 종류와 비율은 서로 다르고요. 장 속 유익균의 비율을 높이고 싶다면 살아서 장까지 가서 잘 정착할지 못할지 모르는 유산균을 드시는 것보다 유익균이 좋아하는 먹이인 식이섬유가 풍부한 채소, 과일 발효식품 등을 더 신경써서 먹는 게 낫지 않을까 생각합니다.

편집자   음식으로 유산균을 충분히 섭취할 수 있다는 말씀이시죠? 좋다는 유산균 제품들이 굉장히 비싸서 부담이라는 분들도 많거든요. 그래도 굳이 드신다면 그 중에서 현명하게 유산균을 선택할 수 있는 기준으로는 어떤 것이 있을까요?

정혜진   무엇보다도 증상 개선 효과가 없다면 계속 드실 필요는 없어요. 특별히 효과는 모르겠는데 좋다고 하니까 그냥 드신다고 하는 분들도 많거든요. 예를 들어 변비나 설사, 가스가 차는 증상 등이 생긴다면 중단하시고요. 균의 종류에 따라 기대하는 효과가 달라지기 때문에 어떤 균이 들어 있는지도 확인해보시길 바랄게요. 명칭은 유산균 하나뿐이지만 균 종류가 정말 많고 기대하는 효과가 다르거든요. 이에 대해서는 뒤에서 다시 정리해드릴게요.(p.086 참고)

편집자   특히 여자 분들은 질에 좋다는 유산균이 나온 뒤부터 그것만 찾아서 드시는 분들도 많아요. 유산균 복용 후에 질염이 좋아지는 느낌이 있었다고 합니다. 질에 좋다고 하니까 자궁 건강에도 좋을 것 같다고 생각하시더라고요.

신현준   제가 관련된 얘기를 해드리자면, 제가 진행하는 프로그램에서 어떤 분이 민들레를 계속 드시고 나서 피부가 엄청나게 좋아지셨다는 거예요. 민들레 차를 계속 마시고 닭죽에도 민들레를 넣고요. 이 분은 민들레 효과를 과신하시는 거죠. 쉽게 말해 민들레에 꽂히신 겁니다. 그걸 먹고 몸이 좋아진 것 같고 기분이 좋은 거죠. 예를 들어 저한테는 콜라겐이 그럴 수 있고요. 아마 질 유산균을 드시는 여성 분들도 이런 상황이라고 생각합니다. 유산균의 효과를 굉장히 믿는 것 같아요.

편집자   유산균 중에 냉장 보관 제품도 있던데요? 냉장 보관 제품은 아이스 패킹으로 배송이 와요. 보관할 때도 반드시 냉장고에 넣어야 하고 실온에 잘못 보관하면 유산균이 다 죽는다고 해요. 근데 배송 과정에서 과연 그 온도가 잘 유지되나 의문이 들기도 합니다.

정혜진   유통 과정이 까다롭다는 것은 그만큼 우리가 먹을 때까지 그 균이 모두 살아 있기 어렵다는 얘기예요. 살아 있는 균을 바로 먹을 수 있는 가장 좋은 방법은 음식을 통한 섭취라는 것을 다시 한 번 말씀드려요.

유산균이 꼭 살아서 장까지 가서 정착해야만 유산균의 여러 가지 효과가 나타나는 것은 아니에요. 그래서 처음부터 살아 있는 균이 아니라 열 처리를 해서 죽은 균들을 가공해서 만든 사균 영양제도 있어요. 사균 영양제를 복용해도 면역체계가 반응을 하고 장 속 균의 종류에 영향을 미친다고 해요. 사균 영양제는 생균에 비해 보관이나 유통이 편리해서 가격이 상대적으로 저렴한 편이고 살아 있는 균보다 안전하기도 하죠.

신현준   어르신들은 매일 먹는 게 된장이고 김치인데 뭐 하러 그걸 약으로 먹냐고 하세요.

정혜진   네. 발효 식품에 이미 충분히 유산균이 있으니까요. 거듭 강조하지만 유산균을 따로 드시기보다는 유익균들이 좋아하는 식이섬유가 포함된 음식과 물을 충분히 드시는 것이 가장 좋다고 생각합니다.

신현준   저도 충분한 수분 섭취를 추천합니다. 배우들은 물에 관심이 많아요. 피부에 수분 섭취가 중요하니까 물에 그만큼 신경을 쓰죠. 겨울에 차에서 히터를 틀고 장시간 있을 때, 추운 날씨에 바깥 활동이 많을 때, 운동할 때 물을 어느 정도 마시느냐에 따라 피부 상태가 많이 차이 날 정도로 물은 꾸준히 많이 드시는 게 중요합니다. 충분한 수분 섭취는 장에도 좋아요.

정혜진　사실 장 건강이나 피부 건강에 제일 추천하는 것은 물이에요. 일주일에 한 번 변을 보던 지독한 변비 환자가 있었거든요. 식생활은 규칙적이었지만 채소나 물을 적게 드셨어요. 그래서 샐러드와 하루 3L의 물을 일주일만 마셔보자고 했죠. 다음 주에 병원에 오셔서는 양손을 번쩍 들고 거의 매일 쾌변했다며 기뻐하시는 거예요. (웃음)

신현준　(웃음) 일주일에 한 번이라니 생각만해도 너무 고통스러운데요.

정혜진　쾌변했다며 너무 기뻐하시던 모습이 잊히지 않네요. 저는 맹물을 먹기가 힘들어서요. 아침에 커피를 한 잔 마시는데, 커피가 반 남았을 때 물을 채우고, 다시 반이 남았을 때 물을 또 채우고, 채우는 식으로 하루에 네 번에서 다섯 번 정도를 반복해 마십니다. 그럼 나중에는 보리차 맛이 나요. (웃음) 커피가 이뇨 작용이 있어서 마신 물이 소변으로 나가는 게 아니냐고 생각하실 수도 있지만 중요한 건 커피를 몇 잔 마셨냐는 게 아니라 카페인의 총량이에요. 아침 커피에 계속 물을 더해서 마시면 결국 카페인 섭취량은 커피 한 잔의 양이기 때문에 이뇨 작용이 더 세지지는 않고 섭취하는 물의 양이 늘어날 뿐인 거죠.

신현준　우와, 저도 그렇게 해서 계속 물을 마셔요. (웃음) 그리고 저녁 시간에 커피를 마시고 싶을 때는 디카페인 커피를 먹습니다. 장 건강을 위해서 유산균을 따로 챙겨 먹기 이전에 충분한 수분 섭취가 중요하다는 말씀에 전적으로 동감합니다. 그리고 평소에 먹는 음식도 정말 중요하고요.

편집자　　　저도 사실 주위에서 좋다니까 무작정 유산균을 먹고 있었는데요. 두 분과 이야기를 나누면서 유산균에 대해 다시 생각해봐야겠네요. 이 책을 보시는 독자님들도 잠깐 멈춰서 생각해보시는 계기가 되길 바랍니다.

알기 쉽게 요약해드릴게요!

1. 유산균의 장 건강, 면역 체계에 대한 영향, 여성 질 건강에 대한 연구는 아직도 계속되고 있고 그 효과에 대해서는 아직 근거 수준이 높지는 않다.
2. 유산균의 효과를 봤다면 정해진 용량 범위 내에서 꾸준히 먹어도 괜찮다.
3. 생균과 사균 모두 유산균으로서의 효과가 있을 수 있다. 장단점이 있으므로 가격, 보관의 편의성, 주관적으로 느낀 효과에 따라 고르자.

◑ 신현준과 정혜진은 이렇게 생각합니다! ◐

1. 김치, 된장 등의 발효 식품과 채소 과일을 충분히 섭취하자. 성인 기준 식이섬유 하루 권장량은 20~30g으로 하루 세 끼 밥을 먹는다면 끼니마다 김치와 나물 반찬이 포함되어 있고 하루에 과일을 한두 번 먹는 수준이다.
2. 장 건강을 위해서는 충분한 양의 식이섬유와 하루 2L 이상의 물을 마시자.

유산균에 대한 기대 효과

프로바이오틱스 시장이 점점 커지면서 각각의 유산균이 건강에 미치는 영향에 대한 연구도 계속 진행되고 있고 면역, 아토피, 알레르기, 각종 질환에 도움을 준다고 알려져 있지만 현재까지 우리가 사먹는 유산균 영양제에 표시되어 있는 기능성은 아래 2가지이다.

1) 유산균 증식 및 유해균 억제, 배변활동 원활, 장 건강에 도움을 줄 수 있음
2) 유산균 증식을 통한 여성 질 건강에 도움을 줄 수 있음

그 외의 효능 효과에 대해서는 연구들이 진행되고 있으나 근거가 충분치 않고 식약처에서 인정되지 않았기 때문에 광고에 언급하거나 제품에 표기할 수 없도록 되어있다. 처방되는 의약품의 경우엔 조금 더 구체적이고 다양한 효과에 대한 언급이 되어있지만 해당 균주의 용량과 용법이 정해져 있는 만큼 용도에 맞게 처방을 받아서 사용해야 한다. 위 2가지 기능성 외에 각 유산균들에 기대하는 효과를 아래에 정리해보았는데, 도움을 줄 수도 있다는 가능성을 제시한 것이고 식약처에서 인정되지 않은 기능들이 대부분이라 주관적으로 효과를 느낀다면 계속 복용해봐도 된다. 하지만 변화를 느끼지 못하거나 복부팽만감, 변비, 설사 등의 증상이 있다면 복용을 중단해야한다.

	기대 효과	유산균 종류
성인 건강	과민성 대장	L. plantarum 299v L. acidophilus CL1285 L. casei LBC80R L. rhamnosus CLR2 B. longum 35624 B. (animalis) lactis CNCM I-2494
	체중 조절	B. animalis ssp. lactis 420
	헬리코박터파일로리 제균의 보조요법	L. rhamnosus GG L. reuteri DSM 17938
	항생제 관련 설사	L. casei sp. Paracasei CNCM I-1518 L. casei LBC80R L. rhamnosus GG L. rhamnosus CLR2 L. acidophilus CL1285 L. acidophilus NCFM L. paracasei Lpc-37 B. lactis Bi-07 B. lactis Bl-04
	변비	L. reuteri DSM 17938 B.(animalis) lactis CNCM I-2494 L.casei Shirota
	구강 건강	L. reuteri DSM 17938 L. reuteri ATCC PTA 5289
	LDL 콜레스테롤 저하	L. reuteri NCIMB 30242
	계절성 알레르기 비염	L. gasseri KS-13 B. bifidum G9-1 B. longum MM-2
여성 건강	질염	L. reuteri RC-14 L. rhamnosus GR-1 L. rhamnosus Lcr35 L. rhamnosus PB01 L. gasseri EN-153471 (EB01)
소아 건강	영아 산통	B. animalis subsp. lactis BB-12® L. reuteri DSM 17938
	소아 아토피 피부염	L. rhamnosus GG L. reuteri DSM 17938
	항생제 관련 설사	B. lactis Bb12 L. reuteri DSM 17938

※ 위 내용은 WGO(world gastrodenterology organisation) 에서 제공하는 국제 가이드라인 및 미국과 캐나다에 적용되는 가이드라인 내용을 참고한 것입니다. 근거 수준이 비교적 높은 것들만 정리하였습니다.

목적에 따라
골라 먹는 영양제

:: 01 ::

눈

루테인, 아레즈2

편집자　　오늘은 눈 건강을 지키기 위한 영양제에 대해 알아보겠습니다. 단일 제품으로 많이 먹는 게 루테인인데 정확히 어떤 성분인가요?

정혜진　　루테인은 망막의 구성 성분 중 하나입니다. 그래서 눈의 피로감 해소, 시력 개선, 여러 가지 질병 예방 등 전반적인 눈 건강에 도움이 되는 일종의 만능 눈 영양제라고 생각하시는 것 같아요. 하지만 사실은 그렇지 않습니다.

　　루테인과 눈 건강에 대한 여러 연구가 있지만 그 중에서 대규모로 5년 여에 걸쳐 진행됐던 아레즈 연구(AREDS:Age Related Eye Disease Study, 나이와 관련된 눈 건강 연구)를 말씀드릴게요. 눈에서 상이 맺히는 부분이 망막이고 그 중에서도 시각 세포가 가장 많이 모여 있는 곳을 황반이라고 해요. 나이가 들거나 자외선을 많이 쬐면 이 황반에 노폐물이 끼면서 변성이 되고 변성이 더 진행되면 사물이 찌그러져 보여요. 여기서 더 심해지면 시력을 잃기도 하는데 이를 황반변성이라고 하죠. 영양제로 황반변성을 막거나 치료할 수 있는지 아레즈 연구를 통해 장기간 추적해봤어요. 결론적으로 루테인,

지아잔틴, 비타민C, E, 아연, 구리로 구성된 아레즈2 포뮬라 영양제가 황반변성이 더 나빠지지 않는 데 도움이 된다고 합니다.

편집자   그럼 황반변성이 없는 건강한 사람은 루테인이나 아레즈2를 먹어도 아무 효과가 없는 거네요?

정혜진   네. 맞습니다. 망막이 건강한 사람이 아레즈2 영양제를 먹는다고 해서 황반변성이 예방되는 건 아니에요. 그런데 아무리 예방 효과가 없다고 해도 혹시나 하는 마음에 영양제를 구입하는 경우도 있죠. 저도 황반에 찌꺼기가 생기기 시작했다는 검진 결과를 들으니 그래도 한번 먹어볼까 하는 생각이 드니까요. (웃음)

신현준   말씀을 듣다 보니 아레즈2 영양제도 꼭 먹어 봐야겠어요. (웃음) 그런데 황반변성이 아니더라도 시력 저하를 느끼는 경우는 많잖아요? 컴퓨터나 스마트폰 때문에 어린 나이에도 근시가 있고 안경을 끼는 경우가 많고요. 그리고 노년층이나 중년층에서도 노안을 호소하는 이들이 많습니다. 노화로 인한 원시라고 알려져 있습니다만 말이죠. 그래서 저는 효과가 조금이라도 있기를 기대하며 눈에 좋다는 식품뿐 아니라 눈 영양제도 꾸준히 챙겨 먹고 있습니다.

정혜진   그런데 신현준 님은 이미 다른 영양제들을 많이 드시기 때문에 아레즈2와 중복되는 성분의 용량을 잘 체크해보셔야 해요. 특히 지용성 비타민인 비타민E 용량이 초과되지 않는지 주의하세요. 아연이나 구리도 다른 종합비타민 미네랄 영양제에 이미 포함되어 있을 거고요.

편집자   미네랄과 비타민A, E가 포함된 종합비타민을 먹고 있다면 아레즈2를 먹을 때 함량을 어떻게 맞춰야 할까요?

정혜진　각 영양소별로 하루 섭취량 기준인 권장섭취량, 상한섭취량이 있습니다. 권장섭취량은 대부분의 사람들에게 필요한 양을 충족시켜주는 기준 섭취량으로서 '이 정도 먹어야 부족하지 않다'는 수준이고, 상한섭취량은 몸에 나쁜 영향을 끼치지 않는 한도 내에서의 최대 섭취량을 말해요. 과잉 섭취로 인한 부작용이 보고된 적이 있을 때 설정되는 기준입니다. '이 정도 이상 먹으면 문제가 생길 수 있다'는 얘기죠. 상한섭취량 이상으로 섭취하면 부작용이 생길 수 있어요. 그래서 영양제를 여러 개 드실 때에는 지용성 비타민이나 미네랄의 성분을 잘 계산해서 상한섭취량을 넘기지 않도록 주의하셔야 합니다.

특히 아레즈2에는 아연이 80mg으로 꽤 많이 들어 있어요. 아연의 성인 하루 권장섭취량이 7~10mg이고 상한섭취량이 35mg이니 이미 그 상한선을 넘긴 셈이죠. 최근에는 권장섭취량은 기본이고 상한섭취량을 훌쩍 넘기는 고용량 영양제들이 종종 나와요. 고용량을 드시면서 더 뛰어난 효과를 기대하시겠지만 그에 따른 문제도 생길 수 있으니 잘 선택하셔야 해요. 위장장애가 생기기도 하고 구리를 비롯한 다른 미네랄의 흡수가 안 될 수도 있어요. 면역 기능이 저하되거나 좋은 콜레스테롤이 줄어들기도 합니다. 특히 아연은 요즘 영양제로 유행하는 성분이라 많은 제품에 소량씩 들어 있어서 의도치 않게 많은 양을 섭취할 수 있어 잘 살펴 보셔야 합니다.

신현준　네. 그래서 저는 고용량 복용 시 문제가 될 수 있는 것들은 일주일에 세 번만 먹는 식으로 조절하고 있어요. 그리고 눈이 정말 중요하다고 생각하기 때문에 좋아질 거라는 믿음으로 루테인과 지아잔틴을 먹고 있습니다. 더 좋아지지는 않더라도 더 이상 나빠지지는 않기 위해서요. 젊을 때의 눈 건강을 조금이라도 유지하는 것만으로도 충분하다고 생각합니다. 눈 영양제도 종류가 다양해서 한 가지 제품만 고수하는 게 아니라 계속 바꿔가며 먹어봐요. 특히 루테인은 제품을 바꾸더라도 꾸준히 먹습니다. 영양제 외에도 아사이베리나 당근, 치즈, 블루베리, 연어 등 눈에 좋은 음식도 챙겨 먹으려 해요.

정혜진 　　신현준 님 눈빛이 정말 초롱초롱 하세요. 루테인 덕분이라면 저도 루테인을 사 먹고 싶을 정도로요. (웃음) 하지만 앞서 말씀드렸듯이 루테인은 황반변성 외의 눈 건강에 큰 효과가 없습니다. 사실 황반변성과 같은 구체적인 질환 예방을 위해 영양제를 먹는 분은 드물 것 같고 아무래도 눈의 피로감을 덜기 위해 드시는 분들이 많을 것 같아요. 먹는 영양제 말고 안약이나 인공눈물도 많이 사용하시지 않나요?

신현준 　　네. 눈이 건조해서 사용하시는 분들이 굉장히 많죠. 요즘 안약도 정말 인기예요. 저는 먼지 많은 세트장이나 야외에서 촬영할 일이 많다 보니 수시로 눈에 안약을 넣어줍니다. 일본 배우나 스텝들과 일할 때 보면, 일본인들은 안약을 가지고 다니면서 자주 넣어주는 습관이 있더군요.

정혜진 　　저희 남편도 눈을 시원하게 해주는 안약을 종종 사용해요. 피로가 풀리고 개운해지는 느낌이라고 하던데요. 많은 분들이 호소하는 눈의 피로감은 수면 부족이나 과로 때문이기도 하고 날씨나 환경의 영향으로 눈이 건조해진 탓이기도 합니다. 날씨가 건조하거나 눈을 오래 뜨고 있으면 눈물이 말라버려서 피로감을 더 느끼게 되거나 잘 안 보이기도 하고 심지어 아플 수도 있어요.

신현준 　　사실 인공눈물이나 안약보다는 자연 눈물이 좋기는 한데 그게 쉽지는 않죠. 만성피로도 심하고 미세먼지가 심각한 세상이니까요.

정혜진 　　맞습니다. 인공눈물이나 안약보다 좋은 것은 내 눈에서 나오는 자연 눈물을 활용하는 것이죠. 눈을 한 번 깜빡할 때마다 눈물로 눈

표면이 코팅이 되고 눈을 뜨고 있는 동안 조금씩 마르는데 다 마르기 전에 한 번 더 깜빡여서 코팅해줘야 해요. 그래서 눈을 일부러 자주 깜빡여주는 게 좋아요.

신현준   일본에 가보니 인공눈물에 비타민B군이나 비타민A가 들어 있는 것도 있던데 도움이 될까요?

정혜진   저도 봤는데 안약 종류가 정말 다양하더군요. 눈을 시원하게 해주는 것도 있고 비타민이 들어 있는 것도 있고요. 그런데 비타민이 포함되어 있는 안약을 넣고 눈의 피로감이나 충혈에 효과를 보셨다면 그건 비타민 때문이 아닐 거예요. 잘 살펴보면 비타민 외에 다른 약 성분이 여러 가지 들어 있거든요. 그 중에서는 장기간 사용하면 안 되는 성분들도 있고 나한테 필요 없는 성분이 들어 있기도 합니다. 그러니 안약을 구매해서 쓰실 땐 약사에게 장기간 사용해도 괜찮은지, 개봉 후에는 얼마나 보관할 수 있는지, 내가 겪고 있는 증상들에 써도 괜찮은지 반드시 확인하고 사용하셔야 해요.

신현준   그럼 특별한 성분이 들어 있는 안약을 넣고 눈이 좋아지는 느낌을 받는 것은 비타민 외에 다른 성분의 효과일 수도 있겠네요? 눈의 건조함을 보완해주기는 하지만요. 저는 안약 외에도 눈 세안액 제품으로 눈을 씻어내면 너무 좋더라고요. 저희 배우들은 하얀 와이셔츠의 목 부분이 새까매질 정도로 먼지가 많은 세트장에서 일하는데요. 먼지가 너무 많아서 단 몇 분이라도 빨리 씻어내고 싶거든요. 이 제품을 사용하면 잠깐이지만 시야가 환해지고 마치 신세계를 경험하는 느낌이에요.

정혜진   우리 눈은 표면에 이물질이 묻어 있으면 눈물을 많이 내보내서 청소를 해요. 안약만큼 빠른 속도는 아니지만 시간이 지나면서 천천히 다 씻어냅니다. 안약으로 씻어내면 개운한 느낌이 드는 건 빨리 씻어낼 뿐만 아니라 안약 자체에 들어 있는 청량감을 주는 성분 때문이 아닐까 싶어요.

신현준　　눈의 피로가 몸의 피로까지 연결되니 조금이라도 빨리 문제를 해결하고 싶은 마음이 커요. 그리고 눈을 보호하기 위해 선글라스를 쓰는 것도 추천해요. 사실 눈은 잘 때 빼고는 피부처럼 계속 외부에 노출돼 있잖아요. 요즘은 미세먼지도 많은 데다 오존층이 많이 파괴되었기 때문에 눈에 직접적으로 받는 자외선 양도 늘어났어요.

정혜진　　정말 중요한 얘기예요. 노화에 의한 황반변성도 있지만 자외선도 큰 영향을 주거든요. 선글라스를 쓰면 자외선에 의한 손상을 줄일 수 있어요.

신현준　　단순히 멋이라고만 생각하지 말고 꼭 썼으면 좋겠어요. 옷을 입는 게 피부를 보호하기 위한 목적도 있듯이 선글라스는 외부의 유해한 환경으로부터 눈을 보호할 수 있는 필수 아이템이라고 생각합니다. 저는 피곤하면 눈이 가장 영향을 많이 받거든요. 시야에 검은 점이 많이 생긴다거나 파리가 날아다니는 것처럼 보이거나 시력이 갑자기 떨어진 것 같은 느낌을 받기도 하고요.

정혜진　　자외선 외에도 흡연 역시 눈 건상을 해치는 원인입니다. 흡연자가 비흡연자에 비해 황반변성에 걸릴 확률이 높다는 연구들도 있으니 영양제 보다는 금연을 고민해보시면 어떨까 해요. 그리고 말씀하신 것처럼 눈이 피로하면 몸 전체가 피곤한 것 같은 기분이 들어요. 그래서인지 피로와 직결된다고 알려진 간 때문에 그렇 다고 생각하는 분들이 많은데 사실이 아니에요.

신현준   눈이 피로한 게 간이 피로해서가 아니라는 말씀인가요? 심지어 간에 좋다는 밀크씨슬과 눈에 좋다는 루테인이 합쳐진 복합영양제도 있던데요.

정혜진   아마 특정 간 질환이 있을 때 눈에 흰자가 노랗게 변하는 황달 때문에 그런 얘기가 나온 게 아닐까 싶어요. 눈 색깔로 황달을 제일 먼저 알아채기 때문에 눈이 영향을 받는다고 생각하기 쉬워요. 하지만 황달은 몸 전체에 문제가 생기는 것이고 하얀 눈에 가장 먼저 티가 나는 것뿐이에요. 눈에 문제가 생기는 것은 아닙니다.

편집자   눈과 간 건강을 별개로 생각하는 것이 낫겠네요. 눈 건강에 좋은 생활습관은 어떤 것들이 있을까요?

정혜진   눈이 피곤하다고 느낄 때에는 간이나 다른 부위의 질환을 의심하기 전에 최근에 너무 과로한 것은 아닌지, 컴퓨터나 스마트폰을 너무 장시간 보지는 않았는지, 주변 환경이 건조하지는 않은지를 살펴 보시길 바라요.

신현준   맞습니다. 몸뿐만 아니라 눈에도 쉬는 시간을 주는 것이 중요해요. 그래서 온찜질을 추천합니다. 저는 이동할 때나 잘 때 온열 안대를 쓰고 잡니다. 눈 보호도 되고 마사지 효과도 있어서 눈도 덜 피로하고 확실히 수면의 질도 좋아지는 느낌이에요. 건조함도 많이 줄었어요. 그리고 온열 안대와 함께 마사지도 추천합니다. 예전에 제가 진행하던 프로그램에서 눈 마사지를 배웠는데 너무 좋더라고요. 매일은 힘들더라도 일주일에 한 번 정도는 온찜질이나 마사지를 하면서 눈을 관리해주는 시간을 갖길 바랍니다. 검색만 해봐도 간단하고 쉬운 마사지 방법을 많이 찾을 수 있어요. 요즘 피부를 위해 매일 얼굴에 팩을 하는 1일1팩이 유행인데 그 열정을 눈에도 좀 쏟으면 좋겠어요.

정혜진　　맞아요. 특히 다래끼가 자주 생기거나 건조함을 느끼는 분들은 온찜질과 마사지가 좋아요. 눈꺼풀에는 눈에 필요한 다양한 성분들을 분비하는 분비샘들이 모여 있습니다. 그런데 분비샘 입구가 화장품이나 이물질 때문에 막혀서 염증이 생기면 다래끼가 되죠. 필요한 성분들이 분비되지 못해 눈이 건조해지기도 합니다. 그래서 온찜질을 해주면 분비샘 입구가 확장되고 마사지를 통해 노폐물이 배출되어 눈 건강에 도움이 됩니다.

신현준　　그리고 저는 알레르기인지 눈에 가려움증이 되게 심했었거든요. 그런데 코로나19 바이러스가 유행하고 없어졌어요. 손을 자주 닦으니까요. 그래서 눈 건강을 위해서는 손을 청결하게 유지하는 것도 중요하다고 생각해요.

정혜진　　손을 잘 씻으니 눈병이나 감기 같은 감염성 질환이 많이 줄어들었어요. 손은 세균 또는 바이러스를 가장 많이 옮기는 부위이거든요. 말씀하신 알레르기 결막염은 알레르기의 원인 물질이 손에 묻어 있다가 눈을 만지거나 비빌 때 눈으로 옮겨가면서 생길 수 있어요. 그래서 손을 잘 씻는 것만으로도 알레르기 결막염 증상이 나타나는 것을 예방할 수 있죠.

신현준　　눈은 참 외적인 요인에 영향을 많이 받는 기관이에요. 그만큼 더 신경을 많이 써야 하는데 생각보다 무심한 분들이 많아요. 눈이 우리 몸에서 얼마나 중요한 기관인지 알고 있는데도 말이죠.
　　그래서 저는 루테인과 지아잔틴을 먹기 전에 눈 건강을 지키기 위한 생활습관부터 먼저 바로 잡아야 한다고 강조하고 싶습니다. 인공눈물이나 온열 안대, 선글라스 등도 사용해보고요.

정혜진　　　가장 쉽게 할 수 있는 방법은 앞서 말씀드렸듯이 눈을 자주 깜빡이거나 눈물샘을 마사지하는 식으로 자연 눈물을 활용하는 겁니다. 스스로 눈물을 만들어내지 못하거나 눈에 손상이나 염증이 있을 땐 안과에 방문해서 좀 더 보습력이 높은 안약을 처방받아서 사용하면 됩니다. 몸에 수분이 부족하면 눈물을 만들어낼 수 없으니 평소에 물을 많이 드시는 것은 기본이고요. 자신의 생활습관과 함께 주위 환경을 점검하는 것도 중요하다는 점, 잊지 마세요.

알기 쉽게 요약해드릴게요!

1. 아레즈2 구성은 신뢰도가 높은 장기간의 연구를 통해 만들어진 것으로 이미 황반변성이 생긴 경우, 진행을 늦추는 효과가 있다. 하지만 건강한 사람의 황반변성을 예방할 수는 없다.

2. 아레즈2 구성에는 비타민E와 아연이 권장섭취량보다 높게 함유되어 있기 때문에 현재 복용 중인 다른 영양제와 중복되지 않도록 주의하자.

3. 눈의 피로가 간과 직결되어 있다는 것은 오해다.

4. 루테인은 황반변성 외의 눈 건강에 큰 효과가 없다.

1. 눈 건강 유지를 위해서 루테인, 지아잔틴 등을 추천한다.
2. 눈 건강을 위해서 선글라스 착용, 온찜질, 마사지를 하자.

※ **추천 제품 :** 빌베리 with 루테인(호주), Vonaga DHA(베트남), 알타파마 눈 영양제(독일),
   바슈롬AREDS2 포뮬라 루테인, 가와이 간유 드롭S(아이용)

1. 충분한 수분 섭취, 자외선이 강할 때 선글라스 착용, 금연 등이 눈 건강을 지키기 위한 습관이다.
2. 장기간 스마트폰이나 컴퓨터를 사용할 때엔 중간중간 눈을 깜빡여주어 건조해지는 것을 막아주자.
3. 안구건조증으로 눈에 염증이나 손상이 생길 수 있다. 그럴 때엔 안과에서 적절한 안약을 처방 받아서 사용하자.

자세한 아레즈 연구 이야기

1) **목적** ┃ 영양제로 황반변성을 예방하거나 치료할 수 있는지에 대한 효과 연구
   (***황반변성** : 노화나 자외선의 자극으로 인해 황반이 산화 손상을 입어서 변성되는 질환)

2) **아레즈1 연구(AREDS1)** ┃ 비타민A인 베타카로틴과 항산화제로 알려진 비타민C, E, 아연, 구리를 사람들에게 5년간 복용하게 하여 연구를 진행했다. 비타민C, E, 아연, 구리는 항산화제가 산화적 손상을 줄일 수 있지 않을까 하는 가설에서 추가한 것이다. 연구 결과, 황반변성이 없는 사람들에게 예방 효과는 없었지만 어느 정도 진행된 사람들의 경우 더 심해지지 않는 데 도움을 준다는 결론이 나왔다.

3) **아레즈2 연구(AREDS2)** ┃ 아레즈1 연구 후에 베타카로틴을 장기 복용하면 흡연자의 폐암을 증가시킨다는 연구가 발표된다. 그래서 베타카로틴을 제외하고 망막의 구성 성분인 루테인, 지아잔틴으로 대체했다. 여기에 오메가3를 추가하고 아연 용량을 조정해서 연구를 진행한 것이 바로 아레즈2이다. 하지만 아레즈1과 큰 차이가 없는 것으로

결론 났다.

4) **결론** ┃ 아레즈1과 2 모두 황반변성이 없는 사람들에게 예방 효과는 없었지만 어느 정도
진행된 사람들의 경우 더 심해지지 않는 데 도움을 준다는 결론이 나왔다.

※ 아레즈2(AREDS2) 구성

① 비타민A : 루테인 10mg, 지아잔틴 2mg

② 비타민C 500mg

③ 비타민E 400 IU

④ 아연 80mg

⑤ 구리 2mg

황반변성 자가 진단해보기

아래의 순서를 따라하면 손쉽게 황반변성을 자가 진단할 수 있다.

① 독서를 위해 사용되는 일반적인 실내 조명 아래서 눈을 검사합니다.

② 평상시 사용하는 독서 안경이 있다면 착용합니다.

③ 눈에서 약 35~40cm 떨어져 암슬러그리드를 잡습니다.

④ 각 눈을 따로 시험하기 위해 다른 눈은 감거나 손으로 가려줍니다.

⑤ 그리드 중심의 점에 초점을 맞추고 다음 질문에 답합니다.

    - 그리드의 선들이 물결 모양 또는 흐려지거나 왜곡되어 나타납니까?

    - 그리드의 모든 상자가 정사각형으로 보이고 동일한 크기입니까?

    - 그리드에 구멍 또는 어두운 영역이 있습니까?

    - 그리드의 모든 모서리와 측면을 볼 수 있습니까? (중심 점에서 눈을 떼지 마십시오.)

⑥ 다른 쪽 눈도 테스트합니다.

※ 정확한 안구 건강에 대해서는 안과 의사에게 문의하시기 바랍니다.

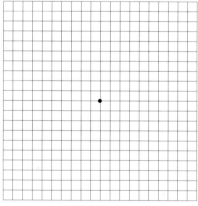

암슬러그리드 Amslergrid

관절

글루코사민, 콘드로이친, MSM(식이유황)

편집자 　 이번 주제는 관절 건강입니다. 나이가 들수록 걱정되는 부분이라 그만큼 영양제 종류도 많아요.

정혜진 　 앞으로 새로운 영양제가 더 나올 수도 있지만 최근에 관절 영양제로 많이 언급되는 것은 글루코사민, 콘드로이친, MSM(식이유황) 세 가지입니다. 글루코사민과 콘드로이친은 연골의 구성 성분이어서 이 성분들을 영양제로 보충해주면 연골의 손상된 부위가 재생되는 데에 효과가 있을 것이라는 기대로 드시는 것 같아요. 아래의 그림과 함께 보시면 이해가 쉬울 겁니다.

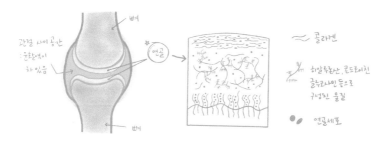

[관절의 구조]

그 중에 글루코사민이 가장 오래된 역사를 가지고 있는 만큼 관련 연구도 많아요. 하지만 긍정적인 결과만 있는 건 아닙니다. 2010년에 스위스 베른대에서 진행한 글루코사민과 콘드로이친의 골관절염 치료 효과에 대한 연구를 말씀드릴게요. 당시에 글루코사민, 콘드로이친과 관절염에 대한 10건의 실험을 연구, 검토했지만 두 가지 모두 관절염에 효과가 없다는 결론이 나오는 바람에 언론에서 떠들썩했었어요. 특히 글루코사민은 전 세계적으로 많이 팔리고 있었기 때문에 논란이 많았죠.

신현준　연구 결과에도 불구하고 실제로 글루코사민을 먹어보니 통증이 줄어드는 효과를 느꼈기 때문에 먹는 사람들도 있다고 생각해요. 나이가 들수록 관절 건강이 중요하니 조금이나마 효과를 보고 싶은 마음도 있고요. 저는 아쉽게도 글루코사민을 먹고 효과를 보지 못했지만 관절 보호를 위해서는 영양제든 운동이든 각별히 신경쓰시라고 강조하고 싶어요. 연골이 건강해야 관절을 부드럽게 움직일 수 있고 일상생활에서나 운동 시에 발생하는 물리적 충격을 완화시킬 수 있다고 알고 있습니다. 젊었을 때는 관절이나 연골이 얼마나 중요한지 모르고 막 쓰다가 나이 들어서 고생하는 경우도 많아요. 연골은 재생 속도에 비해 마모되는 속도가 빨라서 재생이 힘들다고 하니 더 잘 챙겨야겠죠. 그런데 글루코사민이 연골 세포가 좀 더 빨리 생성되도록 돕고 관절이 부드럽게 움직이는 데 도움을 준다고 들었어요.

정혜진　맞습니다. 관절 건강은 일상생활을 유지하는 데 정말 중요해요. 하지만 의료인의 입장에서는 그렇게 중요한 관절 건강을 위해 글루코사민을 꼭 먹으라고 할 만큼 근거 수준이 높지 않다는 것이 문제예요. 글루코사민을 먹고 주관적으로 효과를 느꼈고 특별한 부작용이 없다면 계속 먹으라고는 하지만요. 영양제는 안전한 범위 내에서 복용한다면 개인이 느끼는 증상 변화가 가장 중요한 것 같아요.

신현준 　글루코사민으로 증상이 호전된 개인적인 경험이 있다면 먹어도 좋다고 생각해요. 관절이 아픈 것만큼 힘든 일도 없거든요.

그리고 글루코사민 외에 MSM이 요즘 가장 인기 있는 관절 영양제더군요. MSM을 광고할 때 그 효과가 '검증되었다'라는 표현을 쓰는 경우가 있더라고요. MSM이 관절에 좋은 것은 자명하다는 식으로요. 나온 지 얼마 안 된 MSM의 효과가 정말 검증되었나요?

정혜진 　MSM은 말 그대로 먹을 수 있는 형태의 유황이에요. 쉽게 생각하면 '황'을 먹는 거죠. 연골의 주요 성분인 콜라겐이 만들어지는 과정에 황이 필요해요. 그렇기 때문에 황을 충분히 복용하면 콜라겐 합성과 관절 건강에 도움이 되지 않겠는가 하는 기대에서 나온 논리죠. 또 황이 염증을 가라앉히는 과정에도 필요하니 관절의 염증을 줄여줄 수 있다고도 하고요.

하지만 근거 수준이 낮아요. 근거 수준이 매우 높은 연구 결과가 나온다고 해도 황은 고기, 달걀, 견과류, 채소, 곡식, 콩 등에 충분히 포함되어 있기 때문에 영양제를 따로 섭취하지 않아도 괜찮다고 생각해요.

신현준 　제가 MSM을 먹고 관절염이 좀 좋아졌어요. 손가락 관절염이 있었는데 MSM을 먹고 어느 순간부터 관절 통증이 없어졌습니다. 글루코사민을 먹었을 때는 느끼지 못했던 효과죠. 원장님께서 말씀하셨듯이 의학적 연구로는 아직 그 효과가 검증되지 않았지만요. 관절은 개인의 경험 차가 크기 때문에 글루코사민을 드시던, MSM을 드시던 본인이 먹어 보고 효과가 있었던 것을 계속 드시라고 추천하고 싶습니다.

정혜진 　네. 맞습니다. 하지만 통증이 줄어든 이유가 글루코사민 때문인지, MSM 때문인지, 비타민 때문인지, 휴식으로 전체적인 컨디션이 좋아진 덕분인지, 운동을 해서 좋아진 건지는 확인해봐야겠죠. 변수가 아주 많아서 일일이 확인해볼 수 없다 보니 저도 영양제가 도움이 되는 것 같다고 느낀다면 계속 드시라고 말씀드려요. 하지만 위장장애, 설사, 두통 등의 불편한 증상이 생긴다면 중단해볼 필요도 있습니다.

신현준   네. 자신의 몸에 맞는 영양제를 찾는 과정을 즐기고 현명하게 선택하시면 좋겠어요. 저도 그렇게 제 몸에 맞는 MSM을 찾았고요. 요즘 유행하는 초록입홍합도 궁금한데 어떤 영양제인가요?

정혜진   초록입홍합에 들어 있는 오메가3가 항염 작용을 하기 때문에 관절염에 도움이 될 거라는 논리죠. 초록입홍합에서 지방산들을 추출해 리프리놀이라는 이름의 별도의 영양제로 팔기도 하더라고요. 사실 관절염에 가장 효과가 좋은 것은 진통소염제 약이에요. 의약품이죠. 글루코사민, 콘드로이친, MSM, 초록입홍합 등의 관절 영양제들은 진통소염제에 비해서는 큰 효과가 없을 수도 있어요. 효과가 있다고 해도 개개인에 따라 그 정도도 차이가 많이 날 거예요.

적절한 처방 없이 영양제에만 기댄다면 관절염 자체가 장기화되어 관절이 굳거나 변형되는 등의 문제가 생길 수 있으니 적절한 시기에 정기적으로 병원에 꼭 방문하시는 것이 중요해요.

신현준   저는 처방이나 영양제도 필요하지만 그 전에 식습관과 생활습관을 꼭 점검하고 개선해야 한다고 생각해요.

정혜진   맞아요. 그 중에서도 가장 중요한 생활습관은 꾸준한 운동이라고 생각해요. 저도 무릎이 아파서 한동안 고생을 한 적이 있는데요. 진통제를 먹으면 그때뿐이고 조금만 뛰어도 통증이 심해져 운동도 못하고

3년 정도를 지냈어요. 운동량이 줄어드니 체중이 늘고 통증도 심해지는 악순환이었죠. 도저히 안 되겠다 싶어서 전신 근력 운동과 함께 무릎 관절 주위 근육을 강화시킬 수 있는 운동을 시작했어요. 제가 근력 운동을 싫어하는데도 불구하고 3개월 정도 꾸준히 했죠. 그 결과, 단거리 뛰기가 가능해졌고 1년이 지난 뒤에는 5km 이상 달리는 게 가능해졌습니다. 지금도 근력 운동은 꾸준히 하고 있어요.

신현준　원장님도 관절 통증으로 고생하신 경험이 있으시군요. 저는 예전에 영화 '맨발의 기봉이'를 촬영하느라 거의 6개월 가까이를 계속 달렸거든요. 달린 기간만 계산해보면 거의 8개월 정도 될 거예요. 관절을 계속 혹사시키다 보니 나중에는 무릎 통증이 진짜 심했어요. 눈물이 날 정도였죠.

정혜진　정말 심각한 상태셨군요. 지금은 괜찮으세요?

신현준　지금은 괜찮아졌는데 그때는 무언가에 살짝 스치기만 해도 아팠습니다. 촬영이 끝나면 침을 맞아가며 버텼죠. 그러다가 글루코사민이 통증에 좋다는 얘기를 듣고 먹어봤지만 앞서도 말씀 드렸듯이 크게 효과를 못 봤어요. 이렇게 관절 통증으로 힘들었던 경험이 있다보니 절대 무리하게 운동하지 말라고 강조하고 싶어요. 제가 예전에 강호동 씨가 진행하는 운동 프로그램에 나가서 테니스도 했었는데요. 호동 씨가 아시다시피 체력이 엄청 좋잖아요? 그 친구랑 테니스를 치고 나면 무릎이 남아나질 않아요. 운동이 건강에는 필수지만 자신의 몸 상태를 점검하지 않고 무리해서 운동하는 분들도 많은데 다시 생각해 보시길 바랍니다. 뭐든지 무리하게 하면 운동이 아니에요. 몸을 더 해치죠.

정혜진　맞습니다. 내 관절에 무리가 가는지 먼저 확인해보세요. 무리가 가지 않는 범위 안에선 얼마든지 하셔도 괜찮아요. 예를 들어, 무거운 기구를 활용한 운동을 할 때 관절에 통증이 있다면 무게를 줄이시거나 해당 동작을 피하시는 게 좋아요.

신현준   저는 MSM 영양제 외에 음식도 하나 추천드리고 싶어요. 제가 무릎 통증이 너무 심할 때 이 음식을 먹고 상태가 호전되었습니다. 바로 '우슬'이라는 약재입니다. 소 무릎처럼 생겼다고 해서 이름이 우슬이죠. 이 약재와 함께 닭발을 달여 먹고 효과를 봤어요.

편집자   검색해보니 즙제품으로도 많이 나와 있네요. 이게 어른들 사이에서는 명약으로 통하나 봐요.

신현준   네. 어머니들은 닭발에 우슬을 넣고 끓여서 드시더라고요. 곰탕 같은 맛입니다. 꾸준하게 먹었더니 글루코사민보다 훨씬 효과를 봤습니다. 저는 계단을 올라가면 무릎이 뚝뚝 소리가 날 정도로 통증이 너무 심했던 상황이라 그 효과를 더 확실히 느꼈죠. 몸이 너무 아프니 마음까지 괴롭더라고요.

정혜진   저도 무릎 통증이 괴롭기도 했지만 이 통증을 계속 가지고 살아야 하나 싶은 생각에 더 좌절했던 기억이 나요. 제 경우는 특별한 음식보다는 역시 운동이 제일 도움이 됐습니다. 회복을 위해 무릎 관절 주위 근육부터 코어, 전신 근력 운동까지 제 수준에 맞춰서 천천히 진행하느라 치료에 오랜 시간이 걸리니 더 힘들었어요.

신현준   맞습니다. 재활 시에는 부담 없이 가벼운 운동을 해야 해요. 관절 건강을 위해서 좋다는 식품이나 영양제를 먹는 것도 중요하지만 규칙적으로 운동하면서 관절의 기능을 최대한 유지하는 것이 더 중요하다고 생각합니다. 평소에도 해볼 수 있는 가벼운 운동을 추천해요. 무릎이 아플 정도로 하는 운동은 절대 안 됩니다.

정혜진   근력 운동은 다음날 가벼운 근육통이 생기는 정도라면 괜찮지만 관절에 통증이 생긴다면 그 동작은 쉬어 주면서 천천히 진행하셔야 해요. 유산소 운동도 약간 숨이 찰 정도로 하면서 조금씩 운동량을 늘려 나가는 게 좋고요.

신현준   하와이에 가면 와이키키 해변에서 아침마다 요가를 가르쳐 주는 선생님이 있어요. 본인이 좋아서 돈을 받지 않고 가르치는 선생님인데 유명해져서 매일 사람들이 50~60명씩 모여들어요. 해변에서 15~20분 정도 음악 없이 파도 소리를 들으면서 스트레칭을 하는데 하나도 힘들지 않아요. 그 요가 선생님이 강조하는 게 긴 시간을 할 필요가 없다는 겁니다. 짧게 조금씩이라도 매일 꾸준히 하는 것이 중요하다고요. 스트레칭을 하는 것과 안 하는 것은 일상생활에 차이가 커요. 혈액순환도 잘 되고 확실히 몸이 가벼워지죠. 유튜브에도 좋은 스트레칭 프로그램이 정말 많아요. 얼마든지 혼자서 해보실 수 있습니다.

정혜진   저 역시 30대에는 스트레칭의 중요성을 잘 몰랐는데, 40대가 된 후로는 새삼 몸으로 깨닫고 있어요. 그래서 진료할 때 환자 분들에게 운동과 스트레칭에 대한 얘기를 많이 해요.

신현준   조금이라도 젊었을 때부터 시작해서 꾸준히 하시기를 권합니다. 제가 의사 선생님과 함께 시골에 계신 어르신들을 치료하러 다니는 '엄마의 봄날'이라는 프로그램을 진행한 경험이 있어요. 만나는 어르신들을 보면 몸이 다 굳어 있어요. 일은 열심히 하지만 스트레칭은 안 하신 탓이죠. 어르신들뿐 아니라 젊은 분들도 마찬가지예요.
또래보다 얼굴도 몸도 젊은 배우 선후배들을 보면 본인에게 투자를 많이 하더라고요. 매일 20~30분씩이라도 항상 몸에 투자합니다. 물도 많이 마시고, 먹는 것도 조심해서 먹고, 무엇보다 운동과 스트레칭은 철저하게 지키고 있어요.

정혜진　　하루 종일 책상 앞에서 컴퓨터로 일을 하거나, 특정 동작을 반복하는 작업을 하는 경우에는 스트레칭이 특히 중요해요. 너무 오랜 시간 같은 자세로 있기 때문에 특정 근육과 관절에 무리가 되고 통증이 생기기도 하거든요. 심한 경우엔 관절의 가동 범위가 줄어들기도 하고요. 오랜 시간 같은 자세로 지내시는 분들은 수시로 관절의 가동 범위를 체크하면서 스트레칭을 해주시는 게 좋아요.

신현준　　번거롭고 귀찮을 수 있는데요. 일단 시작하면 효과가 금방 나타납니다. 앉아서 목이나 어깨 스트레칭이라도 해보세요.

정혜진　　맞아요. 특히 관절 문제에 당장 효과를 볼 수 있는 방법은 없어요. 매일 조금씩 관절의 가동 범위를 늘리고 주변 근육을 강화시키는 운동을 해야 해요. 통증이 심한데도 무리해서 스트레칭이나 근력 운동을 하면 염증이나 손상이 생겨서 더 악화될 수도 있으니 천천히 시도해야 해요.

신현준　　시간을 여유롭게 잡고 천천히 하는 게 좋죠. 잘 가르치는 선생님들은 무리하게 시키지 않아요. 몸은 절대로 무리해서는 좋아지지 않거든요. 제가 꼭 말씀드리고 싶은 것은 관절은 최대한 아껴야 한다는 점입니다. 외국인들이 조깅을 많이 하잖아요? 할아버지들도 뛰고 멋져 보이죠. 하지만 우리 몸은 그들과 달라요. 조깅 같은 운동은 절대 무리하게 하면 안됩니다. 조깅은 좋은 운동이지만 절대 조깅에 대한 지식과 준비없이 시작하면 안 됩니다. 관절에 무리가 될 수 있어요.

정혜진　　　운동을 꾸준히 하지 않던 분들이 갑자기 조깅을 하다가 다치는 경우를 종종 봐요. 스포츠 브랜드들의 마케팅으로 러닝을 비롯한 운동 문화가 새롭게 조성되었다고 생각해요. 러닝 관련 상품이나 광고가 주는 이미지에 끌려서 몸은 아직 준비도 안 됐는데 무리해서 달리다가 무릎이나 발목을 다치기도 하죠. 러닝을 하기 위해 필요한 것은 예쁜 옷, 예쁜 신발보다는 달릴 수 있는 기초적인 체력을 만드는 것입니다. 무릎이나 발목은 한번 다치면 나중에 그 부위가 다시 다칠 확률이 매우 높아서 사전 준비를 철저히 하고 시작하는 것이 중요합니다.

신현준　　　맞아요. 다친 곳을 또 다치는 경우가 많죠. 그만큼 신경을 많이 써야 하는 부위가 관절이에요.

정혜진　　　관절은 여러 개의 인대로 묶여 있는데 그중 하나의 인대만 다쳐도 관절이 불안정해져요. 그 상태에서 계속 관절을 사용하면 취약한 부분이 또 다칠 수밖에 없거든요. 인대와 관절은 회복이 늦기 때문에 꽤 오랫동안, 수개월 이상 관절 보호대를 사용하면서 다친 부위를 자극하지 않도록 해야 해요.

신현준　　　저와 함께 봉사를 다니시는 정형외과 선생님은 나이 드신 분들께는 등산도 추천하지 않는다고 해요. 근력이 받쳐주지 않는 상태에서 등산을 하면 오히려 관절에 나쁘다고 하더라고요. 나이들수록 관절을 보호해야 하는데 우리나라 사람들은 나이 드신 분들이 오히려 등산을 더 많이 다니시죠. 무거운 등산화를 신고 올라가는 것도 관절에 정말 안 좋다고 하네요.

정혜진　　　관절에 통증이 없는 범위 안에서 무리하지 않는다면 괜찮아요. 예쁜 등산복과 등산화를 준비하기에 앞서 몸 상태를 먼저 등산에 적절하도록 단련해놓아야 한다는 점을 강조하고 싶습니다.

관절 : 글루코사민, 콘드로이친, MSM(식이유황)

1. 글루코사민은 연골 성분 중 하나로 관련 연구는 많지만 아직도 그 효과에 대한 논란이 많다.

2. 콘드로이친 역시 연골 성분 중 하나로 관절 건강에 도움이 될 것이라고 기대했지만 실제 효과에 대해서는 논란이 있다.

3. 초록입홍합, MSM(식이유황) 등 관절 건강에 도움이 된다는 영양제들이 새롭게 등장하고 있다. 이에 대한 효과는 검증되지 않았으나 복용 후에 효과가 느껴진다면 추천한다.

4. 영양제 복용을 고민하기 전에 적절한 운동과 스트레칭이 필수다. 관절에 통증을 유발하는 운동은 피하고 숨이 차고 땀이 나거나 다음날 약간의 근육통이 생기는 정도의 강도로 각자에게 맞는 운동을 꾸준히 해보자.

◑ 신현준은 이렇게 생각합니다! ◐

1. 적절한 운동과 스트레칭은 필수다. 무리하지 않는 선에서 꾸준히 실천하자.
2. 우슬과 MSM을 먹고 관절 건강에 효과를 보았다.

※ **추천 제품 :** 닥터신 '관절을 부탁해'

◑ 정혜진은 이렇게 생각합니다! ◐

1. 관절 영양제는 복용 후에 통증이 줄어들거나 체감하는 효과가 있다면 꾸준히 복용해도 좋다. 다만 혈액 응고억제제를 복용 중이거나 간 질환이 있다면 의사와 상의해서 복용해야 한다.

2. 무리하지 않는 선에서 매일 조금씩 관절의 가동 범위를 늘이고 주변 근육을 강화시키는 운동을 하자.

:: **03** ::

뼈

칼슘, 비타민D, 마그네슘

편집자　이번에는 뼈 건강에 도움이 된다는 영양제에 대해서 이야기해볼게요. 뼈 건강 하면 아무래도 칼슘이 제일 먼저 떠오릅니다. 어르신들은 관절 영양제만큼이나 많이 드시더라고요.

정혜진　칼슘은 뼈와 치아의 성분으로 어르신뿐만 아니라 성장기 어린이나 청소년에게도 중요한 영양소입니다. 근육을 움직이거나 신경 신호를 전달하는 과정 등에도 쓰입니다.

음식을 먹으면 소장에서 칼슘을 흡수하고 흡수된 칼슘은 혈액을 돌아다니다가 대부분 뼈에 저장돼요. 뼈는 칼슘의 저장 창고 같은 개념인 거죠. 혈액 속에 칼슘이 충분할 땐 뼈에 저장해두고, 부족할 땐 꺼내어 쓰는 거예요. 만약 저장된 칼슘이 부족해 칼슘을 뼈에서 계속 꺼내 쓴다면 뼈의 밀도는 점점 낮아져서 골감소증, 골다공증 같은 문제가 생기겠죠.

신현준　우리나라 사람들은 칼슘 섭취량이 많이 부족하다고 하던데요. 뼈째 먹는 멸치 같은 생선을 많이 먹지만 우유나 유제품의 섭취가 서양에 비해서는 부족하기 때문이라고 알고 있습니다. 그래서 뼈 건강을 위해서는 칼슘과 칼슘의 흡수를 돕는 비타민D가 풍부한 식품을 섭취하는 것이 중요하죠. 제가 꼭 챙겨 먹는 미네랄인 마그네슘도 칼슘의 흡수를 돕는다고 알고 있습니다. 그래서 최근에는 시중에 칼슘, 마그네슘, 비타민D를 같이 넣어서 파는 영양제들이 있습니다.

정혜진　　네. 칼슘과 비타민D는 짝꿍처럼 늘 같이 붙어 있는 영양제 성분입니다. 비타민D는 소장에서 칼슘이 흡수되어 뼈로 들어가는 과정을 도와줘요. 칼슘이 포함된 음식을 충분히 먹는다 해도 비타민D가 부족하면 소장에서 칼슘 흡수가 잘 안 되기 때문에 비타민D를 신경 써서 챙겨야 합니다. 비타민D는 음식을 통해서 섭취하거나 자외선을 받을 때 피부에서 만들어지기도 해요. 그런데 한국은 사계절이 뚜렷하다 보니 여름을 제외하고는 햇빛을 충분히 받기가 어렵고 대부분 실내에서 시간을 보내기 때문에 비타민D가 부족한 분들이 많습니다. 칼슘 흡수와 사용이 원활하게 이루어지려면 비타민D가 포함된 음식을 충분히 먹고 햇빛도 충분히 받아야겠죠.

최근에는 칼슘, 비타민D에 마그네슘까지 포함된 혼합영양제가 많이 나오더라고요. 아마도 마그네슘이 뼈와 치아의 주요 구성 성분이고 비타민D처럼 칼슘의 흡수를 도와주는 성분이기 때문인 것 같아요. 그런데 우리나라 사람들의 식생활 패턴상 마그네슘 결핍은 흔치 않아요. 오히려 변비약이나 위장약을 통해 본인도 모르게 마그네슘을 많이 먹고 있는 경우가 있으니 과잉 복용하지 않도록 주의해야 합니다.

신현준　　네. 그래서 저도 칼슘, 마그네슘 같은 미네랄은 과잉되지 않도록 잘 계산해서 먹고 있어요. 그리고 칼슘의 하루 권장섭취량은 어느 정도인가요? 칼슘을 따로 챙겨 드시는 경우가 많으니 정확하게 알려 드리는 게 좋겠어요.

정혜진　　　칼슘은 나이와 성별에 따라 권장섭취량이 달라져요. 성장기에 권장섭취량이 늘어났다가 성인이 되면 조금씩 줄어들죠. 하지만 여성의 경우엔 폐경기를 지나면서 골다공증의 위험성이 높아지기 때문에 50대부터 권장섭취량이 다시 늘어나죠. 자세한 것은 연령별 칼슘 일일 섭취량표를 참고해주세요.(p.276 참고)

편집자　　　칼슘이 많은 음식은 어떤 게 있을까요?

정혜진　　　흔히 먹는 음식으로는 우유, 떠먹는 요구르트, 치즈, 멸치, 새우, 깻잎, 콩이나 두부, 달걀 등이 있어요. 칼슘이 많은 음식을 잘 조합해서 식사로 먹으면 하루 섭취량을 충분히 채울 수도 있습니다. 그리고 뼈 수술을 하고 나서 사골 곰탕이 뼈에 좋다고 생각하시는데 사실 사골 곰탕에는 생각하는 것만큼 칼슘이 많이 들어 있지는 않아요. 오히려 골수의 주성분이 기름이어서 콜레스테롤이 잔뜩 들어 있으니 수술 후 회복기에 적절하지 않아요.

신현준　　　뼈를 끓여서 칼슘을 먹겠다는 발상의 사골 곰탕은 정말 재밌고 특이해요. 보통 큰 솥에 끓여두고 며칠을 드시잖아요. 뼈를 다치면 어르신들이 꼭 사골 곰탕을 챙겨 먹어야 한다고 하시죠.

정혜진　　　소의 관절을 먹으면 관절이 건강해진다거나 뇌와 닮은 호두를 많이 먹으면 머리가 좋아진다고 생각하는 것과 비슷한 개념이 아닐까요? 우유나 멸치, 두부 같은 음식들을 적절히 섞어서 드시는 게 좋다고 생각해요.

편집자　　　하루 권장량의 칼슘을 섭취하기 위해서 필요한 음식의 양이 궁금해요. 양이 너무 많아서 먹기가 힘들다면 영양제로 섭취하는 게 나을까요?

정혜진　　성인 남성 기준으로 하루에 권장되는 칼슘 섭취량은 800㎎입니다. 일상적인 식사를 하면서 반찬으로 달걀, 두부, 멸치 등을 먹고 우유 한 잔, 떠먹는 요구르트 1개 정도를 먹는다면 1일 권장 섭취량이 채워집니다. 최근에 나오는 칼슘 강화 우유라면 우유 두 잔만 마셔도 하루 섭취량이 다 채워지죠. 이 외에 쌀밥, 김치, 고기, 달걀, 과일, 채소 등등 많은 음식에 칼슘이 들어 있으니 골고루 먹으면서 칼슘이 많은 음식을 더 챙겨 먹는다면 결핍되지는 않을 거예요. 다만 식사를 제대로 챙겨 먹지 못하는 경우라면 영양제를 통해 섭취하는 것도 고민해보시면 좋겠습니다.

신현준　　현대인들은 불균형한 식사로 인해 마그네슘이나 칼슘을 제대로 챙겨 먹기가 힘들어요. 그래서 저는 칼슘은 항상 챙겨 먹습니다. 한창 클 나이의 어린이와 청소년은 물론이지만 나이 들수록 마그네슘과 칼슘 섭취가 정말 중요하다고 생각해요. 뼈나 치아가 예전 같지 않다고 느끼는 경우가 많기 때문입니다. 앞서도 말씀드렸듯이 우유나 유제품, 멸치 등을 잘 챙겨 먹지 못하는 사람이라면 나이에 상관없이 반드시 영양제로 섭취해야 한다고 추천하고 싶습니다.

편집자　　식사를 통해 충분히 칼슘을 섭취하지 못할 경우에는 영양제를 고려해보면 되겠군요. 그렇다면 우리 몸에 꼭 필요한 칼슘이지만 칼슘 영양제로 인한 부작용이나 주의사항은 없을까요?

정혜진　　제일 흔한 건 위장장애예요. 칼슘뿐만 아니라 마그네슘 같은 미네랄 성분들은 위장장애를 잘 일으키죠. 그리고 칼슘은 석회의 주요 성분이라 너무 많이 섭취하면 신장결석이 생길 수도 있고 다른 조직에 칼슘이 쌓일 수도 있어요. 칼슘이 혈관에 쌓여버리면 혈관이 유연성을 잃거나 좁아지기도 해서 심혈관 질환이 늘어난다는 연구도 있습니다. 그 외에도 몸에 칼슘이 너무 많으면 칼슘 과잉에 의한 여러 증상이 생겨요. 우유를 너무 많이 마시면 우유 알칼리 증후군*이 생기는 게 대표적인 예죠.

신현준　골다공증이 있다면 더 주의하셔야 합니다. 병원에서 처방받은 칼슘과 마그네슘을 먹으면서 칼슘과 마그네슘이 들어 있는 종합비타민까지 먹는다면 과하게 복용할 가능성이 있어요.

정혜진　맞아요. 골다공증으로 병원에서 칼슘과 비타민D를 처방 받아 드시면서 종합비타민과 칼슘까지 추가로 드시는 경우가 있어요. 그렇게 되면 칼슘 섭취량이 너무 늘어나게 되고 앞서 말씀드린 문제들이 생깁니다.

신현준　그리고 칼슘을 비롯한 미네랄들은 서로 경쟁적으로 흡수되려는 성질이 있어서 각각 시간 차를 두고 먹는 게 좋아요. 앞서 미네랄 편에서 원장님이 충분히 말씀해주셨지만 굉장히 중요한 이야기라 꼭 기억해두시면 좋겠어요. 저는 그래서 칼슘, 마그네슘, 종합비타민은 적어도 두 시간의 시간 차를 두고 먹습니다.

정혜진　칼슘, 마그네슘, 철, 아연 같은 미네랄들은 흡수와 배출 과정에서 상호작용을 많이 해요. 다양한 영양제를 드신다면 미네랄 성분들은 시간 차를 두고 드시기를 권장합니다.

그리고 가장 중요한 것은 운동이에요. 칼슘을 챙겨 드시는 가장 큰 이유가 뼈 건강 때문이잖아요. 운동 없이 음식이나 영양제만 드신다면 칼슘이 뼈로 충분히 들어가지 못해요. 칼슘을 먹으며 운동을 하는 경우와 하지 않는 경우를 비교해보면 확연히 다릅니다. 운동을 한 분들은 뼈 밀도가 개선되는데 운동을 하지 않는 분들은 변화가 없습니다. 칼슘을 챙겨 드신다고 해서 안심할 것이 아니라 운동을 꼭 하셔야 해요.

신현준　　저도 운동은 필수라고 강조하고 싶습니다. 그리고 식사량을 갑자기 줄여 다이어트를 하거나 운동을 하는 사람에게는 꼭 칼슘을 추천합니다. 요즘 극도의 다이어트를 하는 경우가 많은데 뼈 건강에는 정말 좋지 않아요. 그래서 젊은 나이임에도 불구하고 골밀도가 떨어지는 경우가 많다고 들었어요.

정혜진　　네. 극단적으로 음식을 안 먹는 다이어트를 하면 젊은 나이에도 골밀도가 떨어질 수 있어요. 예전에 20대 남자 환자 분이 검진 결과지를 가지고 진료를 받으러 오셨는데 골밀도 점수가 -3.0으로 골다공증 진단 기준을 훌쩍 넘은 거예요. -1.0까지를 정상 범위로 보거든요. 생활 패턴을 확인해보니 시험을 준비 중인데 1년간 하루 종일 햇빛이 들지 않는 공간에서 공부만 했다고 하더라고요. 식사도 인스턴트나 간편식 위주의 식사를 했고요. 골다공증 약을 처방해드리면서 식사와 운동, 햇빛의 중요성을 설명드렸죠. 그 후 1년 동안 식사도 잘 챙기고 햇빛을 받으며 운동도 꾸준히 해서 골밀도가 -1.0까지 올라갔다고 뿌듯해하시더라고요. 요즘 실내에서 컴퓨터만 보며 일하는 분들이 많잖아요. 골다공증이 더 이상 나이 많은 사람들만의 문제만은 아니라고 생각합니다.

신현준　　어떤 것도 마찬가지이지만 생활습관과 운동이 정말 중요해요. 영양제가 모든 것을 해결해주진 않아요.

정혜진　　맞습니다. 골다공증 예방에 좋은 운동은 자기 체중을 활용한 운동과 근력 강화 운동이에요. 자기 체중을 이용하는 운동은 등산, 조깅, 줄넘기, 춤추기 같은 것들이죠. 그보다 조금 약한 강도의 계단 올라가기, 빨리 걷기 같은 운동도 있습니다. 근력 강화 운동은 보통 피트니스 센테에서 할 수 있는 다양한 기구 운동들도 좋고 요가나 필라테스처럼 균형

감과 근력을 모두 증가시켜 주는 운동도 좋습니다.

신현준   요즘은 유튜브만 봐도 혼자서 할 수 있는 홈트레이닝들이 아주 잘 소개돼 있습니다. 따로 시간을 내서 피트니스 센터를 굳이 찾아갈 필요가 없어요. 집에서 하는 덤벨 동작이나 자신의 체중을 이용한 스쿼트, 플랭크 등의 동작을 해주면 충분히 근력 운동이 될 겁니다. 하루에 10~15분 정도라도 꾸준히 하면 확실히 달라지는 걸 느끼실 거예요.

정혜진   맞습니다. 조금씩이라도 매일 해주는 것이 정말 중요해요.

신현준   한 가지 덧붙이자면 몸을 잘 관리하신 선배님에게 '선배님은 어떻게 한결같이 늙지 않으세요?' 하고 물으면 늘 똑같은 얘길 하세요. '나는 젊었을 때부터 몸을 아꼈잖아. 술도 많이 안 마시고.' 라고요. 저희한테도 몸을 아껴야 된다고 항상 강조하세요. 몸에 좋은 운동이라도 너무 무리하지 않게 내가 꾸준히 조금씩 할 수 있는 정도를 하는 것이 좋아요.

정혜진   맞아요. 몸을 아껴줘야 해요. 하지만 너무 아껴 쓰느라 꼼짝도 안 하면 곤란하고요. (웃음) 신체활동의 관점에서 본다면 저는 좀 불편하게 살기를 권장합니다. 몸이 편해질수록 건강은 안 좋아질 확률이 높아요. 차를 타기보다는 조금 더 걷고 음식을 사 먹기보다는 만들어 드세요. 불편해질수록 건강이 좋아지는 경험을 하게 되실 거예요.

신현준   선배님들만 봐도 젊었을 때 어떤 생활습관을 가지느냐에 따라 나이 들어서 어떻게 건강이 좌우되는지를 확실히 알 수 있거든요. 젊었을 때부터 조금씩이라도 투자를 해야 돼요. 지금부터라도 매일 조금씩 운동이나 스트레칭을 하는 습관을 갖기 바랍니다.

1. 비타민D는 소장에서 칼슘이 흡수되어 뼈로 들어가는 과정을 돕는다. 따라서 비타민D가 합성될 수 있는 환경을 꼭 만들어야 한다.

2. 마그네슘은 뼈와 치아의 구성 성분이면서 칼슘의 흡수를 돕는다.

3. 칼슘을 너무 많이 섭취하면 부작용으로 위장장애가 생길 수 있다. 혈관에 침착되면 심장마비, 협심증, 심근경색에 걸릴 위험이 높아진다. 따라서 하루 권장량을 넘지 않는 것이 중요하다.

4. 우유, 유제품, 생선, 콩류 등의 음식에 칼슘이 풍부하게 들어 있어 하루 권장 섭취량을 채우기에 좋다.

5. 중력에 반하는 근력 운동을 해야만 칼슘이 뼛속으로 흡수될 수 있다. 하루에 10~20분이라도 반드시 근력 운동을 해야 한다.

6. 골다공증으로 처방약을 복용하는 경우, 추가적인 칼슘 섭취량을 주의해야 한다.

◑ 신현준은 이렇게 생각합니다! ◐

1. 육류와 탄수화물 위주의 식사가 일반적인 현대인들에게 칼슘을 추천한다.

2. 무리가 되지 않도록 운동을 열심히 하면서 몸을 아끼는 습관을 기르자.

3. 특히 다이어트나 운동 중인 사람에게 칼슘을 추천한다.

※ 추천 제품 : 알타파마 칼슘, 알타파마 마그네슘

◑ 정혜진은 이렇게 생각합니다! ◐

1. 균형 잡힌 식단과 칼슘이 많은 음식을 챙겨 먹는다면 칼슘이 결핍될 일은 없다. 음식을 통한 칼슘 섭취가 어려운 경우, 영양제를 고려해보길 추천한다.

2. 골다공증은 더 이상 나이 많은 사람들만의 문제가 아니다. 영양소 섭취나 생활습관에 따라 젊은 사람에게도 충분히 생길 수 있다.

'우유-알칼리 증후군'이란?

우유를 통해 칼슘 섭취가 너무 많아지면서 몸에 여러 이상이 나타나는 것을 '우유-알칼리 증후군'이라고 한다. 과거에는 우유나 칼슘성분이 포함된 위장약이 주요 원인이었으며 지금은 이 위장약을 사용하지 않는다. 최근에는 영양제를 통한 칼슘 과잉 섭취가 원인인 경우들이 발견되고 있다. 입맛이 없고 어지럽거나 심하면 정신적으로 혼란스러운 상태를 보이거나 신장이 망가지는 경우까지 있다. 초기에 발견해서 칼슘 영양제를 끊으면 바로 좋아지겠지만 신장 손상까지 생겼다면 투석 치료가 필요할 수도 있다.

간

밀크씨슬

편집자   이번에는 간에 대해서 알아보겠습니다. 조금만 피곤해도 간이 나빠졌기 때문이라고 걱정하는 분들이 많습니다.

신현준   맞아요. 한국에서는 그런 인식이 있죠. 간 영양제 이야기에서 빼놓을 수 없는 것이 우루사인데요. 우루사 광고 이후로 사람들이 간과 피로를 연결 지어서 생각하게 된 것 같아요. 우루사 CM송도 물론 큰 역할을 했지만 다른 간 영양제들의 제품 설명만 봐도 피로가 누적된 사람들이 먹으면 좋다고 광고하는 경우가 많습니다. 잦은 음주로 간이 지친 사람이나 피로를 자주 느끼는 사람에게 권한다고 말이죠. 그리고 우루사가 의약품이라는 이야기를 들었는데 맞나요?

정혜진   우루사의 성분은 UDCA(urso deoxy cholic acid)인데 쓸개즙의 분비를 원활하게 해주는 기능이 있고 몇 가지 간 질환 환자들에게 보조적인 약으로 처방되기도 해요. 하지만 쓸개즙의 분비를 원활하게 해주는 본래의 기능을 생각해보면 간 질환이 없는 사람에게는 특별한 효과가 없는 거죠. UDCA의 효과는 간 기능 개선과 간 질환으로 인해 생긴 피로 개선인데 마치 모든 피로 개선에 효과가 있는 것처럼 홍보를 했어요. 나중에 광고 속 멘트를 '피로는 간 때문이야'에서 '피곤한 간 때문이야'로 바꾸기는 했지만 이미 많은 사람들에게 피로는 간 때문이라고 각인된 이후였죠.

그래도 CM송 덕분에 온 국민이 간 건강을 잘 살피게 된 것은 다행이에요. 하지만 조금만 피곤해도 피로의 원인이 간 때문이라고 생각하면서 혹시 모르는 다른 원인을 찾아보지도 않는 점이 문제입니다. 사실 피로의 가장 흔한 원인은 수면 부족, 과도한 업무량, 스트레스, 과도한 다이어트, 음주, 흡연, 불규칙한 생활 등이고 다른 질환도 원인이 될 수 있죠. 그런데 사람들은 피로의 진짜 원인을 찾으려고 하지 않고 간에 좋은 음식이나 영양제로만 해결하려고 해요. 하지만 안타깝게도 간에 나쁜 음식이나 약은 많지만 간에 좋은 음식이나 약은 딱히 없습니다.

신현준　　지금까지 각 신체 기관과 기능에 도움이 되는 음식이 항상 있었는데, 간에 좋은 음식은 없다니요? 돼지나 소의 간도 안 좋을까요? 무릎에는 도가니, 간에는 간이 좋다고 하잖아요. (웃음) 강에서 잡히는 다슬기는 어떨까요? 다슬기도 간 피로 해소에 효과가 좋다고 알려져 있어요.

정혜진　　소의 관절, 연골이 관절에 좋다고 하고 사골은 뼈에 좋다고 하는 것처럼 자연스레 소나 돼지 간이 간에 좋다고 생각하는 거죠. 하지만 간에 특별히 좋은 음식이 없는 이유는 간이 우리 몸에 들어오는 모든 음식을 대사시키고 해독하는 역할을 하기 때문입니다. 어떤 음식이나 약도 간에서 일차적으로 처리해야 하니까요. 무언가를 먹는 것 자체가 간이 쉬는 시간을 뺏는 거예요.

그리고 간 건강에서 가장 대표적으로 언급되는 것이 술이죠. 알콜을 분해하는 능력은 사람마다 개인차가 커요. 알코올 분해 능력이 뛰어나거나 체구가 큰 덕분이라고 볼 수도 있어요. 우리가 약을 먹을 때 막연하게나마 체구가 작은 사람은 약을 한 알 다 먹으면 안 될 것 같고 체구가 큰 사람은 한 알로 모자랄 것 같은 느낌이 들지 않나요? 똑같은 약 한 알을 먹어도 체구가 큰 사람의 혈액 속 약의 농도가 체구가 작은 사람에 비해 낮아요. 술도 마찬가지입니다. 똑같이 소주 한 병을 마셔도 체구가 큰 사람의 혈액 속 알코올 농도가 더 낮죠.

신현준　그런데 워낙 술자리가 많으니 타고났다 해도 점점 견디기 힘들어지니까요. 다슬기가 간에도 좋고 혈액을 맑게 해준다고 들었어요. 그래서 주변에도 다슬기를 먹는 사람들이 많던데요? 다슬기로 피로 회복이나 혈행 개선에 큰 효과를 봤다고도 들었고요.

정혜진　저도 어릴 때 길에서 다슬기를 참 많이 사 먹었어요. 번데기랑 다슬기를 함께 팔았던 기억이 나네요. (웃음) 요즘에는 술을 많이 드시는 분들이 다슬기즙을 찾아 드시는 것 같더군요. 다슬기에 많이 들어 있는 타우린 성분이 간 건강에 도움을 줄 거라고 생각하시는 것이죠. 하지만 타우린이 간에 어떤 식으로 도움이 되는지, 우리 몸에서 어떤 작용을 하는지 아직 정확하게 검증된 것은 아니랍니다.

신현준　간에 좋은 음식을 찾기가 정말 힘드네요. 그렇다면 간에 안 좋은 음식들은 구체적으로 어떤 게 있을까요?

정혜진　역시 술이죠. 일상적으로 쉽게 사용하는 의약품들도 간에서 대사되는 것들이 많고요. 우리 몸에 해가 될 만한 성분이 들어오면 간과 신장에서 그 성분을 처리합니다. 그 중에서도 간은 해로운 성분을 해롭지 않은 성분으로 바꾸는 일을 해요. 그런데 간이 처리할 수 있는 양보다 훨씬 많은 양이 몸에 들어오면 간이 지쳐요. 결국 해로운 성분이 몸에 오랫동안 머물 수밖에 없습니다.

신현준   그렇다면 영양제 중에서도 특히 간에 무리가 되는 성분이 있을까요?

정혜진   많이 드시는 영양제 중에서는 비타민A가 있죠. 지용성 비타민이라 필요량 이상 먹으면 남는 양이 배설되지 않고 몸에 계속 축적돼요. 앞서 비타민 편에서 북극 탐험대가 비타민A가 가득한 북극곰의 간을 먹고 사망한 일이 있었다고 말씀드렸죠. 비타민A는 한 번에 많은 용량을 섭취하거나 과용량을 꾸준히 드시면 간에 문제가 생길 수 있어요.

신현준   비타민A와 철분 등이 간에 저장된다는 얘기는 들었습니다만, 아무리 좋은 비타민A도 간에 다량 축적되면 위험해지는군요. 그런데 비타민A를 음식으로 먹고 위험해지는 경우도 있나요?

정혜진   비타민A를 음식으로 섭취할 수도 있지만 그 정도로는 간에 무리가 가지 않아요. 문제는 비타민A 영양제를 추가로 챙겨 드실 때죠. 사실 비타민A처럼 성분과 용량 표기가 명확한 것들은 영양제를 먹을 때 조금 더 신경 쓴다면 과용량을 섭취해서 일어나는 사고는 예방할 수 있습니다. 문제는 성분과 용량 표기가 명확하지 않은 것들이에요. 과거에는 지금보다 건강원이 많았는데요. 그 곳에서는 성분이 명확하지 않은 즙을 많이 판매했어요. 건강원의 즙을 먹고 감염성 질환이나 간 질환이 생기는 경우가 종종 있었습니다. 요즘은 제작 과정이나 성분 표시를 더 철처하게 관리하지만 문제가 생기지 않도록 주의가 필요합니다.
　　　그리고 최근에 출시된 영양제들 중에 한참 잘 팔리다가 부작용으로 인해 어느 순간 사라져버린 것들도 있어요. 그래서 가능하면 나온지 얼마 안 된 것들, 관련 연구가 상대적으로 적은 영양제들은 선뜻 시도해보시지 말고 추이를 지켜보시는 것이 좋다고 생각합니다.

신현준   한참 유행하다가 정말 한순간에 사라져버린 제품들이 많죠. 특히 우리가 먹는 음식이나 영양제, 약은 절대 안전해야 하니 사명감을 갖고 만들었으면 좋겠어요. 간은 원장님 말씀처럼 해독과 살균을 하는 중요한 기관이잖아요. 안 그래도 약물에 술에 환경오염까지 간이 해독해야 할 게 많으니까요. 허가 받지 않고 불분명한 원료로 영양제를 만들어서 간에 무리를 주는 일이 없으면 좋겠습니다.

그래서 저는 비교적 검증된 간 영양제로 밀크씨슬을 추천합니다. 최근에 출시되는 간 영양제는 대부분 밀크씨슬을 함유하고 있습니다. 밀크씨슬은 민간요법으로 많이 드시는 엉겅퀴의 한 종류에요. 간 세포 속에 있는 효소인 GOP, GPT 수치가 높으면 간 손상이 있다고 보는데 밀크씨슬이 이 수치를 감소시켜 간 세포의 손상을 막고 간 건강에 도움을 준다고 합니다. 신뢰할 만한 이야기인지는 모르겠지만 이런 이유로 간 수치 개선 효과가 검증이 되었다고 홍보하더라고요. 이에 대한 근거 수준은 어떤가요? 의학적으로도 입증됐다고 말할 수 있나요?

정혜진   우선 간이 빠른 속도로 크게 손상을 입지 않는 한 GOT, GPT 수치가 간 손상을 반영한다고 보기는 어려워요. 간경화가 이미 진행된 사람도 GOT, GPT가 정상이기도 하거든요. 게다가 GOT, GPT는 간 문제 외에도 다양한 상황에서 변화가 생겨요. 밀크시슬이 알코올성 간 질환이나 비알콜성 지방간염과 관련된 간섬유화를 개선한다는 연구 결과들이 있지만 한편 다른 질환에서 생기는 GPT 수치는 감소시키지 못한다는 연구도 있죠.

신현준   제가 진행했던 프로그램에서 어르신들을 많이 뵙는데요. 내가 젊었을 때 술을 엄청 먹었는데도 엉겅퀴를 챙겨 먹어서 이 정도야', '나는 지금도 엉겅퀴 덕분에 술을 마셔' 하는 분들이 많단 말이죠. 같이 프로그램을 진행하던 정형외과 원장님도 처음에는 민간요법에 대해 인정하지 않으시다가 '어머니가 주신 엉겅퀴 즙 먹어봤는데 괜찮더라'고 하시더라고요. 직접 몸으로 체험한 경우죠. 의학적으로 검증이 되지 않았다고는 하지만 먹고 좋아진 개인의 경험이 있다면 저는 먹어도 괜찮다고 생각해요.

정혜진　　역시 영양제의 효과에 대해서라면 개인의 경험이 제일 중요한 것 같아요. 효과에 대한 근거가 부족하다 하더라도 내가 먹어 보고 효과를 느낀다면 그것만큼 강력한 근거가 없으니까요.

신현준　　맞습니다. 제가 프로그램을 촬영하면서 모든 항공사의 비행기에 실리는 기내 면세 영양제를 볼 기회가 있었어요. 그 중에 밀크씨슬은 항상 있더라고요. 이 정도 제품이면 신뢰할 수 있지 않나 싶어서 밀크씨슬을 먹고 있어요.

그리고 커큐민도 추천합니다. 저는 숙취 음료를 마시면 속이 오히려 아파서 안 마셔요. 술을 마시면 다음날 아침에 커큐민과 함께 밀크씨슬을 먹는데 그 편이 훨씬 효과적이더라고요. 술을 마시고 바로 영양제를 먹으면 영양제 성분이 술과 싸우는지 오히려 속이 더 아파서 꼭 자고 일어나서 먹어요.

정혜진　　이론적으로 숙취를 없애려면 숙취의 원인이 되는 아세트알데하이드를 없애야 하는데 아직까지 그런 기능을 하는 숙취 해소제나 영양제는 없어요. 아세트알데하이드는 알콜이 몸 속에서 분해되는 과정에서 나오는 중간 산물인데 분해하려면 포도당과 물이 필요해요. 심한 숙취로 병원에 오는 분들에게도 특별한 치료제를 처방하는 게 아니라 포도당 수액

주사를 놓아드립니다. 이때 속이 불편하고 구역질이 난다면 위장 약을 포도당에 섞어요. 물과 포도당을 혈관으로 직접 주입하기 때문에 아세트알데하이드도 빨리 사라지고 속도 편해져서 효과가 매우 좋다고 느낄 거예요.

신현준　　그래서 당과 수분이 충분한 배 음료를 숙취 음료로 홍보하잖아요. 이온 음료도 좋다고 하고요.

정혜진　　당과 수분이 함께 들어 있는 것이라면 다 좋아요. 꿀물이 대표적인 숙취 음료인 이유도 당과 수분을 공급해주기 때문이에요. 취향에 따라 사이다나 콜라도 괜찮고 국밥도 괜찮아요.

신현준　　술 마신 다음날 시원한 콜라나 사이다가 먹고 싶어지는 게 그런 이유였군요. (웃음)

정혜진　　숙취 때문에 속이 불편할 때 탄산 음료는 청량감을 주기도 하고 물과 당이 들어 있으니 알코올 분해에도 도움이 될 거예요.

신현준　　밀크씨슬의 숙취 해소 효과에 대한 근거 수준은 어떤가요?

정혜진　　밀크씨슬이 숙취 해소에 직접적으로 도움이 되는 것은 아니고 간 기능 개선에 도움이 된다는 이유로 술을 많이 드시는 분들이 찾는 거예요. 밀크씨슬의 성분인 실리마린이 항산화 작용을 하고 간에 해가 되는 물질로부터 간을 보호해준다고 해서 간경화, 황달, 간염, 담낭 질환에 보조 요법으로 사용하기도 합니다. 하지만 말씀드린 것처럼 그 효과에 대해서는 아직 논란이 있습니다.

　최근에 여러 채널을 통해 영양제 이야기를 하는 분들이 많아졌는데 그분들 영상을 보면 밀크씨슬의 효과가 명확하고 검증된 것처럼 표현하시더라고요. 간 질환에 보조적인 역할을 한다는 연구 결과가 있기는 하지만 여러 연구들을 종합적으로 분석해보면 연구의 신뢰도 자체가 떨어지기 때문에 그렇게 단정적으로 효과가 있다고 말하기는 어렵습니다.

신현준　저도 밀크씨슬을 꾸준히 먹고는 있지만 잘못 알려지거나 과장된 부분은 우리 책에서 반드시 짚어줄 필요가 있어요. TV 프로그램이나 유튜브에서 나온 전문가들의 의견을 아무 의심 없이 받아들이는 분들이 꽤 많거든요. 그전에 공부도 많이 하고 영양제에 대한 나만의 가치관이 무엇인지 잘 생각해봐야 해요.

정혜진　영양제 관련 동영상들을 보니 영양제를 잘 조합해서 먹으면 200살까지도 살겠다는 생각이 들더라고요. 하지만 세상에 그런 만병통치약은 없죠.

신현준　그럼에도 불구하고 잦은 회식과 스트레스에 시달리는 분들은 밀크씨슬을 많이 먹습니다. 몸을 위해서 최소한의 무엇이라도 하고 싶은 심리겠죠?

정혜진　바로 그런 상황이 안타깝습니다. 몸에 무리가 되는 상황을 만들지 않는 게 최선인데 현실적으로 어렵기 때문에 영양제를 찾으니까요. 문제는 실제로 간에 문제가 생긴다면 그때는 영양제로 해결할 수 없다는 점입니다.

신현준　간을 위한 영양제를 따로 먹기보다는 술을 줄이고 간에 휴식을 주는 편이 좋다는 말씀이죠? 간에 문제가 생기기 전에요.

정혜진　네. 그게 모범답안이죠. 위는 문제가 생기면 소화가 안 되거나 더부룩하고 속이 쓰리는 등의 증상이 있지만 간은 문제가 있어도 특별한 증상이 없는 기간이 지속됩니다. 초기에 문제를 발견해서 관리하면 회복이 되지만, 어느 시점을 넘어서면 아무리 관리해도 회복이 어려워요.

신현준　　한번 나빠지면 돌이킬 수 없는 강을 건너버리는 것이군요.

정혜진　　네. 예전의 건강한 간으로 돌아가기가 어려워집니다. 대표적으로 술이나 비만에 의해 생긴 지방간은 술을 끊거나 체중을 감량하면 다시 건강한 간으로 회복이 돼요. 그런데 지방간이 점점 진행되어 간경화가 생기면 그땐 아무리 관리를 해도 건강한 간으로 회복되기가 어렵습니다.

신현준　　그래서 간 건강을 위해서는 영양제를 먹기보다는 살을 빼고 술을 덜 먹으면서 더 이상 간이 견딜 수 없는 선을 넘지 않도록 조심하자는 말씀이시군요. 모두들 알고 있는 사실이지만 지키기가 어려운 부분이기도 해요.

정혜진　　간은 정말 과묵한 기관이에요. 지방간이 점점 진행되어서 간경화가 될 때까지도 특별한 증상을 못 느끼기도 해요. 혈액검사상 간수치가 정상으로 나오는 경우가 많거든요.

신현준　　정말 완전히 망가지기 전까지 묵묵히 자기 일만 하는 기관이 간이군요. 굉장히 짠하네요. 대사와 해독까지 정말 중요한 역할을 하면서 티도 안 내는군요. 간을 대체할 수 있는 장기는 없다고 할 수 있으니 조금이나마 건강할 때 지켜야겠습니다.

정혜진　　다른 장기들에 비해서 증상이 워낙 없으니 검진할 때 조금 더 신경을 써주시길 바라요. 혈액 검사만으로는 진단이 어렵기 때문에 정기적으로 초음파를 받으시는 게 좋습니다. 지방간, 간경화는 초음파를 통해서만 보이거든요.

그리고 혹시라도 지방간 진단을 받으셨다면 별것 아니라고 생각하지 마시고 관리하셔야 해요. 지방간 진단을 받아도 별다른 증상이 없다보니 관리의 필요성을 못 느끼고 그냥 지내시는 경우가 많더라고요. 앞서 얘기했던 것처럼 지방간일 때 관리해야 건강한 간으로 회복이 됩니다. 더 진행되게 두면 안 돼요.

신현준   초음파는 사실 할 때마다 떨립니다. 초음파 화면을 보여주지 않으니 더욱 무서워요. 간 건강을 위해서는 역시 금주와 체중 관리가 가장 중요한 관리 방법이겠죠?

정혜진   특별한 비법이라며 특정 음식이나 영양제를 말씀드릴 수 있다면 좋겠지만 애석하게도 뻔한 이야기 밖에 할 수가 없어요. 술을 줄이고 운동을 꾸준히 해서 적정 체중을 유지하고 정기적인 검진을 하라는 말씀을 드릴 수밖에 없네요.

1. 피로의 원인은 다양한데 간 때문일 확률은 매우 적다. 일상생활에서 원인을 찾아보자.

2. 간은 우리 몸에 들어온 해로운 성분을 무해한 성분으로 바꾸는 역할을 한다.

3. 간의 문제는 혈액 검사만으로 발견할 수 없다. 정기적인 초음파를 병행해야 한다.

4. 지방간은 건강한 간으로 회복이 가능하지만 간경화는 한 번 생기면 회복되지 않는다. 간경화가 진행되기 전에 관리해야 한다.

5. 숙취의 원인 물질인 아세트알데하이드를 분해하는 영양제나 약은 아직 없다. 분해 과정에 필요한 물과 당이 좋은 숙취 해소제다.

6. 밀크씨슬의 실리마린 성분이 항산화 작용, 간 세포 보호 작용을 한다고 하지만 그 효과에 대해서는 아직 논란의 여지가 있다.

◐ 신현준은 이렇게 생각합니다! ◑

1. 간 영양제로 밀크씨슬을 추천한다.
2. 숙취 해소를 위해 밀크씨슬, 커큐민을 추천한다.

※ **추천 제품:** 시니케어 MP12, 나노큐민(커큐민), 압타이 밀크씨슬

◑ 정혜진은 이렇게 생각합니다! ◑

1. 간에 좋다는 영양제들은 특정 질환이 있어 의사에게 처방 받은 게 아니라면 효과가 없을 확률이 높다.

2. 간 건강을 위해서 무언가를 더 먹기보다는 안 먹는 것이 나을 때가 많다.

3. 영양제보다는 술을 줄이는 게 간 건강을 위해 더 낫다.

4. 지방간을 가볍게 생각하지 말고 관리해야 한다.

:: 05 ::

만성피로, 우울증

비타민B, 홍경천, 코엔자임Q10, L-카르니틴

편집자　이번에는 만성피로에 대해 알아볼까요? 현대인들이 흔하게 겪는 만큼 일상생활에서도 참 많이 쓰이는 단어입니다. 만성피로가 무엇인지 자세하게 설명해주세요.

정혜진　'피로'는 정신적으로나 신체적으로 기운이 없고 집중하기 어려운 상태를 말합니다. 이런 피로 증상을 6개월 이상 느낀다면 '만성피로'라고 해요. 이외에 기억력과 집중력 저하, 통증 등의 증상이 있는데 병원에서도 특별히 원인을 찾지 못했고 휴식을 해도 개선되지 않거나 피로 때문에 사회생활에도 문제가 생길 정도라면 '만성피로 증후군'을 의심해볼 수 있어요.

신현준　기운이 없고 집중력이 점점 떨어지는 경험을 하는 분들이 많다보니 스스로 만성피로라고 생각하시는 경우가 많더군요.

정혜진　네. 만성피로 때문에 병원을 찾으시는 분들이 많아요. 하지만 단순한 피로가 아닌 질환에 의한 피로도 워낙 많기 때문에 질환 때문인지 먼저 확인해보죠. 간, 신장, 심장, 갑상선, 빈혈 등의 문제가 생기면 심한 피로 증상을 느껴요. 과체중이거나 저체중, 신체 활동이 너무 적어 문제가 되는 경우도 있고요. 그래서 혹시 그런 문제는 아닌지 동반 증상을 확인하고 필요하다면 각종 검사를 실시합니다. 검사를 통해 특정 질환이 발견되면 질환을 치료하면서 피로 증상도 자연스럽게 해결되죠. 하지만 대부분은 특정 질환이 발견되지 않아요. 그러면 그때부터는 환자의 일상에 피로를 일으킬 만한 생활습관은 없는지, 환경에 문제는 없는지 차근차근 짚어봅니다.

신현준　요즘은 과도한 업무량과 스트레스가 만성피로의 가장 큰 원인이라고 생각해요.

정혜진　피로 증상을 호소하는 환자들은 대부분 과로나 스트레스에 시달리고 있었어요. 그리고 수면 리듬이 깨져 있거나 잠을 못 자는 분들도 많았고요. 과도한 업무량 때문에 일시적으로 무리한 경우라면 휴식으로 피로를 해소할 수 있어요. 하지만 업무량이 좀처럼 줄지를 않거나, 스트레스에 만성적으로 노출되면 피로 증상이 더 심해지는데도 그 상태에 익숙해져버리기도 해요. 적절한 시기에 휴식을 취하거나 스트레스의 원인이 무엇인지 점검하고 해소할 수 있는 시간을 가져야 하는데 그러지 못한 채로 지내는 거죠.

신현준　휴식은 우리 몸에 정말 중요합니다. 아주 잠깐이라도 내 몸을 위해 휴식하는 시간을 가지시길 바랍니다. 휴식 없이 몸을 혹사시키면 어떤 좋은 음식이나 영양제도 몸에서 받아들이지를 못해요. 스트레스가 계속 쌓이면 우울증이 오거나 다른 질병의 원인이 되기도 하죠.

　PART 2. 목적에 따라 골라 먹는 영양제

정혜진　　　신체적으로 스트레스가 많은 직업이라면 휴식을 취하거나 평소에 신체 능력을 높이기 위한 운동을 해야 해요. 반면 정신적으로 스트레스가 많은 직업이라면 몸보다는 머리를 쉬게 해주어야 하는데 대부분은 반대로 몸은 쉬고 머리는 바쁜 주말을 보내는 것 같아요. 하루 종일 TV만 보거나 잠을 더 자기보다는 무리하지 않는 선에서 즐겁게 할 수 있는 일로 주말을 보내는 것이 휴식을 취하는 좋은 방법입니다. 그렇지 않으면 쉬어도 쉰 것 같지가 않고 월요일에 피로 증상이 더 심해지기도 하죠.

신현준　　　저는 심리적 스트레스나 우울증에 대한 이야기가 나왔으니 이 얘기를 꼭 하고 싶어요. 해외에서는 우울증이나 공황장애 등이 있어도 떳떳하게 정신과에 가고 상담하거든요. 그런데 우리나라는 몰래 숨어서 정신과에 다니는데 전혀 그럴 필요가 없어요. 단지 상담하는 것만으로도 얻는 게 많거든요.

정혜진　　　맞아요. 예전보다는 상담이나 정신건강의학과 진료에 대해 조금 더 편하게 접근하는 것 같지만 여전히 정신건강의학과를 방문하는 것 자체를 어려워하는 분들이 많아요.

신현준　　　정신적인 문제로 병원에 가는 걸 정말 편하게 생각하면 좋겠어요. '정신 건강'이라고 하잖아요. 신체 건강처럼 내가 항상 챙기고 점검하고 돌봐야 할 건강인 거죠. 몸은 온갖 좋은 음식과 영양제를 먹고 매년 건강검진까지 하는데 그에 비해 정신 건강에는 너무 소홀하다고 생각해요.

정혜진　　　자신의 문제가 정신과에 가야 할 정도의 문제인지 물어보시는 분들도 계세요. 이야기를 들어보면 정신적, 사회적 피로 증상을 넘어서 우울증까지 진행된 지 한참 되었는데도 사회생활이 힘들어서 그런 거려니 하시더라고요. 피로 증상에 익숙해져서 스스로 우울증이라고는 인지

하지 못한 채 지내는 거죠. 몸이 아프면 병원에서 약 처방을 받는 게 익숙하지만 정신은 그렇지 않아요. 심한 피로 증상이나 그로 인해 느끼는 우울감, 불안감, 무기력감 등으로 병원에 가는 경우는 주변에서 흔히 볼 수 없고 경험하기도 힘들기 때문에 익숙하지가 않죠. 막상 본인에게 이런 문제가 닥쳐도 어디를 가야 하는지, 정말 병원에 가봐야 할 일인지도 판단이 안 서서 방치하는 경우도 많아요.

신현준　　우리 책에서 정신 건강에 대해 다룰 수 있어 참 다행이에요. 반드시 짚고 넘어가야 할 정말 중요한 문제라고 생각합니다. 정신적인 문제가 생기면 몸에도 문제가 생겨요. 온몸이 안 좋아지기도 하죠. 더 심각해지지 않기 위해서라도 정신적인 문제를 부끄러워하면 안 됩니다. 문제가 있다고 생각되면 동네 약국에 가듯이 편한 마음으로 병원에 가서 상담하고 치료 받아야 해요. 그럼에도 불구하고 방치한다면 자신의 모든 걸 해치게 됩니다. 자기 자신은 물론 가족과 주변 사람들까지도요. 모든 것이 정신에서부터 시작되니까요.

제 주변에도 스트레스가 엄청난 이들이 많지만 병원 가기를 두려워하더군요. 아시다시피 연예인들 중 다수가 정신적인 문제를 가지고 있습니다. 처음에는 자신의 정신적 질환을 숨기다가 결국 문제가 더 심각해져 2~3년이나 쉬는 경우가 있고요. 저는 최대한 빨리 가서 상담하고 치료 받는 것이 최선이라고 생각합니다. 거듭 강조하지만 병원에 가는 것조차 부끄럽게 생각하면 안 됩니다. 정신적 질환은 현대인에게 자연스런 병입니다.

편집자　　정신 질환으로 발전하기 전에 스트레스를 관리하고 내 정신 건강을 돌아볼 수 있는 시간을 가지는 것도 중요하겠네요. 심리적인 스트레스를 평소에 관리할 수 있는 방법이 있을까요?

정혜진   앞에서 잠깐 얘기한 것처럼 몸만 쉬는 것이 아니라 머리도 쉬게 해주는 휴식이 좋다고 생각해요. 집에서 하루 종일 누워 있기보다는 밖으로 나가 햇빛을 받고 산책하면서 몸을 움직여주는 게 좋습니다. TV나 유튜브를 틀어 놓고 하루 종일 보기보다는 즐겁게 집중할 수 있는 활동을 찾아서 해보세요. 주말 휴식이 훨씬 값지게 느껴질 겁니다.

그리고 심리적 안정감을 가지기 위해서는 도파민, 세로토닌 등의 신경 전달 물질들이 균형을 유지해야 합니다. 그러려면 낮에 햇빛을 받고 적당한 신체 활동을 하며 규칙적으로 휴식하고 균형 잡힌 식단을 섭취하는 것이 중요합니다.

신현준   낮에는 세로토닌, 밤에는 멜라토닌이 중요하죠. 배우 하정우 씨가 토크쇼에서 모든 배우들에게 '영화 촬영이 끝나면 우울증이 조금 오지 않아요?' 라고 질문하던데요. 영화 촬영 기간에는 생활 패턴이 망가지기 때문에 정신 건강에도 악영향을 미쳐요. 하정우 씨는 그림과 걷기를 통해 정신 건강을 관리하더군요. 취미로 즐겁게 그리다 보면 스트레스가 풀리겠죠. 햇빛을 받으며 걷는 것도 도움이 되고요. 이렇게 자신에게 맞는 활동을 찾아 스트레스를 관리하는 것도 추천합니다.

정혜진   맞습니다. 햇빛 아래에서의 적절한 운동은 물론이고 금연, 절주, 커피 줄이기, 명상 등도 좋아요. 하지만 가장 중요한 것은 규칙적인 생활 리듬을 만들어주는 것과 적절한 신체활동이라고 생각해요. 비슷한 시간대에 일어나고 일하고 밥을 먹는 게 필요해요. 그게 몇 시가 되었든 규칙성이 중요하죠. 그리고 적절한 신체 활동을 해야 하는데 개인마다 적절한 양이 달라요. 운동을 전혀 안 했던 분이라면 일주일에 두세 번 20~30분씩이라도 가볍게 산책을 하고 무리가 되지 않는 선에서 아주 조금씩 늘려 나가면 돼요.

신현준　　　자신에게 맞는 적절한 운동량과 함께 운동 종목을 찾는 것도 중요하다고 생각해요. 그러려면 여러 가지 운동을 직접 해보는 수밖에 없습니다. 예를 들어, 카메라 울렁증이나 무대 공포증을 없애기 위한 훈련이 있어요. 특정한 방법이 있는 게 아니지만요. 무대에 여러 번 올라가거나 소리를 지르거나 다른 이와 계속 대화를 시도하는 등 자신한테 맞는 방법을 찾아내며 극복해가는 겁니다.

운동도 마찬가지입니다. 규칙적으로 하되 스트레스를 받지 않으면서 할 수 있는 기분 좋은 운동이 있습니다. 그런 운동을 찾으셔야 해요. 예를 들어서 배드민턴, 걷기, 수영 등등 하나씩 해보면서 자신한테 맞는 운동을 찾아가면 되는 거예요. 아니면 신체적인 활동은 아니지만 요즘은 '불멍'이라고 해서 타오르는 장작불을 보면서 힐링을 하는 사람들도 있잖아요? 다방면으로 잘 찾아보면 자신에게 맞는 스트레스 해소 방법이 있더라고요. 자신이 즐길 수 있는 운동이나 취미 활동을 찾는 게 중요합니다.

정혜진　　　신현준 님은 어떻게 스트레스를 푸세요?

신현준　　　저는 아이들이 있잖아요? 아이들 때문에 스트레스를 받으면서도 아이들이 자는 얼굴을 보면 스트레스가 풀려요. 안 좋은 일로 스트레스가 심해 정말 힘들 때도 있었지만 아이들로 인해 힘과 용기를 얻어요.

그리고 저도 그렇지만 음악을 들으면서 운전하는 것으로 스트레스를 푸는 사람들도 많을 겁니다. 비틀즈 음악만 들어도 진짜 평화롭잖아요. 그런 음악 들으면서 운전하면 좋더라고요.

기도를 하거나 찬양을 들으면서 마음을 다스리는 것도 큰 역할을 하죠. 요즘에는 불멍도 괜찮더라고요. 저는 이렇게 새로운 스트레스 해소 방법을 계속 찾아내거든요. 남이 보기에는 사소하거나 별것 아닌 것 같은 방법이라도 나에게 도움이 되고 좋다면 그걸로 충분해요. 마음의 안정과 정신적 스트레스를 해소하기 위해서 그렇게 거창한 방법을 찾아야 하는 건 아닙니다. 독자 여러분도 자신만의 스트레스 해소 방법을 꼭 찾으시면 좋겠어요. 원장님은 스트레스를 어떻게 푸시나요?

정혜진　　저는 일이 많거나 스트레스를 심하게 느낄 때면 영어나 일본어 회화 학원에 등록해요. 제 일과 전혀 상관없는 분야이고 학원을 다닌다고 회화가 부쩍 느는 건 아니지만 학원에 있는 시간만큼은 일 외의 것에 몰입할 수 있어서 좋더라고요.

신현준　　그 순간만큼은 일에 관련된 생각들을 다 잊어버릴 수 있겠네요.

정혜진　　네. 같은 이유로 수영도 좋아해요. 수영장에는 핸드폰을 안 가지고 들어가잖아요. 레지던트 때 처음으로 수영을 배웠는데 수영하는 딱 한 시간 동안 핸드폰에서 해방되는 게 너무 행복했어요. 당직이 아닐 때엔 연락을 받을 의무는 없지만 오는 전화를 안 받을 수 없어서 그냥 받거든요. 그런데 핸드폰을 락커에 딱 넣고 잠그는 순간, 일종의 해방감이 느껴졌다고 할까요. (웃음)

신현준　　원장님은 자신한테 맞는 방식을 찾으셨네요. 시간이 꽤 걸리겠지만 자신에게 맞는 스트레스 해소법을 찾는 데에 반드시 시간과 노력을 투자하셨으면 좋겠어요. 역동적인 스포츠를 좋아하는 사람들이 있고 바다나 산에서 사색하는 등의 정적인 활동을 좋아하는 사람들도 있어요. 스트레스를 해소하는 방식은 이 두 가지 부류로 나뉘는 것 같아요. 저는 두 가지 모두 좋아합니다. 아무 생각 없이 멍하게 있는 것도 너무 좋아하고 바람이 부는 곳에서 바다나 강을 보는 것도 좋아해요. 흐르는 강을 멍하니 보고 있는 게 그렇게 좋더라고요. 물론 운동도 좋아하고요. 즐거운 마음으로 찾아보시길 바랍니다.

정혜진　　　사실 어렵기는 해요. 규칙적으로 생활하면서 즐겁게 집중할 수 있는 일과 나에게 맞는 운동을 하라고 하지만 그마저도 마음의 여유가 없다는 분들도 많거든요. 그래서 더 피로 회복제와 영양제를 찾으시는 것 같아요. 그것이 근본적인 해결책이 아니라는 것을 알면서도요. 심지어 스트레스를 해소하기 위해 야식을 먹고 술을 마시거나 담배를 피우고, 낮에는 커피를 여러 잔씩 마시면서 영양제로 내 몸에 한 나쁜 짓들이 보상되기를 바라면 안 돼요. 그게 가능할 리가 없습니다.

신현준　　　규칙적인 생활을 하려고 노력하고 내 몸을 아끼면서 과일과 채소를 더 챙겨 먹는다면 삶의 질이 달라질 겁니다. 삶의 질이라는 게 스트레스 안 받고 몸도 건강해져야 높아질 것 아니겠어요? 매일 우울하고 잠 못 자고 스트레스만 받으면 어떻게 삶의 질이 높아지겠어요?

정혜진　　　의원에 처음 방문하는 환자 분들께 문진으로 체크하는 필수적인 항목들이 있습니다. 질병부터 음주와 흡연, 커피 섭취량, 수면의 질, 규칙적인 식사와 운동 등입니다. 그런데 환자 분들이 이 질문에 대답을 하면서 스스로 깨닫게 돼요. 그래서 내가 피곤했구나 하고요. 그리고 눈치를 보며 제게 되묻습니다. 자기가 술을 너무 많이 먹는 거냐면서요. (웃음) 자신의 건강과 삶에 대해서 스스로 되돌아보는 것이 중요합니다.

신현준　　　거듭 강조하지만, 일상 속에서 건강한 생활습관을 가지기 위해 너무 스트레스를 받지 말고 조금씩 노력해보는 것이 중요해요. 뭐든지 강박을 가지면 스트레스니 오히려 독이 되는 거죠.
　　　제가 영양제도 취미라고 했잖아요? 먹는 시간에 너무 강박을 가지면 그건 즐기는 게 아니죠. 오히려 스트레스만 받죠. 그래서 혹시나 잊어버리고 못 먹은 영양제가 있더라도 걱정하지 마세요. 안 먹어도 되거든요. 영양제를 못 먹었다고 스트레스 받을 필요가 없어요. 영양제는 약이 아니기 때문에 일주일 안 먹었다고 해서 문제가 생기는 건 아니거든요. 오늘 생활한 바를 돌이켜 보고 부족하다 싶은 것을 챙겨 먹으면 됩니다. 자신한테 맞는지 점검해보지도 않고 영양제를 무작정 좋다고 먹지 말고요. 만성피로에 좋다는 영양제를 먹느라 오히려 스트레스를 받지 말라는 겁니다.

편집자 　만성피로를 개선하려면 두 분 말씀처럼 생활습관이나 식습관이 우선되어야 하지만 그럼에도 불구하고 영양제로 도움을 좀 받고 싶다면 어떤 영양제가 좋을까요?

정혜진 　비타민B군이 주관적인 피로 증상 개선 효과가 있다고 알려져 있어요. 그래서 임팩타민이나 아로나민 같은 고용량 비타민B 영양제들을 피로 회복 목적으로 많이 드십니다.

신현준 　저는 비타민B군은 피로 회복이 된다고 확실히 느껴요. 자양강장제는 반짝하고 잠시 효과가 있을 뿐이고요. 그래서 비타민B군이 들어간 종합비타민을 찾아 먹습니다. 비타민B군은 스트레스도 완화시킨다고 알고 있습니다. 스트레스를 받으면 나타나는 소화불량, 위장장애, 생리 불순 등이 모두 비타민B군의 부족과 관련이 있다고 합니다. 비타민B군을 충분히 섭취하기만 해도 이런 증상들이 개선되는 효과가 있다고 하더군요. 제 경우엔 어깨결림이나 눈의 피로 등의 피로감이 덜 합니다. 자양강장제와는 비교할 수 없는 효과죠.

정혜진 　많이 드시는 자양강장제의 주 성분은 타우린과 카페인입니다. 타우린이 콜레스테롤 대사에 영향을 미쳐서 혈액순환 개선, 간 기능 개선에 도움이 된다고 하지만 그 기전과 효과가 명확하게 검증된 것은 아니에요. 자양강장제를 마시고 반짝 힘이 나는 것 같은 효과는 카페인 때문이라고 봅니다. 커피를 마신 것과 비슷한 원리죠.

그리고 피로 증상 개선에 도움을 줄 수 있는 영양제로 홍경천(rhodiola rosea)이라는 것도 있어요. 홍경천이라는 식물의 뿌리에서 추출한 성분을 영양제로 만든 것이에요. 중국, 러시아, 북유럽 스칸디나비아 지방에서 전통의학으로 전해내려 온 거라 외국 시장에서는 흔히 볼 수 있어요. 홍경천 뿌리에 포함되어 있는 로사빈이라는 물질이 불안, 스트레스를 완화시켜준다고 합니다.

신현준　　홍경천이 해외에서는 제2의 인삼이라고 하더군요. 부작용은 없을까요?

정혜진　　홍경천 뿌리에는 150가지의 화학 성분이 포함되어 있어요. 그 중에 우울, 불안, 스트레스 완화에 도움이 되는 로사빈을 포함한 몇 가지 물질이 있는데 우리나라의 경우 홍경천 뿌리 추출물에서 로사빈의 함량이 어느 정도 되는가를 확인해서 제품으로 적합한지를 판단합니다. 특정 화학 성분 한 가지만 추출하거나 합성해낸 것이 아니고 다양한 성분이 들어 있다보니 효과나 안전성에 대한 평가가 쉽지는 않아요. 그래서 한두 달 단기간 복용하는 것은 비교적 문제가 없다고 보지만 장기간 사용할 경우 안전성을 보장하지는 못하죠. 단기간 복용할 경우라도 어지러움이나 입 마름 등의 부작용이 있다면 중단하셔야 합니다.

그리고 우울증이나 불안장애 때문에 처방약을 드시는 분들은 주의가 필요해요. 치료제 중에 최근에 흔히 사용되는 선택적 세로토닌 재흡수 억제제(SSRI, selective serotonin reuptake inhibitor)는 우리 몸의 세로토닌 농도를 높여주는 역할을 합니다. 간혹 세로토닌의 양이 갑자기 늘어나면 심하게 두근거리고 열이 나거나 땀이 계속 나는 세로토닌 증후군이 생길 수도 있습니다. 처방약과 홍경천을 함께 먹으면 세로토닌 증후군이 더 잘 생길 수도 있다는 연구도 있으니 의사와 상의해보신 뒤에 드셔야 합니다.

신현준　심리적 안정감을 위해서 참 중요한 물질이 세로토닌인데 영양제로 나온 것은 없나요? 정신 건강을 위해 세로토닌도 영양제로 보충할 수 있으면 좋을 텐데요.

정혜진　세로토닌의 재료인 트립토판을 영양제로 팔기도 해요. 하지만 트립토판은 우리가 일상적으로 먹는 쌀밥, 고기, 달걀, 콩류, 유제품 등에 많이 포함되어 있어 굳이 영양제로 보충해줄 필요는 없어요. 그리고 세로토닌이 많이 포함되어 있는 음식을 먹는다 해도 세로토닌 성분이 뇌까지 가서 작용하기도 어렵고요. 보통 처방 약물들은 세로토닌을 직접 약으로 보충하는 것이 아니라 세로토닌이 더 오랫동안 체내에 머물도록 하는 방식으로 작용해요.

간편하게 먹을 수 있는 영양제를 추천해드리면 좋겠지만 세로토닌의 양을 늘리는 게 그렇게 간단하지만은 않아요. 매번 말씀드리지만, 우선 적절한 양의 운동과 햇빛을 받는 것이 필요합니다. 햇빛을 받는 양이 점점 줄어들수록 체내에 세로토닌 양도 줄어서 우울해지는 경향이 있다고 해요. 인공적인 조명이 아닌 햇빛을 많이 받을수록 세로토닌의 합성이 더 원활해져요.

편집자　그 외에 코엔자임Q10과 L-카르티닌도 만성피로에 도움이 된다고 하는데요. 이것은 어떤 기능을 하는 성분인가요?

정혜진　코엔자임Q10은 식약처에서 항산화 기능을 인정받은 성분이에요. 그런데 피로 회복에도 언급되는 이유는 우리가 먹은 음식으로 에너지를 만들어내는 과정에 코엔자임Q10이 중요한 역할을 하기 때문이에요. 에너지를 만드는 과정에 필요하니까 코엔자임Q10을 충분히 보충하면 에너지를 더 많이 만들어서 피로 회복에 도움이 되지 않을까 하는 기대를 하는 거죠. 항산화 편에서 자세히 말씀드리겠지만 코엔자임Q10은 우리 몸에서 직접 만들어서 사용할 수 있어서 영양제로 꼭 복용해야 하는 것은 아니에요.

그리고 L-카르티닌은 지방산을 에너지로 만드는 데 중요한 역할을 해요. 그래서 피로증상 개선이나 운동 능력 향상에 도움이 된다고 하는데 근거가 되는 연구가 충분하지는 않습니다. 운동하는 분들이 운동 전에 많이 드시던데, 주관적인 느낌을 잘 관찰해가면서 드시길 바랄게요.

신현준　　 저는 피로 회복을 위해서가 아니라 심장과 혈관 건강에 좋다고 해서 코엔자임Q10을 먹고 있습니다. 나이가 들수록 몸 안에서 서서히 감소한다고 알고 있고요.

그리고 항산화제이기도 하면서 에너지 대사를 두 배로 올려 준다고도 해서 운동 전에 L-카르티닌과 함께 먹습니다. 특히 L-카르티닌은 운동 전에 먹으면 차이가 크게 납니다. 운동을 힘들지 않고 더 활기차게 할 수 있을 뿐 아니라 에너지 대사를 촉진시키기 때문에 운동 효과도 높이고 다이어트에도 도움이 됩니다.

정혜진　　 만성피로에는 근거 수준이 낮은 영양제 대신에 적절한 신체 활동과 휴식이 가장 중요하다는 점을 거듭 강조하고 싶어요. 그리고 우울이나 불안이 심한데 막상 약을 먹기는 꺼려져서 스스로 극복해보려는 분들이 있어요. 그런 분들에게 가장 많이 권하는 것이 햇빛 받기와 운동이에요. 이 방법이 약을 대체할 정도로 효과가 있나 생각하실 수도 있지만 그것만으로도 우울과 불안을 극복한 사례가 많습니다. 그 외에도 몸을 이완시키는 명상, 요가, 마사지 등도 효과가 있다고 하고요. 즐거웠던 일, 행복한 생각을 하는 것도 효과가 있다고 합니다.

편집자　　역시 생활습관 개선과 적절한 신체 활동이 가장 중요하겠네요. 독자 여러분도 자신에게 맞는 운동이나 스트레스 해소 방법을 꼭 찾아보시길 바라겠습니다.

알기 쉽게 요약해드릴게요!

1. 집중력 저하, 기억력 감퇴, 통증 등의 증상과 정신적 또는 신체적인 피로감을 6개월 이상 느끼고 일상생활에 영향을 미치는 것을 '만성피로 증후군'이라고 한다. 만성피로 증후군은 질병에 의한 것이 아니고 휴식으로 회복되지 않는다.
2. 지속적인 과로와 스트레스는 피로의 흔한 원인이다.
3. 충분한 햇빛을 받고 적절한 신체활동을 하면 세로토닌의 합성이 늘어나면서 스트레스로부터 회복이 빨라지고 심리적 안정감을 찾을 수 있다.
4. 비타민B가 피로 개선에 도움이 된다는 연구들이 있다.
5. 타우린 성분이 고용량 함유된 자양강장제가 많은데 타우린 보다는 함께 함유된 카페인에 의한 각성 효과를 피로가 회복되는 느낌이라고 오해할 수 있다.
6. 홍경천은 스트레스로 인한 정신적 피로를 해소하는 데 많이 사용한다.
7. 코엔자임Q10은 우리가 먹은 음식을 에너지로 전환하는 역할을 하여 피로 증상을 개선하는 데 도움이 될 수 있다는 기대가 있다.
8. L-카르니틴은 지방산으로 에너지를 만드는 과정에 기여하기 때문에 피로 증상을 개선하는 데 도움이 될 수 있다는 기대가 있다.

1. 우울감, 무기력감, 불안함 등의 증상이 오랫동안 지속된다면 병의원 또는 상담 기관을 이용하자.

2. 운동, 취미 활동, 휴식 등 손쉽게 실행할 수 있는 자신만의 스트레스 해소 방법을 찾자.

3. 피로 회복을 위해 비타민B군이 고함량으로 들어간 종합비타민을 추천한다.

4. 에너지 대사를 위해 운동 전에 코엔자임Q10과 L-카르니틴을 추천한다.

※ 추천 제품 : 알타파마 A-Z 멀티 비타민, 알타파마 L-카르니틴

1. 피로 회복에는 규칙적인 생활, 적절한 신체활동, 충분한 휴식이 가장 중요하다.

2. 신체적으로 스트레스가 많은 직업이라면 신체적인 휴식을 취하거나 신체 능력을 높이기 위한 운동을 해야 한다. 반면 정신적으로 스트레스가 많은 직업이라면 몸이 아니라 머리를 쉬게 해주어야 한다.

피부

콜라겐, 히알루론산

편집자　오늘은 피부 건강에 좋다고 알려진 콜라겐과 히알루론산에 대해 얘기 나눠보겠습니다. 특히 콜라겐에 대해서는 정말 할 얘기가 많겠어요.

신현준　네. 이야기할 게 정말 많아요. 저는 콜라겐을 정말 사랑합니다. 항상 주변에 강력하게 추천하는 영양제죠. (웃음)

정혜진　(웃음) 그동안 콜라겐에 대한 사랑을 자주 표현하셨죠. 우선 콜라겐이 무엇인지 알려 드릴게요. 콜라겐은 우리 몸의 구조와 형태를 잡아주는 단백질로 뼈, 연골, 인대, 피부 조직에 많이 들어 있어요. 우리 몸에 있는 단백질 종류가 2만 개 이상인데 콜라겐이 단독으로 30%를 차지한다고 하니 가히 압도적이라고 볼 수 있죠.

오늘은 피부 영양제에 대해 얘기하는 시간이니 피부 구조에 대해 쉽게 이해하실 수 있도록 간단하게 그림과 함께 설명드릴게요. 피부는 크게 겉부분인 표피, 그 바로 아래 층인 진피 두 개의 층으로 나뉩니다. 콜라겐은 진피층에서 피부의 모양을 잡아주는 역할을 하죠. 많이 들어 보셨을 히알루론산이라는 성분 역시 진피층에 있어요.

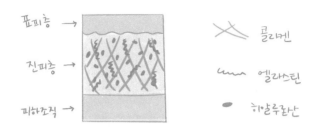

[피부의 구조]

편집자　모두 진피층에 있는 성분이군요. 그리고 콜라겐도 1형, 2형 타입이 있다고 하던데 그 분류 기준은 무엇인가요?

정혜진　콜라겐은 형태와 구조에 따라 30가지 이상의 타입으로 나뉩니다. 그 중에서 사람 몸에 있는 대부분의 콜라겐은 1형이에요. 피부, 뼈, 치아, 인대 같은 조직을 구성하죠. 그리고 연골 속에 2형 콜라겐이 있어요. 이 밖에도 우리 몸속에 다양한 콜라겐이 있고요.

콜라겐이 피부 조직을 구성하니 이걸 바르거나 먹으면 자연히 피부에 좋을 거라고 생각할 수 있겠죠. 하지만 화장품에 함유된 콜라겐, 히알루론산 모두 피부를 통해 흡수되기에는 크기가 너무 큽니다. 이것들을 피부에 발라 흡수시키려면 500달톤 이하의 크기여야 하는데 콜라겐만 하더라도 30만 달톤 이상이거든요.

편집자　달톤은 무엇인가요?

정혜진　달톤은 원자의 영역에서 사용되는 무게 단위입니다. 크기 단위라고 알고 계시지만 사실 무게 단위이고 육안으로 확인할 수 있는 개

넘이 아니에요. 사람들이 피부에 흡수되지 않는 콜라겐을 자꾸 바르니까 흡수 과정을 설명하는 과정에서 알려진 개념입니다.

바르는 것 외에 먹는 제품에도 문제가 있어요. 콜라겐과 히알루론산을 먹으면 소화 과정에서 다 쪼개져서 흡수가 돼요. 그리고 흡수된 성분은 각각 몸속에서 필요한 곳에서 쓰일 뿐, 다시 콜라겐이나 히알루론산의 형태로 합성되는 게 아니에요. 게다가 콜라겐의 경우엔 워낙 단단한 형태라 잘 분해되지도 않아서 흡수도 어렵습니다.

편집자   그러면 500달톤 이하의 저분자 콜라겐 제품이라면 효과를 볼 수 있는 건가요? 크기가 작아질수록 좋은 것이겠네요?

정혜진   시중에 500달톤 이하의 콜라겐은 없어요. 저분자 콜라겐이라고 나와 있는 것들도 대부분 500달톤 이상이고 자세히 보시면 '콜라겐'이 아니라 '콜라겐 펩타이드'라고 되어 있는데 콜라겐을 쪼개서 다시 콜라겐을 이루는 재료 상태로 만들어 놓은 거예요. 하지만 앞에서 얘기한 바대로 콜라겐의 재료가 많다고 해서 그 재료가 몸에서 다시 콜라겐으로 만들어진다는 보장은 없습니다.

편집자   원장님 말씀처럼 이론적으로는 콜라겐이 인체에 흡수되기 힘듦에도 불구하고 그 효과에 대한 입장이 극명하게 갈립니다. 신현준 님은 콜라겐의 효과에 대해서 어떻게 생각하시는지요?

신현준   콜라겐을 먹어야 한다는 입장을 대변해서 제가 한 말씀드리겠습니다. 저는 영양제를 30년 가까이 꾸준히 먹고 있어요. 저를 포함해 콜라겐을 꾸준히 먹었던 동료 배우들은 피부 탄력이 확실히 다릅니다. 저는 메이크업 전에 그 배우의 민낯을 볼 일이 많잖아요? 젊었을 때부터 꾸준히 콜라겐을 먹어온 경우와 그렇지 않은 경우의 차이가 극명하다고 생각합니다. 물론 배우이다 보니 다른 관리도 철저하겠지만요.

30년 전쯤, 우리나라에서는 콜라겐이 인기가 없었지만 일본에서는 유행이었어요. 그때부터 콜라겐을 챙겨 드시며 '현준아, 너도 먹어봐' 하셨던 선배님들은 지금도 피부가 탄력 있고 좋으세요. 그래서 저는 이론상 효과가 없다고 해도 저와 제 주변의 사례를 통해 콜라겐은 먹어야 한다는 입장이 확고해졌습니다.

정혜진　　사실 신현준 님의 탄력적인 피부를 보면 '와, 나도 콜라겐을 먹어볼까' 하는 생각이 듭니다. 피부가 좋은 사람이 콜라겐을 먹어야 한다고 하면 뭔가 그 효과에 대한 믿음이 생기니까요. 개인의 주관적인 경험이 과학적인 근거보다 훨씬 힘이 있다는 것을 저도 이해하고 있어요.

신현준　　저는 배우지만 피부과에 잘 가지 않는 편입니다. 그럼에도 불구하고 또래보다는 피부에 자신이 있는 편이라 더욱 콜라겐을 추천하는 거예요. 콜라겐과 함께 피부에 좋은 음식들을 잘 챙겨 먹은 것도 도움이 된 듯합니다. 예전엔 콜라겐의 맛이 역해서 힘들어하는 경우가 많았는데 최근엔 먹기 좋게 나오는 제품들이 많아요. 지금은 제 주변에서 거의 모든 배우들이 다 먹습니다. 제가 아내한테 영양제를 아무리 권해도 종합비타민조차 안 먹거든요? 하지만 콜라겐은 먹어요. 저랑 제 지인들의 피부를 보니 먹어야겠다고 생각했나 봐요.

그리고 저는 콜라겐 중에서도 바르는 콜라겐보다 먹는 콜라겐을 적극 추천합니다. 고가의 제품이 아니어도 괜찮아요. 비싼 초콜릿 대신 콜라겐을 간식처럼 드셔 보세요. 3개월 정도만 드셔도 일단 피부가 건조하지 않아요. 저는 특히 히알루론산과 같이 먹었을 때 더 효과가 좋더라고요.

편집자　　그렇게 직접 몸으로 체험하셨으니 콜라겐 사랑이 남다를 수

밖에 없군요. (웃음) 그리고 콜라겐에도 종류가 여러 가지 있던데요? 피시 콜라겐, 돼지 콜라겐, 식물성 콜라겐이 대표적인데 어떤 게 가장 좋을까요?

정혜진   종류에 따른 차이는 크지 않습니다. 재료인 각 아미노산들의 함량에 차이가 약간 있지만 대체적으로 비슷해요. 식물성 콜라겐은 채식주의자도 먹을 수 있다는 광고가 가능할 뿐 아니라 '식물성'이 조금 더 자연친화적이라는 이미지를 이용한 제품 같아요. 효과를 비교할 정도의 차이가 크지 않으니 개인의 취향에 맞게 골라서 드시면 되겠습니다.

편집자   종류가 상관이 없다면 어느 정도의 콜라겐 함량이 좋을까요?

정혜진   고기, 달걀, 두부 등 단백질 음식을 먹으면 소화 흡수 과정에서 더 작은 단위인 아미노산이나 펩타이드로 전환된 후에 콜라겐을 포함한 다양한 단백질의 재료로 사용됩니다. 함량이 높을수록 콜라겐을 포함한 다양한 단백질의 원료로 작용할 가능성이 높아지지 않을까요?

최근에는 종류, 함량뿐만 아니라 분말이나 액상, 젤리나 구미 제품 등 제형도 다양하게 나오더라고요. 취향에 맞는 게 있다면 피부에 좋은 일을 해준다는 즐거운 마음으로 드셔도 되지만 취향에 맞는 게 없다면 피부를 위해 억지로 챙겨 드실 필요는 없습니다.

신현준   네. 자기 취향에 맞는 걸 구입하시면 됩니다. 저는 마시는 콜라겐을 먹습니다. 이른바 뷰티 드링크라고 하죠. 석류 제품인데 콜라겐이 많이 들어 있다고 마케팅하는 경우도 있고요. 혹은 기존에 잘나가는 건강식품에 콜라겐을 넣고 새로운 이름을 붙인 뒤 파는 경우도 있어요. 이런 제품들은 어떤가요?

정혜진   석류와 콜라겐이 함께 들어 있는 제품이 많더라고요. 아무래도 석류에 포함된 여성호르몬과 유사한 성분이 피부에 좋을 거라고 기대하시나 봐요. 의학적인 면에서 보자면 석류에 있는 비타민C와 콜라겐의 조합은 괜찮다고 볼 수 있죠. 비타민C는 콜라겐을 합성하는 데 필수적인 요소라 비타민C가 없으면 콜라겐 재료를 아무리 먹는다고 해도 합성이 잘 되지 않아요. 그러니 석류와 콜라겐 재료를 함께 넣어 만든 영양제가 시너지 효과를 낸다고 얘기하는 거겠죠. 물론 최근에는 비타민C 결핍을 보기 어렵지만요. 의료인의 입장에서는 큰 효과를 기대하기 어려우니 너무 비싼 제품은 피하고 이왕이면 콜라겐 함량이 높은 제품을 드시라고 하는 정도입니다.

편집자　　많은 양을 먹어도 부작용이 없을까요?

정혜진　　다행히 많은 양을 먹어도 큰 부작용은 없습니다. 이를 테면, 돼지껍데기를 많이 먹는다고 큰 문제는 안 되는 것처럼요.

신현준　　저는 남들이 음료수를 먹을 때 콜라겐을 먹거든요. 물에 타먹는 콜라겐 제품을 선택해서 수분까지 함께 섭취하죠. 한 선배는 한 달 정도 일부러 콜라겐을 안 먹어봤더니 확실히 다르다는 얘기를 하더군요. 그냥 기분일 수도 있다고 생각하실지 모르지만 저는 열흘 정도 안 먹어보니 정말 피부가 건조한 느낌이 들었어요. 앞서 말씀드렸듯 영양제를 잘 안 먹는 제 아내도 콜라겐을 먹고는 피부가 많이 달라졌다며 좋아합니다. 여자들은 나이가 들수록 피부에 신경을 많이 쓰잖아요? 피부과에서 수백, 수천만 원씩 쓰는 경우도 있고요. 그럴 바엔 비교적 저렴하게 콜라겐을 물에 타먹으며 피부에 수분도 보충하면서 내 몸의 필요한 곳에 쓰일 거라고 믿으셔도 괜찮지 않을까 생각합니다.

편집자　　그리고 입안 점막에 붙이는 필름형 콜라겐도 있다고 하던데요? 정말 효과가 있나요?

정혜진   피부로는 흡수가 안 되니까 점막을 통해 흡수시키면 더 낫지 않겠느냐는 발상에서 나온 제품이죠. 하지만 점막을 통해서도 흡수가 안 되거든요. 그래서 보통은 먹는 방식을 택한 게 아닌가 싶습니다.

이렇게 다양한 콜라겐이 나오는 것은 시장성이 크기 때문입니다. 말씀하신 것처럼 피부과에서는 값비싼 시술에도 기꺼이 지불하잖아요. 같은 맥락에서 피부에 좋다는 영양제들의 시장성은 매우 크다고 할 수 있습니다.

편집자   그렇군요. 그럼 콜라겐에 이어 히알루론산도 얘기해볼까요? 피부가 좋은 승무원들이 먹는다고 해서 '승무원 영양제'라고 불리기도 하던데요. 히알루론산은 어떤 건가요?

정혜진   히알루론산은 우리 몸의 다양한 곳에 존재해요. 관절 사이 공간에서 윤활제 역할을 하며 면역 작용과 피부 상처 치유 과정에도 관여해요. 피부에서는 콜라겐과 마찬가지로 표피 아래 진피층에 있습니다.

다양한 역할을 하지만 히알루론산이 많은 양의 수분을 붙잡고 있어서 피부 탄력 유지에 중요한 성분입니다. 그 특징 때문에 보습제로 많이 쓰이고 있어요. 화장품에 포함되어 있는 히알루론산은 콜라겐과 마찬가지로 분자가 커서 직접 피부를 통해 흡수되지는 않지만 피부 표면에서 많은 양의 수분을 잡아놓고 있기 때문에 피부가 건조해지지 않도록 막아줄 수는 있습니다.

하지만 영양제는 소화 흡수가 어렵고 막상 분해되어 흡수되어도 피부로 가서 본래의 히알루론산 형태로 복원된다는 보장이 없어요. 히알루론산 그 자체를 먹는다기보다는 히알루론산의 재료를 먹는다고 생각하는 게 맞아요. 현실적으로 피부에서 히알루론산의 효과를 가장 크게 볼 수 있는 것은 진피층에 히알루론산을 직접 주사하는 방법인데요. 일명 물광주사라고 합니다.

신현준   히알루론산 주사를 맞으면 어떤 효과가 있나요?

정혜진   피부에 주입된 히알루론산이 많은 양의 수분을 붙들고 있어요. 그래서 실제로 얼굴이 눈에 띄게 촉촉해집니다. 하지만 주사를 얼굴 전체에 고르게 놓아야 하기 때문에 아주 가는 바늘로 많이 찌르다 보면 아프기도 하고요. 바늘 자국이나 멍든 자국이 없어지는 데 며칠씩 걸리기도 해요. 시술하는 피부과에 따라 물광주사의 성분이 조금씩 다르기는 한데 효과가 짧게는 한 달에서 길게는 수개월 지속된다고 해요.

편집자   히알루론산을 피부에 바르면 흡수가 잘 안 되니 진피에 직접 주입하는 시술을 하는군요. 그렇다면 먹는 히알루론산도 콜라겐과 마찬가지로 먹으면 위나 장에서 소화가 돼버리고 다시 피부까지 가려면 쉽지 않다는 말씀이시죠?

정혜진   그렇죠. 위와 장에서 분해되어 흡수되는데 다시 피부에 가서 히알루론산으로 만들어지기 전에 다른 곳에서 사용될 가능성이 더 높을 것 같아요. 먹는 히알루론산이 몸에 얼마나 남아 있는지에 대해 시도한 연구가 있어요. 히알루론산을 복용하고 하루가 지나고 나서는 80% 정도가 배출되었고 5일이 지나고 나서는 90%가 배출되었어요. 하지만 배출된 히알루론산을 측정한 연구라 몸에 남아있는 히알루론산이 정확히 어디에 있고 어떤 작용을 하는지는 확인할 수 없었어요.

신현준   아까 승무원들 얘기를 하셨는데 실제로 승무원들이 히알루론산을 비롯해 여러 영양제를 먹더라고요. 비행기 안은 정말 너무 건조합니다. 건조한 환경에서 일하기 때문에 피부도 굉장히 건조해질 수밖에 없어서 승무원들은 비행 중에 물을 굉장히 많이 마십니다. 그리고 개인 가방에 영양제를 어마어마하게 챙겨 두고 먹습니다. 특히 콜라겐과 이뮨, 히알루론산, 미스트를 상비하고 있는데 미스트는 수시로 뿌려줍니다. 콜라겐이나 히알루론산은 작은 병에 담긴 드링크 형태로 된 것을 먹더군요. 엄청나게 많은 물과 함께 말이죠. 저는 콜라겐처럼 히알루론산은 필수라고 생각합니다. 먹으면 피부 당김이 없어지고 탄력과 수분에 큰 차이가 있습니다.

정혜진　　네. 피부가 건조한 데엔 물을 마시는 게 정말 중요해요. 히알루론산을 먹든, 주사를 맞든 몸에 수분이 부족하면 피부로 갈 수분도 부족해지니 충분한 수분을 공급해주는 게 우선입니다. 피부가 건조한 분들은 바르는 히알루론산 제품을 사용하시는 게 도움이 된다고 말씀드렸는데 히알루론산 함량이 높아질수록 끈끈함을 느끼실 수도 있으니 적절한 것을 골라 사용하시면 되겠습니다.

신현준　　저는 끈적끈적해서 못 씁니다. 알로에젤과 비슷한 느낌이죠. 바로 스며들고 아무 느낌이 없어야 좋은데 말입니다. 바를 때도 끈적끈적하고 머리카락이 막 붙고요. 습한 날씨에는 더 쓰기가 힘들어요. 그래서 먹는 히알루론산을 추천해요.

편집자　　먹는 히알루론산 영양제가 더 인기더라고요.

신현준　　요즘에는 많은 분들이 필수적으로 챙겨 드시더군요. 저는 오랫동안 효과를 많이 봐서 주위에도 많이 선물하죠. 김수미 선배님은 저에게 김치를 선물하시고 저는 콜라겐을 선물합니다. 장시간 메이크업을 하고 조명을 세게 받는 직업이다보니 피부가 갈라지는 느낌이 들 정도로 건조할 때가 있는데 히알루론산과 콜라겐을 먹으면 차이가 정말 큽니다.

　그리고 아침에 일어나서 공복에 물 한잔 마시는 습관을 들여놓으면 좋습니다. 냉수보다는 미온수를 마시는 게 좋고요. 피부를 위해서라면 무엇보다 물을 자주 마시는 습관이 우선되어야 합니다. 콜라 대신에 마시는 콜라겐을 마셔보세요.

정혜진   당분이나 향신료가 들어간 음료수보다는 콜라겐을 물에 타 마시는게 나을지도 모르겠어요. (웃음) 게다가 물에 타 마시는 콜라겐을 꾸준히 섭취하다 보면 수분 섭취도 자연스레 늘어나는 셈이니 피부에 도움이 되겠죠. 그리고 피부를 위해서는 자외선차단제를 꼭 챙겨 바르시길 권해요. 자외선이 피부의 콜라겐 감소에 영향을 주거든요. 단순히 콜라겐만 먹지 말고 물도 더 많이 마시고 자외선차단제도 신경 써서 발라주는 등 피부에 좀 더 신경을 쓰다 보면 종합적으로 피부에 좋은 영향을 주게 되겠죠?

신현준   물은 정말 일순위로 추천합니다. 우리 책의 독자 연령대가 다양할 텐데요. 제 나이대 분들은 영양제를 드시면서 '이걸 먹으면 젊어지겠지' 라고 생각하시면 안 되고 '현재의 상태를 지켜나가야겠다' 라는 정도의 기대로 드시면 됩니다. 제가 콜라겐을 강력하게 추천하기는 합니다만 콜라겐을 먹는다고 해서 갑자기 큰 효과가 나타나지는 않는다고 강조합니다. 뭐든지 한 번에 확 좋아지는 것은 없어요. '세월이 좀 비껴갔으면 좋겠다' 정도의 기대로 꾸준히 드시다 보면 안 드실 때보다는 확실히 나을 겁니다. 콜라겐의 경우엔 특히 그렇고요. 피부과 시술이나 성형보다는 콜라겐이 경제적이고 안전합니다. 저희 배우들은 그래서 더 콜라겐에 대해 좀 집착이라고 할 수 있을 정도의 애호가들이죠.
    그리고 콜라겐과 함께 히알루론산을 먹어보려고 해도 제품도 너무 많고 가격이 정말 천차만별이어서 어떤 것을 골라야 할지 난감하다는 분들이 많아요. 너무 심하다 싶게 비싼 제품은 추천하지 않습니다. 가격이 합리적이고 먹기 좋은 제품을 골라 꾸준히 드시면 됩니다.

정혜진　　어떤 영양제든 너무 비싸거나 효과가 과장된 것들은 피하시는 게 좋아요. 특히 콜라겐과 히알루론산처럼 그대로 흡수되어 작용하는 것이 아니라 일부 분해 흡수되어 재료로 사용되는 것들은 굳이 비싼 제품을 사용하실 필요는 없다고 생각합니다.

알기 쉽게 요약해드릴게요!

1. 바르는 콜라겐과 히알루론산은 피부를 통해 흡수되기 어렵다.
2. 바르는 히알루론산은 피부 속으로 흡수되지는 못해도 피부 표면에서 수분을 붙들고 있어서 건조한 피부에 도움이 될 수 있다.
3. 먹는 콜라겐과 히알루론산 역시 섭취 후 원래의 형태로 합성되는 것이 아니라 소화 과정에서 잘게 분해되어 흡수되고 다양한 곳에서 여러가지 형태로 사용된다.
4. 너무 비싼 제품은 피하자. 가격에 비해 효과 차이가 크지 않을 수 있다.

◗ 신현준은 이렇게 생각합니다! ◗

1. 평상시 충분한 수분 섭취가 중요하다.

2. 피부 건강을 위해 1일 1 콜라겐, 히알루론산을 추천한다.

※ **추천 제품 :** 알타파마 베리솔 콜라겐, 알타파마 콜라겐 3000mg, 알타파마 히알루론산

◖ 정혜진은 이렇게 생각합니다! ◗

1. 피부 건강을 위해서는 무엇보다도 충분한 수분 섭취와 충분한 수면 시간, 규칙적인 생활, 자외선차단제 사용이 중요하다.

2. 콜라겐, 히알루론산 섭취가 피부 건강에 직접적으로 도움이 된다는 근거 수준은 낮은 편이다.

:: **07** ::

항산화

비타민C, E, 코엔자임Q10, 글루타치온, 스피루리나

편집자　　'항산화'라는 단어를 참 많이 쓰면서도 정확한 의미를 모르는 경우가 많아요. 항산화가 무엇인지부터 설명해 주시겠어요?

정혜진　　항산화를 설명하려면 활성산소와 산화에 대해 먼저 알려 드려야 해요. 우리는 산소 없이 살아갈 수가 없잖아요. 호흡을 통해 몸으로 들어온 산소는 적재적소에서 제 역할을 하죠. 대부분의 산소는 안정적인 구조로 존재하지만 '활성산소'는 불안정해요. 불안정한 활성산소는 안정되기 위해서 깡패처럼 다른 분자들로부터 전자를 빼앗는데, 이 과정에서 전자를 빼앗긴 분자들은 '산화'되었다고 합니다. 정리하자면 '활성산소'가 다른 분자들을 '산화'시켜버리는 거죠.

편집자　　활성산소는 왜 생기는 건가요?

정혜진　　대사 과정에서 자연스럽게 생기기도 하고 외부의 특정 자극 때문에 생기기도 합니다. 예를 들어 우리 몸에 세균이 들어오면 염증 반

응이 일어나는데 그 과정에서 활성산소는 아군과 적군을 다 죽이는 역할을 합니다. 그리고 피부에서는 자외선을 받으면 활성산소가 발생해요. 혹은 엑스레이를 찍을 때 방사선에 노출되면서 생기기도 하고 술, 담배, 공해 물질을 비롯해 스트레스 등의 외부 자극으로부터도 생깁니다.

신현준　　　그럼 활성산소와 항산화가 함께 이야기되는 이유는 무엇인 가요?

정혜진　　　활성산소가 깡패처럼 다른 분자의 전자를 빼앗는 것이 '산화 과정'이라고 했잖아요. 이 산화 과정이 질병이나 노화의 핵심 원인 중 하나 라고 봅니다. 그래서 산화 과정을 막는 항산화제가 질병 예방, 노화 방지에 핵심 역할을 하지 않을까 하는 기대가 있는 거죠.

하지만 우리 몸은 활성산소가 하는 깡패 짓을 보고만 있는 건 아니에 요. 항산화 물질을 만들어서 활성산소가 다른 물질을 산화시키는 것을 억 제하기도 하고 활성산소를 제거하기도 합니다.

신현준　　　질병 예방이나 노화 방지에 대한 기대감으로 항산화 기능을 강조하는 영양제 종류가 너무 많아요. 일상적인 식사만으로는 항산화 기능 이 있는 식품을 섭취하기가 너무 힘들다보니 항산화제를 찾는 이들이 많은 것 같습니다. 현대인이라면 누구나 스트레스가 많고 스트레스는 활성산소 를 일으키는 주된 원인이니까요. 대표적인 항산화제에는 어떤 것들이 있나 요?

정혜진　　　항산화 기능이 있다는 영양제들이 많지만 식약처에서 항산 화 기능을 인정 받은 것들은 비타민C, 비타민E, 스피루리나, 코엔자임Q10 등이에요. 이외에도 영양제가 아니라 의약품으로 사용되는 글루타치온이 있어요. 특정 항암제의 독성 효과를 감소시키거나 약물중독, 알코올중독 등의 보조 치료제로 사용하고 있어요. 글루타치온 주사는 병의원에서 '백옥 주사'라는 이름으로 불리기도 해요. 자외선에 의해 생긴 활성산소의 작용을 막는 과정에서 멜라닌 색소가 생긴다고 말씀드렸잖아요? 글루타치온은 항산화제니까 주사로 맞으면 활성산소의 작용도 막고 멜라닌 색소가 생기는 걸 조금이나마 방지할 수 있으리라고 기대해서겠지만 그 기능은 글루타치온 주사제의 허가된 기능이 아닐 뿐더러 부작용도 생길 수 있으니 주의해야 합니다.

신현준　　어떤 부작용이 있나요?

정혜진　　알레르기 반응도 나타날 수 있고 피부의 색소가 전반적으로 균일하게 없어지는 게 아니라 군데군데 얼룩지듯 없어지는 증상이 나타나는데 이게 바로 백반증이죠.

편집자　　글루타치온 외에 다른 항산화제들도 부작용이 있나요?

정혜진　　활성산소가 세포나 조직에 손상을 일으킨다고 했지만 외부에서 침입한 세균이나 우리 몸에 나쁜 물질도 공격하는 순기능도 있습니다. 최근에 과도한 항산화제 사용이 활성산소의 순기능까지 막아버리면 오히려 면역체계에 문제가 생기고 질병에 걸릴 수 있다는 연구도 나왔어요. 질병 예방, 노화 방지라는 타이틀은 너무나 매력적이지만 부작용에 대해서 생각해 볼 필요가 있어요. 글루타치온뿐만 아니라 코엔자임Q10과 같은 성분도 우리 몸에서 스스로 만들어 낼 수 있으니 추가로 복용할 필요는 없다고 생각합니다.

신현준　　항산화제를 드시는 큰 목적이 피부 노화 방지 때문인 경우가 많습니다. 그래서 꾸준히 챙겨 먹는 거고요. 실제로도 효과가 있나요?

정혜진   앞에서 말씀드린 것처럼 활성산소가 피부 노화에 관여하기 때문이죠. 하지만 항산화 과정에 작용하는 성분 자체를 먹는다고 해도 그대로 흡수되어서 항산화 작용을 하는 것은 아닙니다.

편집자   그럼 몸에서 스스로 만들 수 없는 항산화제인 비타민C, E는 따로 챙겨 먹는 게 좋을까요?

정혜진   제일 좋은 건 식사를 통해 영양소를 골고루 섭취하는 것이죠. 하지만 그게 힘들다면 항산화를 목적으로 비타민C, E를 따로 챙겨 드시기보다는 종합비타민을 드시는 게 낫습니다.

신현준   저는 일단 글루타치온처럼 백반증이라는 명확한 부작용이 있는 것은 가급적 지양합니다. 대신 비타민E를 따로 챙겨 먹습니다. 매일 아침 비타민C, E는 일어나자마자 물 한 컵과 함께 꼭 먹습니다. 비타민E가 비타민C와 만났을 때 더 좋은 효과가 있다고 해서 저는 오랫동안 그렇게 실천해왔습니다.
그리고 대표적인 항산화제의 하나인 코엔자임Q10도 먹습니다. 코엔자임Q10은 꽤 오랜 기간 지속적으로 사랑받으며 유행을 타지 않는 항산화제이니 믿고 먹습니다. 하지만 매일 먹기에는 부담스러워서 일주일에 두세 번 정도 먹어요. 40대 이후에는 몸에서 코엔자임Q10이 거의 만들어지지 않기 때문에 반드시 따로 섭취해야 한다고 들었는데 맞나요?

정혜진   코엔자임Q10은 나이가 들수록 감소하기는 하지만 사람마다 생산량이 다 달라서 일괄적으로 반드시 섭취해야 한다고 말할 수는 없습니다.

신현준   제가 누나들과 열 살 차이가 나는 늦둥이인데요. 비타민E는 어렸을 때부터 저희 어머니와 둘째 누나가 강력하게 추천해서 꾸준히 먹었습니다. 둘째 누나가 저처럼 영양제를 좋아하는데 지금도 둘째 누나는 정말 동안입니다. 비타민E는 몸안에서 세포막을 구성하는 성분인데 활성산소에 의해서 쉽게 산화된다고 알고 있거든요. 그렇기 때문에 보충해줘야 하기도 하고 비타민E 자체가 활성산소를 제거하는 항산화 역할도 하니까요. 꼭 필요하지만 몸안에서는 합성되지 않으니까 반드시 음식으로 먹어야 하는데 쉽지 않거든요. 그래서 저는 영양제로 섭취하고 있어요. 비타민E와 같이 유행을 안 타는 영양제는 꾸준히 먹고 있고 강력 추천드립니다. 미국에서 판매되는 제품의 30%가 비타민E라고도 하거든요.

정혜진 　　　비타민E는 지용성비타민이라 상한섭취량을 넘지 않도록 주의하면서 드셔야 해요. 비교적 많은 양을 드셔도 안전하기는 하지만 비타민E 영양제를 따로 챙겨 드시는 분들의 경우 상한섭취량 이상 드시는 경우가 종종 있다고 합니다.

신현준 　　　네. 양은 정확하게 지킵니다. 제 연령에 맞는 충분섭취량을 계산해서 먹고 있어요.

정혜진 　　　사실 한국 사람에게서 비타민E 결핍으로 인한 문제가 생긴 적은 없어서 비타민E는 식사를 통해 충분히 섭취되고 있다고 판단해요. 그리고 비타민E의 섭취량에 대한 연구가 충분치 않아서 정확히 얼마나 필요한지에 대한 자료가 없어요. 이런 경우 권장섭취량을 설정하지 않고 충분섭취량이라는 기준을 사용합니다. 자세한 정보는 참고 자료를 확인해 주세요. (p.273 참고)

편집자 　　　비타민E가 많은 음식은 어떤 것이 있나요?

신현준 　　　음식을 통한 영양소 섭취도 참 중요하죠. 비타민E는 해바라기씨 오일, 유채씨 오일 등에 많이 들어 있다고 알려져 있어요. 그런데 현실적으로 이런 오일을 많이 먹기가 힘들잖아요? 견과류에도 많지만 이에 끼는 게 너무 싫어서 저는 잘 안 먹거든요. 그래서 날계란에도 참기름을 뿌려 먹는 식으로 좋은 식물성 기름을 먹으려고 노력해요.

정혜진　　저도 참기름, 들기름을 좋아해서 많이 먹고 있어요. 말씀하신 것처럼 비타민E는 각종 기름에 많이 들어 있죠. 고추에 비타민E가 많아 고춧가루를 통해서도 많이 섭취한다고 합니다. 그 외에도 달걀, 마요네즈, 과자를 통해서도 섭취해요. 과자도 대부분 기름에 튀긴 것이라 비타민E를 함유하고 있죠. 단, 기름은 산패되지 않도록 보관에 주의해야 합니다. 조금씩 사서 빨리 먹는 게 좋아요. 그러고 보니 기름의 산패도 산화작용의 결과네요.

이외에 비타민A와 비타민C는 다양한 과일과 채소를 통해 섭취할 수 있죠. 음식으로 섭취하기가 힘들다면 종합비타민만으로 충분하다고 생각해요.

편집자　　음식 외에 항산화에 도움이 되는 생활습관이 있을까요?

정혜진　　활성산소가 많이 나오게 하는 대표적인 생활습관은 음주, 흡연, 수면 부족이에요. 그리고 격한 운동을 하면 더 나올 수도 있지만 근육량을 늘리고 싶다면 피할 수 없는 과정이니 목적에 따라 운동 강도를 조절해야겠죠.

신현준　　자신에게 맞는 적절한 운동 강도를 찾는 것이 중요해요. 운동도 적당하게 하는 것이 좋아요. 너무 과하게 앓아 누울 정도로 하면 결국 안 하게 됩니다. 오히려 몸에 해가 되죠. 운동이 더 하기 싫어지고요. 마치 침을 맞고 아픈 부위가 나아지기는 하지만 침 자체가 너무 아프니 한의원에 가기 싫은 것과 비슷한 경우죠. 그리고 요즘 스피루리나도 항산화제로 자주 언급되는데 어떤가요?

정혜진　　요즘 유행하는 영양제더군요. 스피루리나는 지구상에서 제일 오래된 해조류라고 합니다. 스피루리나가 관심을 받았던 것은 항산화 기능 때문은 아니고 단백질 함량이 워낙 높아서 대체 식량으로서 주목을 받았던 겁니다. 약 70%가 단백질이고 비타민, 미네랄도 많이 함유되어 있거든요.

편집자　　시장에서는 그보다 스피루리나의 항산화 기능을 강조하는데 이유가 무엇인지요?

정혜진　　아무래도 고단백보다는 항노화에 더 관심이 많으니까요.

신현준　　저는 스피루리나에 열광합니다. 예전부터 아버지 일 때문에 일본을 자주 드나들었는데요. 그 당시 일본 건강기능식품 시장에서 종합비타민이 2위고 스피루리나가 1위일 정도였습니다. 그래서 일본의 대형 쇼핑몰이나 드럭스토어에 스피루리나가 쫙 깔려 있었습니다. 저의 일본 팬이 제가 영양제 애호가인 것을 아시고 스피루리나를 많이 선물해주셨습니다. 자신들은 모두 먹고 효과를 봤다면서요.

정혜진　　세계에서 가장 큰 스피루리나 양식장이 일본에 있다고 하더군요.

신현준　　맞습니다. 그리고 스피루리나는 다이어트에도 놀라운 효과가 있습니다. 하와이에 유명한 음료집이 있는데요. 사장님이 고도 비만이었는데 운동을 비롯해 갖은 방법을 써봐도 살이 빠지지 않다가 스피루리나를 먹으면서 운동을 했더니 살이 쫙 빠진 거죠. 물론 시기적으로 다른 요인이 함께 작용해 효과를 본 것일 수도 있겠지만 스피루리나가 계기가 된 겁니다. 이 분은 그 뒤로 스피루리나의 광팬이 되어 각종 과일 주스에 스피루리나를 넣어서 팝니다. (웃음)

편집자　　　(웃음) 그래서인지 하와이에서 꼭 사와야 하는 특산품 가운데 하나가 스피루리나라고 하더군요.

신현준　　　사오면 좋죠. 하와이산 제품이 질적으로 월등하니까요. 그런데 주의점이 있다면 가루 제품은 추천하지 않습니다. 냄새도 너무 안 좋아요. 원장님이 말씀하셨듯이 지구상에서 가장 오래된 해조류라고 하니 흔히들 '전설'이라고 표현하잖아요. 그만큼 믿을 만한 것이니 꾸준히 먹어보는 것도 있어요. 그리고 삼겹살이나 튀김, 양고기 등 기름기 많은 음식을 먹고 난 뒤에는 스피루리나를 꼭 챙겨 먹습니다. 녹즙이나 녹차와 함께요.
　　보통 운동을 하고 나서 단백질 셰이크를 먹는데 그때 스피루리나와 맥주효모를 같이 먹으면 좋아요. 저도 예전부터 셰이크에 타서 먹습니다. 스피루리나가 단백질이니 지방을 태우면서 근육을 만들고 포만감을 준다고 합니다.

정혜진　　　스피루리나는 단백질 함량이 높고 각종 비타민, 미네랄이 많이 포함되어 있어서 단백질 셰이크 대신에 스피루리나를 먹는 게 나을 것 같아요. 그런 면에서 스피루리나는 훌륭한 식품이라고 생각합니다.

신현준　　　식약처에서 스피루리나의 항산화 기능을 인정했다고 하셨는데 이에 대해서는 어떻게 생각하시나요?

정혜진　　　저는 항산화 목적으로 스피루리나를 드신다면 영양제보다는 녹색 채소를 드시라고 권합니다. 우리나라 식약처에서 인정된 스피루리나의 기능은 엽록소에 들어 있는 항산화 기능이에요. 스피루리나에 엽록소가 다량 포함되어 있기는 하지만 엽록소는 다른 녹색 채소를 통해서도 얼마든지 섭취할 수 있기 때문이죠.

신현준　하지만 녹색 채소를 평소에 꾸준히 먹기가 힘들다면 스피루리나로 대신해도 괜찮다고 생각해요. 영양제는 자신의 생활습관과 가치관에 따라 선택하는 것이 중요합니다.

그리고 저는 커큐민을 정말 좋아해서 매일 먹습니다. 커큐민은 매우 많은 장점을 가진 수퍼푸드죠. 항산화, 면역력, 간 기능 개선, 항암 작용, 기억력, 우울증 개선, 다이어트, 치매 예방, 관절염, 통증 완화, 혈액 순환 등이 커큐민의 효능이라고 얘기합니다.

정혜진　커큐민을 정말 사랑하시는 것 같아요. (웃음)

신현준　(웃음) 커큐민의 많은 기능 중에 딱 한 가지만 강조하기가 어렵습니다. 저희 어머니는 관절 통증이 없어졌다고 너무 좋아하시고 어떤 분들은 피부가 좋아졌다는 얘기를 많이 합니다. 그리고 제가 제일 강력하게 느낀 효과는 숙취 해소입니다. 정말 간이 좋아진 것 같은 느낌이 있어요. 제 개인적인 생각으로는 일본에서 강황의 일종인 우콘까지 수입해왔던만큼 간에 좋은 효과가 있다고 생각합니다. 효과를 많이 봐서 그런지 항산화에도 좋을 거라고 믿고 있어요. 당장 효과를 체감하기는 힘들지만요.

정혜진　커큐민은 항산화, 항염, 관절 건강, 콜레스테롤 저하 등의 효과가 있을 거라 기대하지만 아직까지 우리나라 식약처에서는 건강기능식품 원료로 인정받지 못해서 건강기능식품이 아니라 건강 식품으로 판매되고 있어요. 커큐민은 카레에 많이 들어 있는 성분인데 많이 먹는 만큼 관심도 많아서 다양한 측면의 연구가 이루어지고 있어요.

항산화 : 비타민C, E, 코엔자임Q10, 글루타치온, 스피루리나

신현준　　　영양제는 제가 직접 효과를 봐야 자신 있게 추천해줄 수 있다고 생각해요. 예를 들어, 맛없는 음식점을 추천해봐야 제 신뢰도만 떨어지는 것처럼요. 그런데 커큐민은 정말 좋습니다. 정말 애정합니다. (웃음)

편집자　　　(웃음) 정말 각별한 애정이 느껴집니다. 그렇다면 커큐민을 먹을 때 주의점이 있을까요?

정혜진　　　항응고제를 드시는 분들은 조심해서 드셔야 해요. 커큐민이 항응고제의 효과를 더 강화시킬 수 있다고 합니다. 만성적인 질환으로 계속 처방약을 드시는 분들이라면 모든 영양제를 복용할 때 의사와 상담하시고 드시길 바랄게요.

편집자　　　그럼 항산화제 이야기는 여기서 마치도록 할게요. 항산화제를 복용하기에 앞서 활성산소를 만들지 않는 생활을 하는 것이 진정한 항산화라는 사실을 독자 여러분도 꼭 기억하시기 바랍니다.

1. 활성산소는 다른 분자로부터 전자를 빼앗아 산화시키며 질병이나 노화의 원인으로 보고 있다. 한편으로는 외부로부터 침입한 해로운 물질을 공격해 없애기도 한다.
2. 활성산소는 음주, 흡연, 공해, 스트레스, 자외선, 방사선 물질 등에 의해서 생기고 몸의 자연스러운 면역 반응으로 생기기도 한다.
3. 코엔자임Q10은 우리 몸에서 스스로 합성할 수 있는 성분이다..
4. 식약처에서 기능을 인정한 항산화제는 비타민C, E, 코엔자임Q10, 스피루리나 등이 있다.
5. 스피루리나는 항산화 기능과 함께 대체 식량으로 관심을 받고 있다.

◐ 신현준은 이렇게 생각합니다! ◐

1. 종합비타민 외에 하루 권장량을 넘지 않는 선에서 비타민C, E는 매일 챙겨 먹는 게 좋다.
2. 코엔자임Q10은 일주일에 두 번 정도 먹는다.
3. 참기름으로 비타민E를 충분히 섭취한다.
4. 운동 후나 기름기 많은 음식을 먹고 난 후에 스피루리나를 먹는다.
5. 항산화를 위해 커큐민을 매일 먹는다.

※ **추천 제품** : 나노큐민

◐ 정혜진은 이렇게 생각합니다! ◐

1. 글루타치온, 코엔자임Q10은 우리 몸에서 필요하면 스스로 합성해낼 수 있는 성분이기 때문에 굳이 영양제를 통해 보충할 필요가 없다.
2. 항산화제의 항노화, 면역, 항염, 항암 효과는 실제보다 많이 과장되었다. 부족하지 않을 정도로만 보충하되 너무 과한 기대는 하지 않는 것이 좋다.

항산화 : 비타민C, E, 코엔자임Q10, 글루타치온, 스피루리나

:: 08 ::

불면증

멜라토닌, 가바GABA

편집자   요즘 수면장애를 겪는 분들이 너무 많은데 도움이 될 만한 영양제로는 어떤 것이 있을지 얘기해보겠습니다. 우선 불면증에 도움을 준다는 멜라토닌부터 설명해 주시겠어요?

정혜진   수면에 영향을 주는 요소는 아주 많아요. 호르몬, 신경전달물질, 외부 환경과 자극 등 많은 것들이 작용하죠. 신경전달물질은 뇌에서 신경 신호를 전달하는 호르몬으로 도파민, 세로토닌, 멜라토닌 등입니다. 넓은 의미로 호르몬이라고 부르기도 해요. 그 중에서 멜라토닌은 해가 지고 어두워지면 분비되는 호르몬이죠. 그래서 밤이면 멜라토닌이 분비되어 잠이 오고 아침이 되면 분비량이 줄면서 잠에서 깨게 됩니다. 단기적으로 생활 리듬이 깨져 있을 경우 이를 회복하기 위한 목적으로 많이 처방해요. 장거리 비행 이후에 시차 적응이 어려울 때, 교대 근무 때문에 수면장애가 있을 때에도 도움이 됩니다.

신현준   저는 해외 촬영을 다닐 때, 시차 때문에 너무 힘들었거든요.

168

그때 박중훈 선배님이 멜라토닌을 먹어 보라고 권하셨어요. 생소해서 '멜라토닌이 뭐예요?' 했더니 '미국에선 아무데나 가도 다 있어. 잠이 잘 오니까 먹어봐' 하시더라고요. 그래서 고용량 제품을 먹었더니 바로 스르륵 잠이 오더라고요. 그리고 몸이 너무 피곤한데 오히려 잠이 안 올 때 있잖아요. 너무 각성되거나 심리적인 부담감이 심할 때 가끔 먹으면 좋아요. 그래서 저는 해외 여행을 가면 함량이 적은 멜라토닌을 삽니다. 주변 지인들에게 선물해도 아주 좋아하시더라고요. 비싸지도 않고요. 특히 나이 들수록 잠들기 어려워하는 분들이 많아서 부모님이나 주변 어르신 선물로 추천합니다. 그런데 이제는 한국에서 사기가 힘들어졌어요.

정혜진　　한국에서 멜라토닌은 전문의약품으로 분류돼 있어서 쉽게 구하기 어렵기 때문이에요. 원래는 수입 제품을 많이 파는 대형 마트에서도 구할 수 있었는데 2016년에 한 국내 제약회사가 멜라토닌을 전문의약품으로 등록해 판매하기 시작한 뒤로는 영양제로 판매할 수 없게 되었어요. 그래서 지금은 의사의 처방 없이는 살 수가 없습니다. 해외에서 직접 사오거나 직구를 하는 분들도 있는데 통관 과정에서 건강상 멜라토닌이 필요하다는 의사의 소견이 필요해요.

신현준　　잠을 제대로 못 자는 것이 얼마나 힘든 일인지 겪어본 분들은 아실 거예요. 전문가와 상담을 꼭 받아 보시면 좋겠어요.

정혜진　　멜라토닌을 드셔 보고 싶다면 우선 가까운 병원에 가셔서 상담을 하고 소량만 처방 받아서 사용해보세요. 효과가 있다면 이후에도 소량씩 처방 받아서 사용하시면 됩니다. 시차 적응이나 수면 리듬이 깨진 상태를 바로잡기 위해 단기간 사용하는 용도로는 멜라토닌이 아주 효과적입니다. 저도 해외 출장이 많은 분들에게는 미리 처방 받아두고 장거리 비행 때마다 사용하라고 권하기도 하고요.

하지만 장기적으로 사용하는 것은 권하지 않습니다. 단기가 아닌 일상적인 수면장애를 겪고 있다면 근본적인 문제를 해결하는 데 집중하는 것이 중요하죠. 멜라토닌을 사용하기 전에 평소 생활습관을 점검해보면서 수면에 방해되거나 멜라토닌 분비가 불규칙해질 만한 원인을 찾는 것이 중요합니다.

신현준　평소에 멜라토닌 분비를 원활하게 하기 위해서는 햇빛의 역할이 중요하겠네요. 햇빛과 연관된 호르몬이니까요.

정혜진　네. 맞아요. 햇빛 때문에 잠에서 깨지 않으려고 암막 커튼을 이용하는 분들이 있어요. 적정한 수면 시간만큼 잔 다음엔 암막 커튼을 걷고 방안을 환하게 만들어 줘야 잠에서 깰 수 있습니다. 반대로 늦은 시간까지 집안의 조명을 다 켜 두고 TV, 스마트폰 등의 밝은 화면을 계속 보고 있으면 멜라토닌 분비가 안 돼서 잠이 오지 않기도 해요.

신현준　맞습니다. 밤 늦도록 TV나 스마트폰을 보는 분들이 많아요. 자겠다고 불은 다 꺼두고 어두운 상태에서 스마트폰을 보는 것은 뇌에도 눈에도 좋을 리가 없겠죠? 그러면 멜라토닌을 먹어 봐야 아무 소용이 없다고 생각해요.

정혜진　네. 수면장애로 오는 환자들에게 제일 많이 하는 얘기가 밤에는 스탠드 조명 한 개 정도만 두고 다 끄라는 겁니다. 밝은 조명 이외에도 스마트폰, 컴퓨터, TV 같은 밝은 화면은 잠을 방해하는 큰 요소예요. 이외에도 화려한 색감이나 움직이는 영상 때문에 뇌가 자꾸 각성되죠. 그래서 잘 시간이 다가오면 한 시간 전부터는 스마트폰이나 TV를 끄라고 얘기해줘요. 하지만 참 쉬운 방법이면서도 실천하기 어렵죠.

신현준   쉽지 않죠. 졸다가 스마트폰을 얼굴에 떨어뜨릴 정도로 끝까지 보잖아요? (웃음) 잠들고 싶다면 자려고 노력해야 합니다. 원장님 말씀하셨듯이 수면에는 빛을 차단하는 게 정말 중요해요. 제가 첫 아이를 저희 부부와 따로 재우는 수면 교육에 성공한 경험이 있거든요. 엄청 우는데도 불구하고 겨우 해냈는데 아이가 세 살 때 딱 한 번 엄마와 함께 자더니 그 후에는 절대 혼자 안 자더라고요. 그래서 다시 아이와 함께 자기 시작했죠. 아이들의 에너지를 다 쏟게 한 다음 동화책 하나 읽어주고 불을 딱 끄면 애들과 저희가 비슷하게 잠이 듭니다. 빛을 차단하는 게 중요해요.

정혜진   네. 맞습니다. 일단 집에 들어가면 조명부터 꺼야 합니다. 시골에 가면 초저녁부터 졸린 경험을 해보셨죠? 빛을 차단하는 것이 자연스럽게 잠들기 위해 가장 중요한 요소예요.

신현준   맞아요. 시골에는 빛도 없고 가로등도 별로 없으니 그렇겠네요. 저는 새벽에 이동하는 경우가 많아요. 잠이 부족하니 차 안에서라도 자는 게 좋은데 쉽지가 않더라고요. 그런데 멜라토닌을 먹고 온열 안대를 하면 잠이 오더군요. 좀 자야 휴식도 되고 이동 시간도 짧게 느껴져서 저는 멜라토닌이 꼭 필요합니다. 요즘 말로 '필수템'이라고 할 수 있죠. (웃음)

그리고 멜라토닌을 알기 전에는 수면제를 먹었어요. 천연이라서 몸에 해롭지 않다는 제품을 먹었는데도 장거리 비행이 끝날 때까지 잠에서 못 깨어나 고생한 경험이 있습니다. 그런데 멜라토닌은 그런 부작용은 없었어요.

정혜진   그런 경험을 하신 건 멜라토닌과 수면제의 반감기 차이 때문입니다. 반감기는 효과가 점점 없어지는 데 걸리는 시간을 말해요. 멜라토닌은 반감기가 한 시간이 조금 안 돼요. 예를 들어 5mg을 먹었을 때 한 시간이 지나면 2.5mg이 되고, 또 한 시간이 지나면 1.25mg이 되는 식으로 줄어드는 거죠. 그래서 네 시간 정도가 지나면 효과가 뚝 떨어지니 잠에서 깨어나지 못하는 경우가 그리 흔치 않은 편이죠.

하지만 멜라토닌도 많은 양을 복용하게 되면 다음날 아침에 어지럽고 불쾌감을 느끼기도 해요. 양을 더 늘린다고 해서 수면 효과가 커지는 것도 아니라고 합니다. 그래서 본인에게 맞는 양을 적절한 시기에 사용하는 것이 중요합니다.

신현준　수면에 도움을 준다는 '가바'라는 것도 있던데 저는 멜라토닌으로 워낙 효과를 보다 보니 아직 먹어보지는 않았어요.

정혜진　가바(GABA:Gamma AminoButyric Acid)도 멜라토닌처럼 뇌에서 신경 신호를 전달해주는 호르몬입니다. 불안감이나 우울감을 줄여 주고 차분해지게 도와주는 역할을 해요. 보통 안정제로 처방되는 약들이 우리 뇌 안에서 가바의 양이 줄어들지 않고 유지되도록 도와주는 원리로 만들어졌습니다. 그래서 가바를 먹으면 안정감을 느끼고 수면에도 도움이 되지 않을까 기대하는 것이죠. 하지만 호르몬을 직접 먹는다고 해서 그 성분이 고스란히 뇌로 가서 호르몬으로 작용하리라고 기대하기는 어렵습니다. 진료를 하다 보면 수면장애의 원인은 대부분 자신의 생활환경이나 습관에 있다는 것을 발견하게 됩니다. 우선은 자신의 일상생활을 돌아보는 것이 가장 중요하고요. 문제가 계속 해결되지 않는다면 진료를 한번 받아보시는 것도 좋을 것 같아요.

1. 멜라토닌은 하루의 생체 리듬을 조절하는 호르몬이다. 빛의 양에 따라 분비량이 달라지며, 어두워지면 분비되면서 수면을 유도한다.
2. 멜라토닌은 시차 적응이나 깨진 수면 리듬을 잡기 위한 단기 사용에 효과적이다. 장기 사용을 권하지는 않지만 지속적으로 수면제를 복용해야 하는 상황이라면 저용량 멜라토닌이 나을 수 있다.
3. 낮에는 환하고 밤에는 어두운 환경이 조성되어야 멜라토닌 분비의 리듬도 규칙성을 가지게 된다.
4. 가바(GABA)는 불안감, 우울감 등을 낮춰주는 신경 신호를 전달하는 물질이다.

◑ 신현준과 정혜진은 이렇게 생각합니다! ◑

1. 해가 진 뒤에는 집안 조명을 낮추고 잠자리에 들기 한 시간 전부터는 스마트폰이나 TV를 끄자. 습관을 들이기가 너무 어렵다면 화면의 밝기를 최대한 낮춰보자.
2. 멜라토닌은 우선 의사와 상담 후 소량만 처방 받아 복용해 본 다음 계속 복용할지 결정하자.

질 좋은 수면을 위한 4원칙

1) 생활 리듬 조절
① 기상 시간 고정 : 몇 시에 잠이 들던 상관없이 같은 시간에 일어난다.
② 침대에서는 잠만 자기 : 침대에서는 자는 것 이외에 다른 일을 하지 않는다. '침대=자는 곳'이라는 개념을 정립해야 한다.
③ 낮잠 금지 : 낮잠 때문에 밤에 잠이 오지 않는 것은 당연하다. 잠들기 위한 몸 상태를 만들어야 한다.

2) 신체적, 심리적 이완

① 늦은 시간에 과격한 운동은 피한다. 각성 상태가 지속되어 잠이 오지 않는다.

② 저녁에 따뜻한 목욕을 하면 근육이 이완되어 잠에 들기 쉽다.

③ 명상을 통해 긴장을 푸는 것도 도움이 된다.

④ 잠들지 못할까 봐 걱정하면 불안해져서 잠이 더 오지 않는다.

3) 수면 환경 관리

① 해가 진 뒤에는 스탠드 조명 한 개 외에는 모두 끈다.

② 시계를 눈에 띄는 곳에 두지 않는다.

4) 자극 인자 제거

① 자극적인 저녁 식사는 잠을 방해한다.

② 오후 시간에는 커피를 포함한 카페인 음료를 피한다.

③ 잠들기 두 시간 이내에는 음료나 수분이 많이 포함된 과일 섭취를 제한한다. 수면 중에 소변을 보기 위해 깰 수 있다.

④ 밤에는 TV, 스마트폰 대신 책과 라디오가 나을 수 있다. 스마트폰을 멀리하기 힘들다면 화면의 밝기를 최대한 낮추자. 그리고 스마트폰 충전기를 손이 닿지 않는 곳에 멀리 두자.

09

면역

홍삼, 프로폴리스, 아연

편집자　　이번 주제는 면역력에 도움이 된다는 영양제입니다. 코로나19 바이러스 유행으로 면역력에 대한 관심이 더욱 커지고 있어요.

정혜진　　먼저 용어 정리부터 할게요. 의학에서는 '면역, 면역 체계' 라는 단어를 사용하지만 '면역력'이라는 단어는 쓰지 않습니다. '면역 결핍, 면역 손상'과 같은 표현을 쓰지만 이 표현이 우리가 일반적으로 이해하고 있는 '스트레스 등으로 인해 일시적으로 바이러스나 세균의 침범에 취약한 상태'를 말하는 것이 아닙니다. 에이즈나 백혈병과 같은 질환으로 인해 면역 체계가 정상적으로 작동하지 못해 가벼운 바이러스나 세균으로 사망에 이를 수도 있는 상태를 얘기하죠.

신현준　　처음 듣는 이야기입니다. '면역력'하면 다들 굉장히 일상적으로 쓰는 단어인데요.

정혜진　　맞아요. 워낙 많이 사용되고 있는 단어라 저희도 환자와의 대화를 원활하게 진행하기 위해 사용되기도 해요. 하지만 의학에서는 면역 체계가 정상적으로 작동한다면 정상 범위 내에서 면역력의 강약을 평가하지는 않아요. 정상이냐 아니냐에 관심이 있을 뿐이죠.

편집자 　면역력을 왜 평가하지 않는 건가요?

정혜진 　근본적으로 얘기하자면 면역 기능이 정상적으로 작동하는 상태에서 굳이 면역력이라는 것을 점수화해서 측정할 필요가 없는 거죠. 의학적으로는 면역 기능에 이상이 생겼을 때 어디에 문제가 생겼는지, 왜 생겼는지를 파악하고 대책을 세우기 위한 평가 기준은 있지만 면역 기능이 정상인 경우에 단계를 나누어서 강하고 약함을 구별하는 방법이나 기준은 없습니다.

편집자 　들을수록 충격적이네요. 면역력이라는 단어를 아무 의심 없이 받아들이고 사용했거든요. 면역력에 도움이 된다는 음식과 영양제를 수도 없이 봐왔고요.

정혜진 　네. 정말 흔하게 쓰이는 표현이죠. 말씀드렸듯이 일반적으로 면역력이 약하다는 표현은 세균이나 바이러스에 대한 저항력이 약하다는 것으로 해석되는데, 면역 기능이 질환으로 인해 문제가 있지 않는 한은 시력처럼 그 정도가 측정되는 개념은 아니에요.

신현준 　그런데 광고에서도 면역력이라는 단어를 사용한지 굉장히 오래되었는데요.

정혜진 　맞아요. 이를 테면 홍삼의 허가된 기능성 중에도 '면역력 증진'이라는 표현이 있어요. 홍삼을 일정 기간 이상 복용했을 때 면역에 관여하는 세포들의 개수가 늘어나거나 활성도가 증가했다는 임상 연구 결과를 통해 해당 기능성을 인정받게 된 거죠. 하지만 면역에 관여하는 세포들의 개수가 늘어났다고 해서 이 사람의 면역 기능이 종합적으로 개선되었다고 결론짓기는 어려워요. 워낙 면역에 직간접적으로 관여하는 변수가 많기 때문이죠.

그래서 영양제의 효과를 이해할 때 '홍삼이 면역력 증진에 도움이 된다'라고 단정짓는 것이 아니라 '홍삼이 면역력 증진에 도움이 될 수도 있다'라는 가능성에 초점을 맞춰야 해요. 홍삼뿐만 아니라 대부분의 영양제에 다 적용되는 얘기예요.

신현준　몸을 챙긴다고 하면 항상 염두에 두는 단어가 바로 면역력이니까요. 측정할 수 없는 개념이라고 해도 건강에 큰 영향을 줄 것 같아요. 홍삼이 '면역력 증진'에 대한 기능성을 인정 받았다고 하셨는데 어떤 기능인가요? 제 배우 지인들도 항상 가지고 다닐 정도로 챙겨 먹는 것이 홍삼이거든요. 먹으면 정말 기운이 나기도 하고요. 저는 먹었을 때와 안 먹었을 때의 확연한 차이가 있었어요.

정혜진　건강기능식품으로서의 홍삼은 다섯 가지 기능이 인정되었습니다. 피로 회복, 면역력 증진, 혈소판 응집 억제를 통한 혈액 흐름 개선, 항산화, 갱년기 여성의 건강에 도움을 줄 수도 있다고 해요.

그리고 이러한 기능을 인정 받기 위해서는 4년근 이상의 고려인삼으로 만들어야 하고 1g당 진세노사이드 2.5~34mg이 포함되어 있어야 합니다. 이 기준을 만족시키지 못하면 건강기능식품으로 판매할 수 없어요. 홍삼의 핵심 성분이라고 할 수 있는 진세노사이드가 얼마나 들어 있느냐에 따라 가격이 달라지는 것 같더라고요. 저희 어머니도 용량이 얼마 이상 되는 걸 사달라고 콕 집어서 말씀하실 정도로 이런 정보는 많이 알려져 있는 것 같

아요. (웃음)

신현준   제가 면세점 판매용 홍삼을 선물 받은 적이 있어요. 그런데 가격을 알고 깜짝 놀랐습니다.

정혜진   비싼가요? 가격이 천차만별이더라고요.

신현준   몇십만 원이었어요. 그래서 도로 가져왔습니다. (웃음)

정혜진   (웃음) 홍삼 시장이 정말 크고 제품도 다양해요. 건강기능식품으로서 인정받은 다섯 가지 기능이 워낙 강력하니 인기가 많을 수밖에 없겠죠. 피로를 느끼는 사람, 갱년기 여성, 면역 증진을 원하는 사람만 해도 엄청난 수요가 생기니까요. 다만 내 몸에 홍삼이 맞지 않는다고 느끼는 경우가 있잖아요? 두통, 두근거림, 불면, 혈압 상승, 염증으로 인한 발 열을 겪는 사람은 안 먹는 게 좋아요. 저도 홍삼을 먹으면 두통이 생기는 경우라 선물을 받으면 다른 가족들에게 주곤 합니다.

신현준   몸에 열이 많은 사람에겐 좋지 않다고 들었어요.

정혜진   몸에 열이 많다는 것은 의학적인 표현이 아니긴 해요. 의학적으로는 체온계로 잰 체온이 정상 범위보다 높으면 열이 난다고 표현해요. 체온계상으로 정상이라면 열이 난다고는 하지 않죠. 몸에 열이 많다고 느껴져서 홍삼을 드시는 게 맞을지 고민이 될 때에는 한의사와 상의를 한번 해보시면 좋을 것 같아요.

신현준   열이 많으면 인삼보다는 홍삼이 낫다고 하기도 하고요. 저는 인삼을 먹으면 발이 뜨거워서 잠을 잘 못 자는데 홍삼은 괜찮더라고요.

홍삼을 먹으면서 일을 하면 확실히 다르다는 걸 느낍니다. 에너지 면에서도 그렇고 확실히 덜 피곤합니다.

제가 천식이 너무 심한 것을 아시는 분이 산삼을 선물로 주신 적이 있어요. 귀한 선물을 주신 마음을 생각해 정성껏 달여서 먹었더니 3개월 정도는 천식이 많이 좋아졌어요. 산삼에 대해 찾아보니 사포닌 성분이 천식 증상에 좋다고 하더군요. 산삼으로 효과를 본 후, 구입을 해볼까 했는데 너무 비싸서…. 아직도 천식을 달고 삽니다. (웃음) 대신에 가격 부담이 적은 홍삼을 먹고 있죠.

편집자　　(웃음) 그런데 홍삼의 인기가 많은 만큼 즙, 젤리, 정과 등 다양한 제품이 있어서 고르기 힘들어요. 어떤 제품을 선택하면 좋을까요?

정혜진　　취향에 따라 먹기 편한 방식으로 드시면 됩니다. 홍삼도 다양한 형태로 판매하잖아요. 마시는 형태도 있고 절편으로 팔기도 하고요. 중요한 것은 진세노사이드 함량입니다. 앞서 말씀 드렸듯이 1g당 2.5~34mg의 진세노사이드가 들어 있어야 해요. 더 자세히 말씀드리면 제품과 효능에 따라 진세노사이드 함량이 차이가 있는데요. 건강기능식품 기능성 인정 기준을 바탕으로 말씀드리자면 면역 증진, 피로 개선에 도움을 줄 수 있는 양은 3~80mg, 혈소판 응집 억제를 통한 혈액 흐름, 기억력 개선, 항산화에 도움을 줄 수 있는 양은 2.4~80mg, 갱년기 여성 건강에 도움을 줄 수 있는 양은 25~80mg 이라고 합니다. 말씀드린 양은 하루 섭취 총량이니까 판매 제품의 밀리그램당 진세노사이드 함량을 보고 계산해보시면 돼요.

신현준　　저는 너무 비싼 것 말고 4~6년근 정도의 제품을 먹으면 된다고 생각합니다. 너무 비싸서 한 달 먹기에도 부담스러운 제품보다 적절한 가격으로 세 달 정도는 먹을 수 있는 제품이 좋아요.

편집자   두 분 말씀을 종합해보자면 4~6년근이고 진세노사이드 함량과 가격이 적절한 제품이 좋겠네요. 홍삼을 먹으면서 주의할 점은 없을까요?

정혜진   고혈압, 당뇨, 심뇌혈관 질환으로 약을 드시는 분들의 경우는 주의하셔야 해요. 이뇨제의 작용에 영향을 미치기도 하고 혈당을 과하게 떨어뜨리는 경우도 있습니다. 혈액 응고 지연을 위해 약을 드시는 분들은 출혈 위험이 증가하기도 하고요. 이외에도 만성질환으로 꾸준히 약을 드시는 분들은 의사와 상의하고 홍삼을 드시기 바랄게요.

그리고 한 가지 덧붙이고 싶은 주의 사항이 있습니다. 쉴 틈이 없을 정도로 바쁘고 잠까지 부족한 생활을 하시면서 커피나 홍삼 같은 제품에 의지하는 분들을 많이 봐요. 피로 회복에 도움이 될 거라는 기대로 섭취하지만 근본적인 대책은 될 수 없죠. 그러다 쉬어야 할 시기를 놓쳐버리고 결국엔 몸과 마음이 회복하기 어려울 정도로 지치게 된다면 정말 문제라고 생각합니다.

신현준   몸에서는 '이제 조금만 쉬어 줘. 쉬는 시간이 필요해'라고 신호를 보내는데 우리는 그 신호를 무시하고 밑바닥의 에너지까지 끌어내어 활동하는 거죠. 그래서 그 신호를 놓치지 않도록 필요할 때 잠깐만 홍삼을 먹는 게 좋다고 생각합니다. 사계절 중 자신이 체력적으로 힘들다고 느끼는 때 2~3달만 드시길 추천합니다. 저희 배우들은 촬영에 들어가기 전부터 건강 관리를 하는데 그때 홍삼을 먹어요. 영양제를 꼭 챙기는 저도 영양제를 쉬어주는 시간이 있어요. 농담처럼 계속 말하지만 제가 크리스찬이라 일요일은 영양제를 아무것도 안 먹어. (웃음) 충분히 휴식하고 하루 정도 쉬는 것이 오히려 내 몸에 약이 될 수 있다고 생각합니다. 그래서 저는 홍삼이 고가이기도 하고 너무 강하게 반응이 오니까 장기 복용은 하지 않습니다.

편집자　　홍삼을 장기간 복용하는 경우를 너무 많이 봤는데 주의해야 겠네요. 충분한 휴식은 물론이고 내 몸이 보내는 신호를 놓치지 않도록요. 그럼 다음으로 면역 증진에 좋다고 알려진 프로폴리스에 대해 알아보겠습니다. 인기가 많다보니 영양제, 치약, 화장품 등 굉장히 다양한 형태로 나오던데요. 프로폴리스는 어떤 성분인가요?

정혜진　　프로폴리스는 벌이 나무의 진액과 자신의 침을 섞어서 만든 것으로 벌집을 만드는 데 쓰입니다. 그래서 지역과 나무의 종류, 기후, 계절에 따라 프로폴리스의 성분과 색깔, 구조가 다 다르죠. 벌집에 이물질이 들어오거나 세균이 침입했을 때 프로폴리스 성분에 의해 제거되는 것을 보고 프로폴리스가 사람한테도 항균 작용을 하지 않을까 하는 기대로 먹는 것입니다.

신현준　　저는 프로폴리스도 꼭 챙겨 먹는 영양제 중 하나입니다. 특히 기관지나 편도 때문에 고생하는 사람들은 어떤 감기약보다 효과가 좋더라고요. 다른 영양제는 신뢰하지 않는 제 아내도 프로폴리스만큼은 향이 싫어도 잘 쓰더군요. 그만큼 프로폴리스는 이미 많은 사람들에게 인정받고 있는 셈이죠. 경험상 항염과 면역에 도움이 된다고 생각하기 때문에 저는 프로폴리스를 추천합니다.

정혜진　　프로폴리스는 항산화와 구내 항균 작용에 도움을 줄 수 있다는 기능성을 인정받았어요. 면역력 증가 기능은 아니에요. 앞서 말씀 드렸듯이 면역 기능 강화는 측정할 기준조차 없거든요.

신현준　　면역은 크게 체감하기가 힘드니 잘 모르겠지만 항염에는 분명한 효과가 있다고 생각해요. 기관지가 약해 프로폴리스를 먹어본 경험이 있는 분들은 다들 공감하실 겁니다.

정혜진　　　입 안쪽 염증이 덜 생기거나 빨리 나아졌다는 효과라면 프로폴리스 덕분일 수도 있겠죠. 하지만 즉각적으로 또는 단기간에 어떤 효과가 있다고 단정할 수 있는 기능은 없기 때문에 개인의 주관적 경험에 의한 것이지 않을까 생각합니다.

편집자　　　저도 기관지가 안 좋은 편이라서 프로폴리스 스프레이를 갖고 다니면서 뿌립니다. 목이 불편할 때 뿌리면 가라앉는 게 느껴져서 매일 사용하고 있어요.

신현준　　　감기 예방, 혓바늘, 포진 등에 예방 효과를 본 사람이 많아요. 구내 항균 작용에는 확실히 효과가 있다고 생각합니다.

편집자　　　그렇다면 프로폴리스는 어떤 기준으로 고르면 좋을까요?

정혜진　　　최근에 해외 직구로 영양제를 드시는 분들도 늘고 있어요. 이때엔 성분 표기가 명확한지 살펴보셔야 합니다. 예를 들어 프로폴리스에서 항균 작용을 하는 성분인 플라보노이드의 하루 복용량이 우리나라의 식약처 기준으로 16~17㎎입니다. 그래서 우리나라 제품에는 플라보노이드 양이 표시되어 있지만 해외 직구 제품에는 표시되지 않아 주의가 필요합니다.

편집자　　　플라보노이드 함량을 꼭 확인해야겠군요. 캡슐, 액상, 스프레이 등 많은 종류 중에서 어떤 것이 좋을까요?

정혜진　　　입 안에서의 항균 작용을 기대한다면 스프레이처럼 직접 닿아야 합니다. 그 외 다른 기능을 원한다면 본인의 취향에 따라 고르시면 될 것 같아요. 다만 성분의 보존을 위해 포도씨유 같은 기름 성분이 함께 들어 있는 연질 캡슐은 공기가 통해 산패의 위험이 높아지니 다른 제형이 낫겠죠?

신현준　　　맞습니다. 목적에 따라 제형을 선택하셔야 합니다. 목이 아프면 스프레이를 뿌리거나 액상 프로폴리스로 가글을 자주 해주세요. 혓바늘이 자주 돋는다면 비타민C와 함께 스프레이 타입의 프로폴리스를 추천하는데 효과를 보는 사람이 많습니다. 사실 캡슐이 먹기에는 제일 편하니 기호에 따라 선택하셔도 되죠. 승무원들이 장기간 비행 시, 필수적으로 가지고 타는 것 중에 프로폴리스 스프레이가 있더군요. 저도 항상 휴대하고 다닙니다. 미세먼지도 많아 목이 아픈 요즘에는 더욱 추천합니다.

그리고 전에도 말씀드렸지만 상하면 바로 버려야 합니다. 왜들 안 버리고 아까워서 먹는지 모르겠어요. 영양제는 유통기한을 철저히 지켜서 먹어야 합니다. 스프레이 타입은 캡슐보다 유통기한이 짧은 경우가 많아요. 조금 싸다고 절대로 대용량을 사지 마세요.

정혜진　　　그리고 프로폴리스는 여러 성분이 합쳐진 혼합 물질이기 때문에 어떤 성분에 의해 알레르기가 생길지 몰라요. 특히 벌과 관련된 알레르기가 있다면 주의가 필요합니다. 먹어 보고 알레르기 반응이 있다면 섭취를 즉시 중단하세요.

신현준　　　맞습니다. 내 몸에 맞는지 먼저 점검해보는 것이 필요합니다. 알레르기 반응이 있다면 굳이 먹을 필요가 없어요.

편집자　　　그렇다면 프로폴리스도 원산지가 다양한데 어디가 가장 좋을까요?

정혜진　　　요즘 유행하는 것은 브라질산의 그린 프로폴리스더라고요. 다른 프로폴리스에 비해 항염 작용이 더 크다고는 하지만 브라질의 특정 청정 지역에서만 나온다는 데 대한 기대감 때문이 큰 것 같아요. 하지만 시간이 지나면 또 다른 지역의 프로폴리스가 등장하지 않을까요?

그리고 원산지와 제조지를 잘 살펴보세요. 원산지에 따른 기능 차이가 크다고 생각하지는 않지만 소비자 관점에서 유럽산이라고 생각하고 구입했는데 알고 보니 중국산이면 기분이 좋지는 않을 것 같아요.

신현준　　　저는 주로 호주 제품을 먹고 있어요. 원산지도 중요하겠지만 신뢰할 수 있는 회사의 제품인지도 중요해요.

편집자　　　프로폴리스도 자신에게 맞는 제품을 세심하게 잘 골라야겠군요. 그리고 면역에 종합비타민을 추천해주는 경우도 있던데요? 특히 종합비타민에 들어 있는 미네랄 중에 아연이 면역에 중요하다고 들었어요.

정혜진　　　비타민이든 미네랄이든, 정상적인 면역 기능에 필요한 영양소는 다양해요. 아연은 정상적인 면역 기능에 필요하다는 기능성 인정을 받은 성분이어서 광고에 면역이라는 단어를 사용할 수 있거든요. 최근 코로나19 상황에서 면역과 관련된 영양제들이 인기가 많아지다 보니 아연을 조금 넣어 판매하는 제품이 많아졌죠.

하지만 더 먹는다고 해서 특정한 면역 기능이 더 강화되는 것은 아니죠. 이미 정상적으로 작동하는 면역체계를 어떤 영양소로 어떻게 강화시킬까에 대해 고민하기보다는 규칙적인 생활, 충분한 수면, 적당한 운동이 중요해요. 그리고 손을 잘 씻고 마스크를 사용하는 생활습관은 기본이죠. 요즘 코로나19로 마스크가 생활화되니 감기 환자가 확 줄었어요.

신현준　　　물론 원장님 말씀대로 생활습관과 식습관이 전제되어야 하죠. 하지만 좋은 음식을 챙겨 먹고 운동을 하기 힘든 분들도 많잖아요? 그런 경우에는 종합비타민만이라도 꼭 드시길 추천합니다. 저는 코로나19 때문에 아연도 챙겨 먹기 시작했어요. 효과를 당장 체감하기는 힘들지만 면역 기능을 인정 받았다고 하니 그만큼 신뢰할 만한 가치가 있겠죠. 영양제 선택은 개인의 가치관에 달렸다고 생각합니다.

사실 면역은 피로와 밀접한 연관이 있어요. 자신이 좋아하는 보양식을 먹고 푹 자는 게 영양제 섭취 이상으로 중요하다고 생각합니다. 저는 촬영이 끝나면 여행을 많이 가요. 바닷가에서 음악을 들으며 아무것도 하지 않고 가만히 쉬는 거예요. 며칠만 그렇게 쉬어도 몸이 회복됩니다.

편집자   충분한 휴식은 면역뿐 아니라 몸의 거의 모든 기능을 위해서도 필수인 것 같네요. 독자 여러분도 두 분의 의견을 통해 개인의 면역을 점검해 나가시길 바라며 이번 주제는 마치겠습니다.

알기 쉽게 요약해드릴게요!

1. 의학에는 '면역력'이라는 단어가 없다. 면역의 정도를 측정하거나 강화시킨다는 개념이 없다는 의미다.

2. 홍삼은 식약처로부터 피로 회복, 면역력 증진, 혈액 흐름 개선, 항산화, 갱년기 여성 건강에 도움을 줄 수 있다는 기능성을 인정 받았다. 허가된 기능성이 판매할 수준이 되려면 1g당 2.5~34mg의 진세노사이드가 포함되어야 한다.

3. 고혈압, 당뇨, 심혈관, 뇌혈관 질환으로 약을 복용 중이라면 홍삼을 섭취할 때 의사와 상의하도록 하자.

4. 프로폴리스는 벌이 나무의 진과 자신의 침을 섞어 만든 물질이다. 따라서 지역과 나무, 기후, 계절에 따라 다양한 성분으로 만들어진다.

5. 프로폴리스는 항산화, 구내 항균 효과에 도움을 줄 수 있다는 기능성을 인정받았다.

6. 프로폴리스 구입 시에는 원산지, 제조지, 폴라노보이드 함량을 주의 깊게 살펴야 한다.

7. 프로폴리스의 유통기한을 지키고 알레르기 반응이 있다면 섭취를 즉각 중단해야 한다.

8. 몸의 회복력을 높이려면 규칙적으로 생활하고 영양 섭취를 골고루 하면서 충분한 휴식을 취하는 것이 무엇보다도 중요하다.

◖ 신현준은 이렇게 생각합니다! ◗

1. 에너지가 필요한 사람에게 일 년에 한두 달 정도 홍삼 섭취를 추천한다.

2. 기관지나 편도 염증으로 고생하는 사람에게 스프레이와 액상 프로폴리스를 추천한다. 혓바늘이 자주 돋는다면 프로폴리스를 비타민C와 함께 섭취하자.

3. 면역 기능 향상을 위해 종합비타민, 아연을 추천한다.

※ **추천 제품 :** 시니케어 호주 고함량 프로폴리스, 시니케어 고함량 프로폴리스 2000, 오리진에이 호주 프로폴리스 리퀴드 액상, 라이프타임 호주 프로폴리스 스프레이

◖ 정혜진은 이렇게 생각합니다! ◗

1. 홍삼을 비롯한 기능성 영양제 섭취로 잠재적 에너지까지 끌어내어 쓰는 것은 문제가 있다. 쉬어야 하는 적절한 시기를 놓칠 수 있기 때문이다.

2. 면역 기능과 관계 있는 영양소는 많지만 그것들을 더 많이 먹는다고 해서 면역 기능이 더 좋아지는 것은 아니다.

3. 면역 기능을 영양제로 강화시키는 것보다 규칙적인 생활, 충분한 수면, 적당한 운동이 더 중요하다.

10

탈모, 모발

맥주효모, 비오틴

편집자　　　모발 건강이나 탈모에 좋은 영양제로 알려진 맥주효모를 검색해봤는데 신현준 님 이야기가 많이 나오더군요. (웃음)

신현준　　　너무 뿌듯해요. 맥주효모는 제가 1993년 베를린 영화제에 참석했을 때 가져왔거든요. 문익점도 아니고⋯. (웃음) 굉장히 오래됐죠. 독일 사람들은 맥주효모 때문에 탈모가 적다는 이야기가 있어요. 제가 독일에 자주 가는데 독일 사람들은 맥주효모를 기본으로 먹더라고요. 이미 1990년대에도요. 우리나라에 더 많이 알려진 건 제가 한 예능 프로그램에 출연한 후입니다. 예능 프로그램 촬영 중에도 제가 맥주효모를 먹고 있었거든요. 매니저가 '그게 뭐예요?' 하기에 '맥주효모야. 탈모 때문에 먹어' 하고 주는 장면이 나갔어요. 당시 PD가 말하길 사람들의 관심이 폭발적이었고 게시판에 그 영양제가 대체 뭐냐는 질문이 쇄도했다고 합니다. 그 정도로 다들 탈모에 걱정이 많다는 이야기겠죠.

편집자　　　맥주효모의 어떤 효과를 직접 느끼신 건가요?

신현준   머리숱이 더 풍성해지자는 목적보다는 지금 상태를 유지하자는 마음으로 꾸준히 먹었거든요. 그런데 손톱과 모발이 엄청 빨리 자라는 거예요. 제 아내도 놀랄 정도로요. 아내가 출산 후에 손톱에 윤기가 없고 잘 부러졌었는데 맥주효모를 먹기 시작하면서부터는 손톱에 광이 난다고 합니다. 제 헤어 스타일을 담당하는 친구는 제 모발이 너무 빨리 자란다며 놀라워해요. 다 맥주효모 덕분인 것 같아요. 저희 어머니는 80세가 넘으셨는데도 머리숱이 많습니다. 맥주효모를 꼭 챙겨 드신 덕분이라고 생각해요.

정혜진   원래 탈모가 있으셨던 게 아니셨죠?

신현준   네. 없었습니다. 제가 예전에 좋아하는 할리우드 스타 숀 코넬리가 해변에 앉아 있는 사진을 보고 놀란 일이 있습니다. 우리나라 사람들도 흑채를 뿌리면 숱이 많아 보이잖아요? 그 배우도 마찬가지였던 거죠. 바다에 들어갔다가 흠뻑 젖은 머리로 나오는데 머리숱이 없어 깜짝 놀랐습니다. 저에게는 정말 우상이었는데 그 모습은 너무 충격적이었어요. 강아지도 물에 젖으면 볼품이 없어져 소위 '털발'이라고 하잖아요. 배우에게도 헤어 스타일은 생명인데 탈모 때문에 본래의 캐릭터를 잃고 새로운 캐릭터가 되어버리는 경우는 많습니다. 그래서 그 시기를 좀 늦췄으면 좋겠다는 마음으로 맥주효모를 먹기 시작한 거죠. 그런 노력으로 제 또래보다는 머리숱이 좀 더 풍성하지 않나 싶습니다.

편집자   맞아요. 신현준 님을 보고 저도 맥주효모를 먹어야 하나 싶을 정도예요. (웃음)

신현준   저는 그래서 더욱 맥주효모를 강력 추천합니다. 지금부터라도 먹으면 그나마 오래 유지할 수 있다고 봅니다. 배우들은 하루 종일 촬영

PART 2. 목적에 따라 골라 먹는 영양제

을 하는 경우가 대부분이에요. 그러면 장면마다 연결이 자연스러워야 해서 모발을 하루 종일 똑같이 고정시켜요. 그렇게 하지 않으면 다음 장면에서 갑자기 모발의 모양이 달라져서 부자연스러워지는데 이를 두고 소위 '연결이 튄다'고 하죠. 연결이 튀지 않게 하기 위해 하루 종일 스프레이를 뿌립니다. 더군다나 남자는 모발이 짧기 때문에 스프레이를 뿌리면 두피까지 뿌려져요. 두피가 숨을 못 쉬는 거죠. 그래서 드라마를 5개월 정도 하면 모발과 두피가 많이 망가져서 심각한 지경이 됩니다. TV에서 볼 때 머리숱이 많았던 배우를 목욕탕에서 만나면 흑채를 얼마나 뿌렸는지 알게 될 정도죠.

편집자   그래서 더욱 맥주효모를 추천하시는군요. 맥주효모는 정확히 어떤 성분인가요?

정혜진   효모는 곰팡이와 비슷한 성격의 진균으로 현재까지 1500가지가 넘는 종류가 알려져 있습니다. 세균, 바이러스, 곰팡이처럼 비슷한 성격의 미생물들을 포괄하는 단어로 그 중에는 우리 몸에 질병을 일으키는 것도 있고 이로운 것도 있죠. 일반적으로 효모라고 하면 빵이나 맥주를 만들 때 발효 역할을 하는 특정 종의 효모를 지칭합니다. 말씀하셨던 맥주효모는 맥주를 만드는 과정에서 탄수화물을 발효시켜서 알코올과 이산화탄소를 만들어냅니다.

그리고 효모에는 비타민B군, 미네랄, 단백질, 아미노산, 비타민B₇(비오틴)이 많이 들어 있어요. 머리카락의 원료가 되는 성분들이죠. 특히 비오틴과 아미노산은 결핍 시에 탈모가 생기니 맥주효모가 자연스럽게 탈모 관련 영양제로 주목받지 않나 싶습니다.

편집자   그렇다면 비오틴과 아미노산이 결핍될 가능성은 어느 정도인가요?

정혜진　　한국인의 비오틴 결핍에 관한 자료는 없어요. 일반적인 식사로 섭취하는 양으로 충분합니다. 아미노산도 결핍보다는 오히려 과잉 섭취가 문제입니다. 그래서 영양소 부족을 문제시 하기에 앞서 탈모의 종류나 요인 등에 대해서 먼저 설명드리고 싶어요.

신현준　　탈모의 종류에는 어떤 것이 있나요?

정혜진　　탈모에는 남성형 탈모, 여성형 탈모, 원형탈모, 휴지기 탈모 등이 있어요. 가장 대표적인 남성형 탈모는 남성호르몬이 중요한 역할을 합니다. 20~30대부터 모발이 가늘어지다가 이마 선이 조금씩 뒤로 밀리게 돼요. 그러다가 양쪽 이마 끝 부분이 뒤로 더 밀리게 되면 일명 M자형 이마가 되고 그러다 정수리 쪽까지 빠지게 되죠. 여성형 탈모는 전반적으로 모발 두께가 가늘어지고 머리숱이 줄어들어요. 그리고 원형탈모는 동그란 형태로 모발이 깨끗하게 빠지는 양상입니다. 정확한 이유가 밝혀지지 않아 자가면역성 질환이라고 여겨지고 있고요. 마지막으로 휴지기 탈모는 출산, 수술, 급격한 다이어트, 스트레스 등에 의해 생기는데 전체적으로 숱이 줄어들고 원인이 개선되면 다시 머리숱이 늘어나게 됩니다. 이 외에도 다양한 질환에 의해 탈모가 생기기도 해요.

신현준　　특히 유전에 의한 남성형 탈모를 걱정하시는 분들이 많아요. 할아버지나 아버지 세대가 탈모인 경우 아직 탈모가 아닌데도 꾸준히 관리하시더라고요.

정혜진　　남성형 탈모는 유전에 의해서 생기기 때문에 절대 피할 수 없다고 많이 알려져 있죠. 하지만 단순히 윗 세대의 탈모 유무로만 판단하기에는 남성형 탈모의 유전 방식이 좀 복잡합니다. 일반적으로 알려진 것처럼 남자 쪽으로만 대를 건너서 유전되는 것도 아니에요. 여성도 남성형 탈모와 같은 원리의 탈모가 일어나니까요. 유전은 탈모에 영향을 주는 여러 가지 중요한 변수 중 하나라고 이해하시는 게 좋을 것 같아요.

신현준　　그럼 유전적 요인이 아닌 휴지기 탈모, 원형탈모는 회복이 가능한가요?

정혜진　　휴지기 탈모는 원인이 개선되면 수개월 내로 머리숱이 자연스럽게 회복됩니다. 원형탈모를 포함한 나머지 다른 탈모는 병원에서 적절한 치료를 받으면 대부분 회복이 되고요. 단, 회복되지 않는 원형탈모도 있습니다. 남성형 탈모에는 피나스테라이드, 두타스테라이드 등의 처방약이 사용되고 있어요. 남성호르몬 테스토스테론(testosterone)의 형태 중 하나인 디하이드로 테스토스테론(DHT, Dihydrotestosterone)이 탈모에 관여한다고 알려져 있어요. 그래서 테스토스테론이 DHT로 변환되는 과정을 억제하는 약물들이 탈모 치료에 쓰입니다.

신현준　　임신을 준비할 때는 탈모 치료제 보관에 더욱 주의하라고 하던 데요?

정혜진　　맞습니다. 임신 준비를 하고 계시다면 이 약을 손으로 만지지 않도록 해야 해요. 피부를 통해서 약이 흡수되면 남자 아이를 임신한 경우 영향이 생길 수도 있다는 우려 때문이에요.

그리고 남성호르몬을 억제하는 약이라고 알려져 있다 보니 성 기능에 대한 부작용 걱정을 많이 하세요. 이에 대한 연구 중에 성욕 감퇴, 발기부전, 사정액 감소 등의 부작용을 겪었다는 경우가 있기는 하지만 연구 과정에서 가짜 약을 준 그룹에서도 같은 부작용을 겪었다는 경우가 있었기 때문에 약 때문이라고 보지는 않아요.

신현준   그럼 기형아가 나올 수도 있다는 것도 오해인가요?

정혜진   동물 연구에서는 기형아를 출산한 경우가 있었기 때문에 사람한테도 위험 가능성이 있다고 판단하는 것이죠. 임신 준비를 하는 과정에서 약을 먹고 있던 남성 환자분이 약을 끊어야 하는지 물어 보세요. 약이 여성의 손에 닿지 않도록 각별히 주의해야 하지만 남성이 약을 계속 복용하는 건 괜찮다고 말씀드립니다.

편집자   탈모약을 처방 받아 먹을 정도가 아니라 예방 목적이라면 영양제가 도움이 될까요?

정혜진   모발이 가늘어지기 시작했다면 탈모 치료제를 처방 받아서 드시는 게 좋아요. 탈모 치료는 빠를수록 좋거든요. 단순히 모발이 자라는 데 필요한 영양 성분이 부족하지 않도록 예방하기 위해서라면 모발 영양제를 드시면 되겠죠. 하지만 급격한 다이어트를 하거나 특별한 상황이 아닌 이상 영양 결핍으로 인한 탈모는 없어요. 게다가 모발 영양제는 가격대가 매우 높다 보니 영양제보다는 단백질, 비타민이 풍부한 식사를 권해요.

신현준   저는 비싼 영양제는 추천하지 않습니다. 맥주효모를 먹으면 가장 빨리 나타나는 효과는 머릿결이 좋아지고 손톱에 윤이 난다는 거예요. 제 제자 한 명이 모발이 빠진다고 스트레스를 받기에 맥주효모를 줬더니 한 달 만에 모발이 안 빠진다고 하더라고요. 그래서 그 제자와 함께 맥주효모에 대한 이야기를 재미 있게 만든 영상도 있습니다. 맥주효모를 먹은 지 한 달이 넘은 지인들에게서 모발이 안 빠진다는 얘기를 제일 많이 듣습니다.

정혜진 　　모발에 대한 효과를 체감하는 데에는 시간이 많이 필요한데요. 모낭에서 모발이 나고 빠지는 생장 주기를 이해하면 왜 그런지 아실 거예요. 우선 모발이 나오면 성장기인 2~8년간 계속 자라요. 그 다음 2~3주간 퇴행기를 거치면서 빠지고 3개월 정도의 휴지기를 거친 다음, 다시 새로운 모발이 나오기 시작합니다. 일반적으로 우리 머리에 있는 전체 모낭의 10% 정도가 휴지기 상태입니다. 이 과정에서 모발의 성장기가 짧아지면 휴지기인 모낭이 상대적으로 늘어나서 머리숱이 줄어들게 되죠. 반대로 모발의 성장기가 길어지면 휴지기 모낭은 상대적으로 줄어들고 머리숱은 많아집니다.

하루에 100개 이하의 모발이 빠지는 것이 정상인데, 탈모는 그 이상이 빠지는 걸 말해요. 점차 휴지기 모발이 늘고 머리숱이 줄어들죠. 탈모 치료제는 모발이 새로 더 나게 하는 것이 아니라 이미 있는 모발의 성장기를 길게 유지시켜줌으로써 휴지기 모낭의 비율을 줄이는 방식이에요. 그러다 보니 머리숱이 느는 것을 체감하는 데 수개월이 걸려요.

신현준 　　저는 그래서 더더욱 맥주효모를 추천해요. 머리숱이 많아지게 하는 것이 아니라 그나마 양호한 지금의 상태를 유지하는 것이 목표인 것이죠. 나이가 들면서 점점 모발도 얇아지고 머리숱도 줄어들잖아요. 겪어본 분들은 그게 얼마나 무서운지 아실 거예요. 아내가 출산한 뒤에 모발이 너무 많이 빠져서 깜짝 놀랐어요. 빠진 모발을 보면 무서울 정도더군요. 다시 나기는 하지만요.

정혜진 　　출산 후 탈모는 크게 걱정하실 필요가 없어요. 휴지기 탈모의 대표적인 예입니다. 임신 중 호르몬의 영향으로 모발의 성장기가 길어지면서 휴지기 모낭이 줄고 머리숱이 늘어난 결과거든요. 출산과 동시에 급격하게 호르몬이 임신 전 상태로 돌아가고 모발의 성장기도 정상화됩니다. 그러면서 빠지는 모발의 양도 늘어나는 거죠. 출산 후에 모발이 쑥쑥 빠지는 것을 보고 많이 놀라시지만 사실은 임신 전 상태로 돌아가는 것이 에요. 즉, 임신하면 모발 수명이 연장돼서 숱이 일시적으로 늘어나지만 출산 후에는 모발 수명이 원래대로 돌아와 다시 빠지는 것입니다.

신현준　　아! 그렇군요. 호르몬의 영향인지는 전혀 몰랐어요.

편집자　　그렇다면 맥주효모의 부작용이나 주의사항은 없을까요?

정혜진　　통풍 환자는 맥주효모를 안 드시는 게 나을 것 같아요. 통풍의 원인이 되는 요산 수치를 높이는 단백질 성분이 들어 있기 때문이죠.

편집자　　그렇다면 다양한 맥주효모 제품 중에 어떤 제품을 고르면 좋을까요?

신현준　　맥주효모는 독일이 원산지입니다. 독일산이 싸고 원료도 좋아요. 우리나라 제품은 다른 성분을 첨가해서 아예 다른 영양제처럼 비싸게 나오는 경우가 많습니다. 그렇게 먹을 필요는 없다고 생각해요.

정혜진　　저는 여러 번 말씀드리지만 음식으로 영양소를 섭취하는 것을 권장합니다. 만약 그것이 어려운 상황이라면 신현준 님이 추천하신 것처럼 가성비 좋은 제품이 어떨까 해요.

편집자　　그렇다면 맥주효모는 가격대를 잘 고려해서 꾸준히 먹을 수 있는 것을 고르면 되겠네요. 다른 성분이 들어가지 않은 단일 제품도 좋고요. 그리고 맥주효모 외에 비오틴도 많이 드시던데 어떨까요?

정혜진　　비오틴이 결핍되면 탈모가 올 수 있기 때문에 비오틴을 탈모 예방이나 모발 영양제로 사용하는 것 같아요. 하지만 비오틴이 결핍되는 일은 거의 없습니다. 선천적으로 대사에 문제가 있거나 장기적인 약물 복용, 질환에 의한 경우가 아닌 이상 결핍되지 않아요. 왜냐하면 많은 음식에 비오틴이 포함되어 있고 몸에서 재활용까지 하기 때문에 쉽게 부족해지지 않거든요. 20개 이상의 날달걀 흰자를 매일 꾸준하게 먹으면 아비딘이라는 성분이 비오틴의 흡수를 방해해서 결핍될 수 있다고 하지만 익혀서 드시면 괜찮아요. 한국에서는 날달걀을 잘 안 먹기도 하고 그렇게 많은 양을 먹지도 않으니 너무 걱정할 필요는 없죠. 달걀은 세균 감염의 문제 때문에라도 익혀 드시기를 권하고요.

신현준　　제 주변에 운동하는 친구들은 계란 한 판을 흰자만 먹더군요. 익혀 먹으니 다행이네요. (웃음)

정혜진　　와. 듣기만 해도 달걀 냄새가 나는 것 같아요. (웃음) 달걀 노른자도 좋은 단백질 공급원인데 너무 많이 먹으면 콜레스테롤이 높아지니 운동하는 분들은 흰자만 드시더라고요. 꼭 익혀서 드시길 바랄게요.

신현준　　달걀을 흰자만 먹는 것은 특수한 경우죠. 근육을 키우기 위해 모발을 포기한 것이나 마찬가지입니다. 영양소를 골고루 섭취하는 것이 모발에는 가장 좋다고 생각합니다.

정혜진　　비오틴을 영양제로 섭취하시는 경우에 한 가지 주의하실 점이 있어요. 하루 1mg(1000μg) 이상의 비오틴을 꾸준히 드시는 경우 심장 질환 검사나 임신 검사할 때 오류를 일으키기도 해요. 그래서 검사 전에 이틀 정도 섭취를 중단해야 합니다. 사실 시중에 나와 있는 비오틴 제품은 너무나 고용량이에요. 하루 30μg이 충분섭취량인데 제품에 들어 있는 비오틴의 양은 10~10000배까지 되거든요. 그렇게 고용량 비오틴을 권하고 싶지는 않지만 꼭 드시고 싶다면 임신 검사나 병의원 방문 전에는 미리 중단하시길 바랄게요.

편집자　　영양제 외에 탈모 예방에 좋은 생활습관도 추천해주세요.

정혜진　　우선 너무 무리한 식단 조절을 통한 체중감량은 피하셔야해요. 그리고 흡연을 하면 두피로 가는 혈류량이 줄어들게 되니 탈모를 일으킬 수도 있어요. 스트레스와 지속적인 긴장 상태 역시 피해야 합니다. 한여름 햇빛이 강한 곳에 계실 때엔 모자를 쓰는 것도 탈모를 예방할 수 있는 방법입니다.

신현준　　저는 맥주효모를 포함해서 골고루 드시기를 권합니다. 탈모와 모발에 좋은 음식을 검색해보면 많은 정보가 나와요. 검은콩, 검은깨, 달걀, 아몬드, 땅콩 등이죠. 도움이 되는 음식을 먹으면서 영양제로 보충하는 거죠. 항상 얘기하지만 음식이 제일 중요해요. 그 다음이 영양제고요.

정혜진　　말씀하신 것처럼 모발 건강을 위해 필요한 영양소를 골고루 섭취하시는 것이 무엇보다도 중요해요. 그리고 앞서 말씀드린 것처럼 무리한 다이어트는 피하고, 햇빛이 강할 땐 모자를 쓰고, 흡연과 스트레스 같은 모발 건강에 나쁜 영향을 미치는 것들을 최대한 피해야겠죠. 그리고 샴푸한 뒤에 잘 헹궈내고 잘 말리는 것도 중요해요. 특히 헤어 제품을 통해 스타일링을 하시는 분들은 잘 씻어내셔야 하고요.
　　그리고 미녹시딜 성분의 바르는 의약품도 있습니다. 원리는 두피 쪽으로 가는 혈관을 확장시켜 혈류를 통해 공급되는 영양소의 양을 늘여서 탈모를 막는다는 것이죠. 성별에 따라 권장사용량이 조금 다르지만 남성, 여성 모두 사용 가능합니다. 4개월 이상 사용해야 효과를 느낄 수 있다고 합니다. 약국에서 직접 구입하실 수 있으니 약사와 상의해서 사용해보세요.

신현준 　　원장님 말씀하셨듯이 가장 기본적으로는 샴푸 후에 잘 헹구고 차가운 바람으로 깨끗하게 말리는 게 중요합니다. 화장품도 바르는 것만큼 닦아 내는 게 중요하듯, 모발도 샴푸만큼이나 말리는 게 중요하죠. 저는 그래서 두피를 깨끗하게 관리할 수 있는 두피 토닉도 추천합니다. 그리고 원장님이 햇빛이 강할 땐 모자가 도움이 된다고 하셨는데 모자 사용 시에 주의할 것이 있어요. 모자는 잘 안 빨게 되잖아요. 머리가 젖었거나 헤어 제품을 많이 바른 상태에서 모자를 쓰는 것, 지저분한 모자를 계속 사용하는 것은 모발 건강에 나빠요. 세탁을 자주 하거나 그게 어렵다면 차라리 버리는 게 낫습니다. 잦은 파마, 염색 등의 화학적 자극도 최대한 자제하라고 권하고 싶습니다. 요즘은 염색뿐만 아니라 탈색도 많이 하더군요. 한 번 하고 나면 상한 두피와 모발을 회복하는 데 몇 년이 걸려요.

정혜진 　　다양한 컬러의 탈색이 유행이지만 문제는 염색이나 파마를 할 때 모발이 많이 빠지고 심지어 끊어지는 경우도 많다는 거예요. 시간이 지나면 다시 회복되겠지만 시술을 자주 하면 머리숱이 줄어 보일 수도 있어요. 반복적인 시술 때문에 두피가 상하기도 하고요. 지루성 피부염 같은 질환이 있을 땐 염색이나 파마와 같은 시술을 통해 질환이 악화되어 탈모가 심해지기도 하니 조심하셔야 하고요.

신현준 　　모발도 그렇지만 두피에 큰 타격이죠. 제가 아는 스님이 계신데 두피랑 얼굴 피부가 너무 좋으신 거예요. 피부 비결을 물었더니 비누를 쓴다고 답해 주셨어요. 산에서 내려오는 물로 세안하고 스님이 직접 기르는 것만 드시니까요. (웃음) 두피와 모발 건강에는 무엇보다 스트레스 관리, 샴푸 습관, 마사지, 균형 잡힌 식사 등이 중요하다는 점을 거듭 강조하고 싶습니다.

1. 맥주효모에는 모발이 자라는 데에 필요한 단백질, 비타민B군, 아미노산 등이 많이 포함되어 있다.

2. 탈모의 원인은 유전 외에도 다양한 변수가 있다.

3. 탈모 치료제가 남성의 정력에 부정적인 영향을 준다는 것은 오해다.

4. 임신을 준비하고 있거나 임신 중인 여성이 탈모 치료제를 손으로 만지면 피부를 통해 흡수되어 아이의 성 발달에 영향을 미칠 가능성이 있다.

5. 여성에게도 유전적 원인의 탈모가 나타날 수 있다.

6. 비오틴은 우리가 먹는 음식으로 충분히 섭취 가능하고 몸 안에서 재활용된다. 따라서 특이한 경우가 아니면 결핍되는 경우가 거의 없다.

7. 모발과 두피 건강을 위해서는 올바른 샴푸 습관, 스트레스 관리, 균형 있는 영양 섭취, 금연 등이 중요하다.

◑ 신현준은 이렇게 생각합니다! ◐

1. 두피와 모발 영양을 위해 맥주효모를 적극 추천한다. 맥주효모 섭취 후, 머릿결이 좋아지고 빨리 자라며 손톱에 윤이 나는 경험을 했다.

2. 모발 건강을 위해서는 맥주효모와 함께 음식을 골고루 먹는 것이 가장 중요하다.

※ **추천 제품 :** 알타파마 맥주효모

1. 모발 건강을 위해 영양제를 먹고 싶다면 결핍될 가능성이 낮은 비오틴보다는 영양소 공급 차원에서 맥주효모를 권장한다.

2. 탈모가 진행되고 있다면 처방약을 복용하거나 진행 정도에 따라 모발 이식도 적극적으로 고민해보길 추천한다.

11

인지 기능, 기억력

커큐민, 은행잎 추출물, 오메가3

편집자 이번에는 기억력과 인지 기능 개선에 도움을 줄 수 있다는 영양제에 대해 알아보겠습니다. 저도 요즘 깜빡깜빡하는 일이 잦아서 관심이 가는데요.

신현준 저도 요즘 기억력이 많이 안 좋아졌어요. 아침부터 깜빡하고 잊어버리는 게 많아요. 집을 나섰다가 뭘 두고 나와서 다시 돌아가는 걸 몇 번이나 반복합니다. 그래서 아내도 처음 나설 때는 잘 다녀오라는 인사를 안 해요. 다시 집에 올 것을 아니까요. (웃음)

정혜진 (웃음) 매일 아침마다 그러세요?

신현준 아뇨. 일주일에 한두 번 꼴로 있는 일인데 휴대폰이나 커피를 두고 가거나 무언가를 꼭 빠뜨립니다.

정혜진 그래도 생각나서 다시 들어가시는 거잖아요? 그럼 됐어요.

신현준   아, 이 정도는 괜찮나요? (웃음)

편집자   저는 점심 도시락을 두고 나왔는데 회사에 도착할 때까지도 모른 적이 있어요. (웃음)

정혜진   흔한 일입니다. 저도 그런 일이 많아서 간호사 님이 제 지갑을 항상 챙겨 주거든요. 나이가 들면서 점점 그런 일이 많아요. 그래서 물건을 지정된 장소에 두려고 합니다. 인지 기능의 문제는 7단계로 점검해볼 수 있는데 두 분 모두 정상입니다. 저도 2단계인걸요. 갑자기 어떤 단어나 사람 이름이 기억나지 않는 정도면 괜찮습니다.

신현준   제 인지 기능이 정상이라니 안심이 됩니다만, 스스로의 기억력을 믿지 못하게 된 이후로 저도 중요한 물건은 잘 챙겨 두려고 노력해요. 그래서 특별한 곳에 잘 모셔두는데 그 특별한 곳이 어디였는지 기억을 못해요. (웃음)

정혜진   저는 그래서 계속 같은 가방만 사용해요. 가방 주머니마다 두는 물건이 다 정해져 있기 때문에 가방을 바꾸면 대혼돈이 시작되는 것이죠. (웃음)

신현준   저하고 똑같으시네요. 저도 못 바꿔요.

정혜진   웬만한 물건들의 자리는 다 정해져 있어요. 갈수록 더 그러는 것 같아요. 언젠가부터 여행 갈 때엔 핸드폰, 지갑, 여권 이 세 가지를 전날 밤부터 계속 생각합니다. 다른 건 놓고 가도 그 세 가지는 빼놓으면 안 되잖아요. (웃음)

신현준　　　승무원을 체험하는 예능 프로그램을 촬영하면서 생긴 에피소드가 있어요. 비행 전에 훈련도 엄청 많이 받고 준비를 많이 했어요. 그런데 대망의 첫날, 모든 준비를 마치고 승무원이 되어 비행기를 타야 하는데 제가 여권을 안 가져온 거예요. 다행히 여권을 퀵으로 받아 해결했지만 스텝들한테 너무나 죄송했죠. 다시 생각해도 너무 아찔한 실수예요. 그 이후로는 여권은 꼭 눈에 보이는 곳에 둡니다.

그리고 저번에는 배우 정준호와 통화를 길게 하던 중에도 웃지못할 일이 있었어요. 한창 이야기하는 중에 준호가 '근데 내 휴대폰 어디 갔지?' 이러는 거예요. 근데 웃긴 게 저도 '휴대폰? 잠깐만! 내 휴대폰은 어디 있지?' 이랬다니까요. 서로 한 시간을 통화하면서 말이죠.

정혜진　　　(웃음) 저도 그런 적이 있어요. 요즘은 휴대폰이 전화기로만 쓰이는 게 아니라서 더 그런가 봐요.

신현준　　　아, 우리만 그런 게 아니군요. 휴대폰 기능 중에 메모장이 있잖아요? 통화 중에 메모를 해야 하는데 '휴대폰이 어디 갔지?' 이렇게 되는 겁니다. 나이가 들수록 점점 이런 일이 잦아져요. 이렇다보니 점점 내 기억력에 대한 걱정이 많아져서 영양제라도 챙겨 먹어야겠다 싶더라고요. 치매 예방에 도움이 되는 영양제는 없나요?

정혜진　　　영양제 중에서는 딱히 권해드릴 것이 없어요. 치매 예방약으로 처방되는 콜린알포세레이트 성분이 있는데 외국에서는 영양제로 매우 많이 쓰이는 성분입니다. 우리나라에서는 전문의약품인데 아마도 조만간 영양제 시장으로 넘어가지 않을까 싶습니다. 전문의약품으로서의 효과에 대한 논란이 많거든요.

신현준　　　처음 들어보는 성분이에요. 콜린알포세레이트에 대해 좀 더 자세히 설명해 주시겠어요?

정혜진　　　신경세포들끼리 신호를 주고받을 때 신경 신호를 전달해주는 역할을 하는 아세틸콜린(acetylcholine)이라는 물질이 있어요. 그리고 콜린알포세레이트(choline alphocerate)가 아세틸콜린의 재료에요. 아세틸콜린의 재료인 콜린알포세레이트를 많이 먹게 함으로써 아세틸콜린이 줄어들지 않도록 하면 치매가 예방되지 않을까 하는 기대에서 만든 거죠.

하지만 아쉽게도 인지 기능에 문제가 없는 사람이 콜린알포세레이트를 먹어 봐야 치매 예방 효과는 없다는 게 현재까지의 연구 결과예요. 치매 진단을 받은 사람이 치매 치료제와 함께 먹으면 조금 도움이 된다는 정도라서 전문의약품으로서의 효과에 대한 논란이 많아요.

신현준　　　그럼 치매 외에 인지 기능 유지나 기억력 개선을 위한 영양제는 어떤 것들이 있나요? 치매에 걸리기 전에 조금이라도 예방하고 싶은 마음에서 영양제를 먹게 되니까요.

정혜진　　　기억력, 인지 기능 개선에 도움이 될 수 있다는 영양제들이 많이 나옵니다. 그 중에서 식약처에서 기억력 개선을 인정한 원료는 홍삼, 은행잎 추출물, 오메가3가 있어요. 그리고 인지 기능 개선을 인정한 원료는 일명 치매 예방약이라고 처방되는 포스파티딜세린이에요. 그 외에도 커큐민, 멜라토닌, 카르니틴 등이 효과가 있다는 연구들이 있습니다. 근거 수준은 낮지만요.

신현준　　　저는 커큐민을 추천하고 싶어요. 인도에 치매 환자가 적은 이유가 카레 덕분이라는 이야기가 있잖아요. 카레 안에는 커큐민이 들어 있고요. 커큐민의 치매 예방 효과를 검증했다는 연구 결과도 봤습니다. 치매 예방은 물론 다른 효과도 많아서 저는 꾸준히 먹고 있어요. 치매, 인지 기능 개선 효과를 빠르게 체험할 수는 없지만 조금이라도 도움이 되지 않을까라는 기대로 먹는 것이죠.

정혜진 　커큐민에 대한 연구는 많지만 근거 수준이 높지 않아 정확한 기능을 말씀드리기 어려워요. 인도가 카레를 먹어서 치매 발병률이 낮다고 하지만 인도의 기대 수명은 69세, 한국은 84세입니다. 선진국 기준으로 65세 이상 인구의 10% 정도가 치매 환자라고 하는데 인도는 65세 이상 인구의 수 자체가 적은 것이죠. 그리고 한국은 노인 인구나 치매 환자 증가 문제가 커서 치매 진단을 적극적, 체계적으로 하고 있는 상황인데 반해 인도에서는 치매를 그렇게 적극적으로 진단하지 않으니까요. 치매 환자가 있다고 해도 발견되기 쉽지 않은 상황인 것이죠.

신현준 　커큐민의 기억력 개선 효과에 대해서는 후속 연구를 더 지켜 봐야겠지만 너무 걱정되는 부분이다보니 조금의 효과라도 기대하면서 먹고 있어요.

그리고 저는 은행잎 추출물을 먹습니다. 기억력 감퇴에 대해 검색해보면 은행잎 추출물이 많이 검색됩니다. 이 정도 시장을 차지하고 있는 데엔 이유가 있지 않을까 생각합니다. 하지만 아직 큰 효과를 모르겠어요.

정혜진 　은행잎에서 추출한 성분으로 우리나라에선 기넥신, 징코민, 타나민 등 다양한 이름으로 출시되어 있어요. '징코'라는 이름으로 가장 익숙하실 겁니다. 혈액순환 개선제이면서 기억력 개선에도 도움이 된다고 알려져 있죠. 치매 예방에도 도움이 된다지만 의약품으로도 영양제로도 기억력 개선이나 치매 예방에 어느 정도 효과가 있는지 확실한 근거는 아직 없는 상황이에요. 단지 혈액순환이 좋아져서 인지 기능이나 기억력도 개선된다는 논리일 뿐이죠.

신현준   그만한 연구 결과가 없는데 어떻게 허가를 받은 거죠?

정혜진   영양제는 규모가 작고 간단한 연구들 만으로도 기능성 인정을 받을 수 있어요. 사실 대부분의 영양제들이 그렇죠. 큰 규모의 신뢰도 높은 근거 수준을 가진 영양제가 있다면 이미 영양제가 아니라 의약품이 될 거예요. 늘 말씀드리지만 주관적으로 증상이 개선되었다는 느낌이 있다면 계속 복용하셔도 괜찮다고 생각해요.

신현준   저는 혈액순환보다는 기억력 개선을 위해 은행잎 추출물을 먹고 있어요. 오메가3와 함께요. 하지만 두 가지를 다 먹으면 무리가 되지 않을까 싶어서 나눠 먹습니다. 오메가3 편에서도 말씀드렸지만 평소에 생선을 자주 먹기 때문에 일주일에 세 번은 오메가3, 두세 번은 은행잎 추출물을 먹으려고 합니다.

편집자   오메가3는 기억력 개선에 왜 도움이 될 수 있다는 건가요?

정혜진   오메가3 중에 DHA(DocosaHexanoic Acid)는 뇌의 구성 성분 중에 하나입니다. DHA가 부족하면 인지 능력 저하에 영향을 준다고 해서 DHA를 충분히 섭취해야 한다고 하는 거죠. 치매 예방이나 치매 환자들의 인지 기능 개선, 치매 진행 속도 완화 등에 대한 연구는 계속 이루어지고 있는데 결과는 연구마다 조금씩 달라요. 식약처에서 기억력 개선 기능에 대한 인증은 받았지만 근거 수준은 매우 낮아서 필수 영양제로 추천해드리기는 힘듭니다. 음식으로 DHA를 충분히 섭취하지 못하는 분들은 따로 챙겨 드시면 좋겠죠.

신현준   맞습니다. 음식으로 DHA를 먼저 섭취하시고 그 다음이 영양제라고 생각해요. 모자란 부분을 보충해주는 개념이죠. 그리고 저는 영양제와 함께 기억력, 인지 기능 개선에 도움이 될 수 있는 생활습관도 정말 중요하다고 생각합니다.

정혜진　　네. 저는 영양제보다는 좋은 생활습관을 갖는 게 더 현실적인 방법이 아닐까 생각합니다. 너무 뻔한 얘기지만 규칙적인 생활, 충분한 수면, 금연과 금주, 적절한 운동은 정말 중요한 생활습관입니다. 그리고 독서와 같이 집중력이 필요한 활동도 중요하고요. 사실 이런 얘기는 교과서 위주로 예습, 복습 철저히 하면 성적이 좋아진다고 얘기하는 거랑 똑같은 것 같네요. (웃음)

신현준　　그만큼 가장 기본이면서 중요한 부분이라는 것은 다들 알고 계실 거예요. 그리고 제가 교회 권사님들이나 연기자 대선배님들을 보면서 느낀 점이 있습니다. 예를 들어 나문희 선생님, 이순재 선생님은 대사를 꾸준히 외우시잖아요? 교회 권사님들도 성경 구절을 항상 외우고 다니시고요. 배우가 치매에 걸렸다는 기사를 거의 못 보셨죠? 아마도 독서나 암기 같은 적극적인 인지 활동을 꾸준히 하기 때문이 아닐까 싶습니다. 그래서 기억력 개선에는 암기가 굉장히 좋다고 생각합니다. 좋은 글귀나 시 구절, 자기가 좋아하는 명대사를 외우는 습관을 들이는 것도 참 좋겠습니다. 그리고 치매에 화투를 추천하기도 한다면서요?

정혜진　　네. 화투를 치려면 집중해서 점수와 상대의 패를 계속 예상해야 하니까요. 매우 좋은 두뇌 활동이죠. 그리고 독서는 매우 높은 집중력과 사고력을 발휘해야 하는 적극적인 인지 활동입니다. 그런데 최근에는 집중력이 크게 필요하지 않는 동영상 콘텐츠를 많이 보시는 것 같아요. 적정 수준의 독서량을 유지하는 것이 기억력, 인지 기능 개선, 치매 예방에 도움이 많이 됩니다. 또한 규칙적인 생활, 적절한 운동, 금연, 금주, 충분한 수면, 적절한 대인관계 유지와 사회활동도 도움을 줄 수 있겠죠.

신현준　그래서 저도 대사랑 성경 구절을 외우면 다른 사람보다는 낮지 않을까 생각합니다. 저 같은 경우는 직업적으로도 종교적으로도 항상 외우는 게 습관화돼 있으니까 그리 어려운 일도 아니에요. 기억력, 인지 기능 개선을 위해서는 무엇보다 규칙적인 생활습관, 적극적인 인지 활동을 유지하는 것이 중요하다는 점을 항상 기억하시길 바랍니다.

알기 쉽게 요약해드릴게요!

1. 은행잎 추출물과 오메가3에 들어 있는 DHA의 인지 기능 개선 효과에 대한 근거 수준은 낮다.
2. 전문의약품인 콜린알포세레이트 성분의 치매 예방 효과에 대해 논란이 많다.
3. 인도에 치매 환자가 적다는 사실 때문에 카레의 성분인 커큐민의 치매 예방 효과에 대한 기대가 있다. 하지만 인도의 기대 수명이나 질병 관리 체계가 한국과 다르기 때문에 커큐민과 치매 사이의 상관관계를 판단하기는 어렵다.
4. 치매 예방에는 규칙적인 생활과 충분한 수면, 독서 등의 적극적인 인지 활동, 금연과 금주가 가장 중요하다.

◑ 신현준은 이렇게 생각합니다! ◐

1. 기억력 향상을 위해 커큐민, 징코와 오메가3를 먹는다. 가장 큰 시장을 차지하고 있는 영양제라서 먹고 있지만 실제로 큰 효과를 느끼지는 못했다.
2. 대본이나 성경 구절을 외우는 등의 적극적인 인지 활동은 치매 예방에 도움이 된다.

1. 치매 예방에 도움이 되는 영양제는 없다. 무엇보다도 규칙적인 생활, 충분한 수면, 적정량의 운동, 금연, 금주 등이 중요하다.
2. 동영상 콘텐츠보다는 적정 수준의 독서량을 유지하는 것이 치매 예방에 도움이 된다.

인지 기능 손상의 7단계

기억력이 예전 같지 않다고 느낄 때 혹시 치매인가 하는 걱정을 할 때가 있다. 일반적으로 인지 기능은 아래의 단계로 손상된다고 한다. 기억력에 대해 걱정하는 시기는 보통 2단계이며 크게 걱정할 필요는 없다. 만약 3단계 증상이 보인다면 병원에서 진료를 받아 보길 권한다.

1단계 | 정상. 기억에 문제를 호소하지 않음. 다른 사람이 보기에도 기억력 문제가 없어 보인다.

2단계 | 건망증의 시기. 기억력이 예전 같지 않다고 호소함. 물건을 둔 곳을 잊어버리거나 사람, 물건의 이름이 생각나지 않음. 직장, 사회생활에 문제는 없다.

3단계 | 숙련된 전문가와의 면담을 통해서 장애가 드러나는 시기. 귀중품을 엉뚱한 곳에 두거나 잃어버린 적도 있다. 직업이나 사회생활에서 예전에 하지 않던 실수를 하고 주변에서 알아채게 되는 시기. 불안함을 느끼기도 한다.

4단계 | 최근에 있었던 일이나 최근 뉴스를 기억하지 못한다. 혼자 외출하는 게 어렵거나 돈 관리에 문제가 생기기도 한다. 시간을 인지하거나 사람을 알아보는 데 문제는 없다.

5단계 | 다른 사람의 도움 없이 지낼 수 없는 초기 치매 단계다. 집 주소, 전화번호, 가까운 친척, 다니던 학교 이름처럼 익숙했던 것들을 기억하지 못한다.

6단계 | 배우자의 이름도 종종 잊어버리고 최근에 일어난 일은 거의 기억하지 못한다. 성격이나 감정의 변화도 나타나고 기복도 심하다.

7단계 | 모든 언어 구사 능력이 상실된 단계. 말을 하는 것이 아니라 소리를 낸다. 뇌의 기능이 거의 상실되어서 스스로 할 수 있는 게 거의 없다.

:: 12 ::

혈액순환
은행잎 추출물, 아르기닌, 아스피린

편집자 　이번 주제는 혈액순환입니다. 혈관 질환이 워낙 많다보니 혈액순환에 대한 관심도 높아요. 혈액순환의 정확한 의미는 무엇인가요?

정혜진 　혈액은 혈관을 따라 돌아다니면서 우리 몸 구석구석으로 각종 물질을 운반하는 역할을 해요. 전신에 퍼져 있는 혈관 체계를 따라 혈액이 계속 돌고 도는 현상을 혈액순환이라고 합니다. 폐에서 산소를 받아 각 조직으로 운반하기도 하고 노폐물을 신장으로 가져가서 버리기도 하죠. 상처가 나거나 염증이 생긴 조직에는 회복에 필요한 각종 재료를 가져가고요. 장을 통해서 흡수된 영양소를 필요한 곳으로 보내기도 합니다.
　혈액이 순환하는 데 엔진 역할을 하는 것이 심장이에요. 그런데 심장에 문제가 생기거나 혈액이 이동하는 통로인 혈관에 문제가 생기면 순환 시스템에 심각한 문제가 생기게 되죠. 우리가 일반적으로 '혈액순환이 잘 안 된다'고 표현하는 것은 생각보다 훨씬 심각한 상황입니다. 혈액 공급이 안 되는 조직이 손상을 입거든요.

신현준　　'혈액순환이 잘 안 된다'는 표현이 그렇게나 심각한 상황을 이야기하는지 모르고 일상생활에서 꽤 많이 사용하고 있었네요.

정혜진　　신체의 어느 한 부분이 저리거나 손발이 차다고 느낄 때, 만성적으로 두통이 있을 때, 전신 피로감을 느낄 때 등 다양한 증상을 설명할 때 자주 사용하고 있죠. 하지만 그런 증상들은 혈액순환의 문제가 아닌 국소적인 근육의 긴장, 신경 신호, 기초대사량 등에 문제가 있을 때 생길 수 있는 것들이에요. 정말로 혈액이 순환하는 데 문제가 생기면 뇌졸중, 심근경색, 협심증, 말초혈전증 등의 심각한 질환들이 발생합니다.

신현준　　'면역력'이라는 단어를 잘못 쓰고 있는 경우와 비슷하군요.

정혜진　　비슷해요. 문제는 혈액순환이 아닌데 순환에 이상이 생겨서 그런 증상이 나타나는 것으로 보고 혈액순환 영양제를 복용하는 거죠. 대표적인 게 은행잎 추출물이에요. 인기가 많고 오랫동안 쓰여 왔지만 확실하게 검증된 효능은 아직 없습니다.

신현준　　그런데도 불구하고 혈액순환 개선을 위한 영양제는 왜 이렇게 많을까요?

정혜진　　은행잎 추출물이 혈액순환에 효과가 있다는 객관적 지표는 검증되지 않았지만, 주관적인 효과가 있다는 연구 결과는 있어요. 이명이나 어지럼증 같은 증상들이 개선되었다고 느끼는 사람들도 있었고요. 그리고 은행잎 추출물은 영양제로 팔기도 하지만 일반의약품으로 등록되어 있어서 저도 이명, 어지럼증 환자분들에게 처방해드리기도 합니다. 환자 분들이 복용 후에 증상이 좀 나아졌다고 느끼실 때 계속 처방해드려요.

편집자   객관적인 효과보다는 주관적인 효과를 조금이라도 기대하고 처방하시는 건가요?

정혜진   네. 그렇습니다.

신현준   은행잎 추출물이 들어간 영양제와 의약품의 차이는 무엇일까요?

정혜진   성분의 차이는 없어요. 다만 일반의약품은 은행잎 추출물 단일 성분으로 되어 있다면 영양제는 비타민이나 미네랄을 함께 넣어서 다양한 기능이 있다고 홍보하는 정도예요.

신현준   저는 일주일에 두세 번은 은행잎 추출물을 먹습니다. 사실 혈액순환보다는 기억력 개선을 위해 먹지만요. 오메가3를 먹는 날은 은행잎 추출물을 안 먹고 은행잎 추출물을 먹는 날은 오메가3를 먹지 않는 식이죠. 매일 꼭 챙겨 먹을 필요는 없다고 생각해요.

정혜진   두 가지를 번갈아 드시는군요. 오메가3는 예전에도 설명드렸지만 중성지방 수치를 낮출 수 있기 때문에 혈액순환 개선에 도움이 될 수 있다고 합니다.
그리고 최근에는 혈액순환 개선과 관련해서 아르기닌도 많이 언급되더라구요. 아르기닌은 단백질의 가장 기본 단위인 21가지 아미노산 중 하나로 단백질 음식을 통해 섭취할 수 있어요. 아르기닌이 만드는 산화질소(NO, nitric oxide)는 혈관을 확장시키는 역할을 해서 혈액의 흐름을 원활하게 하죠.

신현준   그래서 운동할 때 아르기닌을 많이 먹어요. 혈관이 확장되면서 혈액순환이 잘 되기 때문에 운동 후에도 근육이 덜 피로합니다. 그런데 이외에도 다른 효과가 있다고 해요. 아르기닌을 먹고 운동하면 아침에 발기가 잘 된다고 합니다. 주위에서도 운동 때문에 먹었다가 발기 효과를 보고 깜짝 놀랐다는 이야기를 많이 들었어요. 아르기닌을 검색하면 남성 정력에 대한 이야기가 굉장히 많이 나와요.

정혜진 　맞습니다. 아르기닌이 생성하는 산화질소가 혈관을 확장시키는 역할을 해서 운동할 때 보조제로 많이 드세요. 발기부전에도 도움이 된다고 합니다. 비아그라, 시알리스 같은 발기부전 치료제들도 혈관을 확장시켜서 발기를 돕는 원리죠. 아르기닌이 이런 치료제만큼의 효과는 못 내지만 도움이 된다고 느낀다면 치료제를 복용할 필요 없이 아르기닌으로 충분하다고 생각해요.

신현준 　저희 같은 배우들은 항상 운동을 하니 아르기닌을 특히 자주 먹어요. 하지만 365일 매일 먹지는 않아요. 3개월 먹다가 쉬고 다시 먹는 식으로 기간을 조절해요. 심근경색에 좋지 않다고 들어서 장기간 복용은 좋지 않다고 생각해요.

정혜진 　특히 운동하시는 분들이 고용량으로 많이 드시던데 설사나 위장장애가 생길 수도 있고 다른 영양소의 흡수를 방해할 수도 있어서 주의하셔야 합니다. 과잉 섭취했을 때의 부작용에 관한 연구는 충분하지 않아서 정확한 기준을 제시해드리기는 어렵지만, 특정한 목적을 가지고 복용하실 땐 몸의 변화를 잘 관찰하면서 드세요. 이상 증상이 조금이라도 느껴진다면 중단하시기 바랄게요.

편집자 　아르기닌 영양제는 어떤 기준으로 선택하면 좋을까요?

정혜진   아르기닌은 음식을 통해 충분히 섭취할 수 있고 몸에서도 합성이 가능한 영양소이다보니 섭취 권장량 기준이 따로 없어요. 섭취량에 대한 기준이 그렇다보니 제품들마다 권장 용량이 다릅니다. 하루 1g을 꾸준히 먹으라고 하기도 하고 5g을 먹으라고 하기도 하는데, 주관적인 증상 변화를 잘 관찰해가면서 드시기 바랍니다. 사실 일상적인 식사를 통해 충분히 섭취하고 있기 때문에 개인적으로는 영양제를 권하지 않아요.

신현준   저는 아르기닌을 먹으면 운동 후에 피로도도 낮고 운동 효과도 더 좋게 느껴져서 추천합니다. 먹어 보고 각자의 체감 효과에 따라 결정하시면 좋겠어요. 그리고 저는 혈관 건강을 위해서 아스피린도 먹고 있습니다. 아스피린을 계속 복용했더니 끈적끈적했던 피가 맑아진 다큐멘터리를 본 뒤로는 아스피린을 노란 통에 담아두고 항상 먹고 있습니다.

정혜진   처방 받아 드시는 게 아니라 약국에서 일반의약품으로 사서 드시는 거예요?

신현준   네. 독일에서 파는 작은 알약 형태의 아스피린을 사 먹습니다. 사실 영양제는 치료약이 아니잖아요? 치료로 가기 전 조금이라도 예방하자는 차원에서 미리 먹는 거죠. 치료 목적의 약은 따로 있고 영양제는 말 그대로 건강을 보조해주는 식품이니까요. 혈액순환에 조금이라도 도움을 받고자 먹고 있습니다.

정혜진   아스피린은 인류 역사에서 최초로 합성된 약이에요. 버드나무 껍질에서 추출한 성분이 열을 떨어뜨릴 수 있다는 것을 알게 된 이후, 그 성분과 비슷하게 화학적으로 합성한 해열제가 바로 아스피린입니다. 독일의 바이엘사에서 개발해서 엄청나게 많이 판매했죠.
하지만 기술이 발달하면서 타이레놀, 애드빌 같은 효과가 좋고 부작용이 적은 진통 해열제들이 계속 개발되면서 상대적으로 부작용이 많은 아스피린은 진통해열제 시장에서 퇴출되다시피 했죠. 그리고 아스피린의 부작용 중에 출혈 성향 증가가 있거든요. 이 출혈 성향이 거꾸로 혈전이 잘 생기는 사람에게 혈전 생성을 막아 심혈관질환 예방에 효과가 있다는 게 알려지면서 저용량 아스피린이 다시 불티나게 팔리기 시작했습니다. 진통 해열 목적으로 먹는 아스피린은 300㎎ 이상인데 혈전 생성을 예방하기 위해 먹는 아스피린은 100㎎ 이하예요.

신현준　(복용 중인 아스피린을 꺼내어)이게 제가 먹는 아스피린인데 81㎎입니다.

정혜진　바이엘사의 제품을 외국에서 사오셨나 봐요. 한국에는 81㎎짜리는 없거든요. 그런데 문제는 이게 누구에게나 효과가 있는 건 아니라는 거예요. 아까 영양제는 치료로 가기 전에 예방을 위해서라고 표현하셨죠? 의학에서는 질병이 생기기 전에 예방하는 것을 1차 예방, 질병이 생겨서 치료 받은 뒤에 재발을 막는 것을 2차 예방이라고 합니다. 아스피린은 심혈관 질환의 1차 예방에는 효과가 없거나 매우 적고 2차 예방에만 의미 있는 효과가 있다고 해요.

그럼에도 불구하고, 질병이 생기기 전 1차 예방에 미미한 효과나마 기대하며 드시는 분들이 있겠지만요. 경미한 효과에 비해 부작용을 무시할 수 없으니 복용했을 때의 이익과 손해를 따진다면 권할 수 있는 약은 아닙니다. 병원에서 현재 자신의 병력, 가족력 등을 고려해서 의사와 상의하시고 필요하다면 처방 받아 드시기를 바라요.

신현준　저는 아스피린의 부작용은 없었어요. 걱정된다면 저처럼 아주 저용량인 해외제품을 구입하셔도 되지 않을까 생각합니다. 부작용을 주의하면서 저용량 제품을 체험해보고 선택해야 할 문제죠. 영양제는 항상 선택의 문제라는 점을 강조하고 싶어요.

정혜진   일반의약품이기 때문에 약국에서 사실 수도 있고 해외제품을 직구해서 구입하시기도 합니다. 하지만 아스피린 부작용으로 위장 출혈을 겪는 분들을 드물지 않게 봐요. 만성질환으로 다른 약들을 드시고 있거나 위장장애가 있는 분들은 꼭 의사와 상의해서 복용 여부를 결정한 뒤에 구입하시길 바랄게요.

신현준   통풍이 있는 사람은 먹지 말라고 들었어요.

정혜진   통풍의 원인이 되는 요산이 배출되는 것을 아스피린이 방해하기 때문이에요. 하지만 심혈관질환 예방을 위해 아스피린을 복용해야 하는 분들에게 통풍이 있다고 해서 무조건 끊으라고 하지는 않아요. 아스피린 복용을 통해 얻을 수 있는 이익과 손해를 잘 따져 봐야하기 때문에 담당 의사와 상의해서 결정하는 것이 중요합니다.

신현준   그리고 저는 아스피린이나 은행잎 추출물 영양제 외에 청국장과 낫토를 즐겨 먹습니다. 혈액순환에 도움을 주는 음식이라 일주일에 한두 번은 꼭 챙겨 먹으려고 합니다. 낫토의 끈끈한 점액질은 키나아제라는 성분이에요. 제가 일본에서 장기간 촬영했을 때 낫토에 대한 이야기를 제일 많이 들었어요. 혈관을 청소해주고 혈액순환에 도움을 주기 때문에 일본인들은 낫토를 꾸준히 먹는다고 합니다.

정혜진   정확하게 알고 계시네요. 낫토는 콩을 발효시켜서 만든 일본의 전통 음식으로 한국의 청국장과 비슷해요. 끈끈한 점액질에 많이 함유된 낫토키나아제(nattokinase)라는 효소가 혈전이 만들어지는 것을 방해해요. 그래서 낫토가 혈액순환에 도움이 된다고 하는 겁니다.

신현준   그래서 낫토는 최대한 끈끈한 실을 많이 만들어서 먹으라고 하잖아요. 그리고 일본 사람들은 임신 초기부터 낫토를 먹으면 똑똑한 아이가 나올 확률이 높다는 얘기를 하더라고요. (웃음)

정혜진   (웃음) 근데 그 질감과 냄새를 싫어하시는 분들이 많아요.

신현준   처음에는 거부감이 생길 수 있지만 뜨거운 쌀밥과 김에 싸서 먹으면 맛있어요.

정혜진   갑자기 배고파지네요. 하지만 뜨거운 밥에 낫토가 닿으면 낫토키나아제 성분이 변형될 가능성이 높으니 밥을 식힌 후에 함께 드시는 게 좋습니다. 그리고 심혈관, 뇌혈관질환으로 이미 치료약을 드시고 있다면 낫토는 주의해야 해요.

신현준   낫토가 영양제나 의약품이 아닌데 주의를 해야 한다고요?

정혜진   그렇습니다. 낫토에는 혈액이 굳어지는 것을 막는 낫토키나아제도 있지만 혈액이 굳어지는 것을 촉진하는 비타민K도 많이 들어 있기 때문이에요. 비타민K는 혈액이 잘 응고되도록 응고인자를 만들어요. 그래서 혈액이 응고되지 않도록 하는 와파린 같은 약을 드신다면 비타민K 함량이 높은 음식은 조심하셔야 해요.

신현준   혈관질환이 없다면 낫토나 청국장을 매일 먹어도 괜찮겠지요? 건강에도 좋지만 맛도 있어서 자꾸 먹거든요.

정혜진   특별한 질환이 없는 분들이라면 괜찮다고 생각해요. 하지만

216

어떤 음식이든 한 가지 음식만 계속 먹는다면 영양소를 골고루 섭취하기 어렵고 특정 영양소가 과잉되어서 생기는 문제도 있을 테니 조심해야겠죠.

신현준　저는 낫토 같은 음식 외에 혈액순환에 좋은 생활습관도 꼭 챙기시길 당부합니다. 일주일에 한 번이라도 반신욕이나 목욕을 해보세요. 몸이 한결 편안해지고 좋아지는 것을 느낄 거예요. 선배님 한 분이 풍에 걸려 얼굴 근육에 마비가 온 적이 있었어요. 병원에서 치료를 해도 소용이 없었는데 반신욕으로 고치셨다는 이야기를 들었어요. 그래서 항상 반신욕에 대해서 찬양하세요. 저도 해보니 피부가 좋아지고 몸이 가벼워지더라고요.

반신욕은 저의 취미 중 하나입니다. 그 시간만큼은 스마트폰에서 해방도 되고요. 뜨거운 물에 몸을 맡기면 스트레스도 확 날아갑니다. 젖산이 빨리 배출되어 피로 회복에도 좋고 정서적 안정에도 좋고요.

정혜진　반신욕으로 따뜻한 물에 몸을 노출시키면 몸에서 체온을 조절하기 위해서 최대한 피부 근처로 혈관을 확장시키는 거예요. 반신욕을 통해 피부 쪽 혈관이 자주 확장된다면 피부가 좋아질 수 있어요.

신현준　목욕이 일상화된 일본에서는 하루 일과를 마치고 피로를 푸는 목적으로 온 가족이 돌아가며 목욕을 한다고 들었어요. 때를 벗기는 것이 목적인 우리와는 좀 다른 문화죠. 그리고 목욕을 하면 그날 밤에는 꿀잠을 자요. (웃음)

정혜진　(웃음) 저도 정말 좋아해요. 그리고 반신욕 외에 금연도 좋지 않을까 생각해요. 흡연자가 금연을 하면 피부가 눈에 띄게 좋아지는 것을 많이 보셨을 거예요. 담배를 피울 때마다 혈관이 수축되다가 금연으로 혈액순환이 개선되고 산소와 영양 공급이 원활해지면서 좋아진다는 가설이 있습니다.

신현준　　　그리고 간단한 스트레칭도 추천합니다. 하루 종일 앉아서 일을 하거나 한 자세로 있으면 근육이 많이 뭉쳐요. 시간이 날 때마다 조금씩 풀어주는 게 제일 좋습니다. 몸이 굳어 있다는 느낌이 들지 않게 말이죠. 그리고 이마에 땀이 날 정도의 운동을 해야 합니다. 숨이 좀 차는 정도가 적절한 운동입니다. 내 몸에 무리가 되지 않는 선에서 적절한 강도의 운동을 찾아보세요.

정혜진　　　맞습니다. 스트레칭, 산책, 근력 운동 등 무엇이라도 몸을 좀 움직여주는 것이 좋아요. 심장 기능이 좋아지고 혈관이 유연해지면서 근육과 기초대사량도 늘어나니까요. 그리고 운동은 혈액순환에 문제가 있기 때문이라고 착각했던 많은 증상들을 개선하는 데에도 도움이 된다고 할 수 있습니다. 규칙적이고 적절한 신체 활동이야말로 혈액순환에 가장 중요하다는 점을 잊지 마세요.

알기 쉽게 요약해드릴게요!

1. 혈액순환이 안 되는 것은 의학적으로는 심각한 상황이다. 일상적으로 혈액순환의 문제라고 생각되는 저림, 통증, 차가움 등의 증상들은 근육, 기초대사량 등에 원인이 있다.
2. 은행잎 추출물은 오래전부터 처방해왔고 영양제로도 많이 섭취했다. 하지만 근거가 되는 연구들은 객관적인 지표 개선이 아니라 환자들의 주관적인 증상 개선에 대한 결과뿐이다.

3. 아르기닌의 대사 과정에서 나오는 산화질소는 혈관을 확장시키는 역할을 한다. 아르기닌은 일상적인 식사를 통해 충분히 섭취 가능한 영양소여서 섭취량에 대한 기준은 정해져 있지 않다. 복용 이후에 느끼는 주관적인 증상들을 잘 관찰해서 복용량을 조절하도록 하자.

4. 심혈관질환이 있는 사람들의 2차적인 예방에만 아스피린 사용을 권장한다. 심혈관질환이 없는 사람들에게는 예방 효과가 없거나 있다 해도 부작용을 감수할 만한 효과는 없다.

◖ 신현준은 이렇게 생각합니다! ◗

1. 아르기닌은 운동 시에 혈액순환을 돕기 때문에 근육이 덜 피로하며 발기에 도움을 줄 수도 있다. 3개월 주기로 짧게 복용하기를 추천한다.

2. 혈액순환을 개선하기 위해 은행잎 추출물, 아스피린, 오메가3, 아르기닌, 낫토, 청국장을 먹는다.

3. 반신욕과 적절한 운동, 스트레칭을 추천한다.

※ 추천 제품 : 부어거슈타인 L-아르기닌(스위스)

◖ 정혜진은 이렇게 생각합니다! ◗

1. 실제로 혈액순환에 문제가 있다면 반드시 병의원에 방문해서 명확한 진단을 통해 적절한 치료를 받고 장기적인 관리 계획을 세워야 한다.

2. 적절한 신체 활동과 운동이야말로 혈액순환 문제가 유발되지 않는 가장 중요한 방법이다.

영양제에 대한 궁금증

:: 01 :: 영양제 부작용은 없나요?

정혜진   우리가 먹는 모든 약과 영양제는 작용과 부작용이 있습니다. 따라서 생길 수 있는 부작용에 대해 사전에 충분히 이해한 후 복용해야 하죠. 영양제의 대표적인 부작용은 소화불량, 속쓰림, 변비, 설사 같은 위장 증상이나 알레르기 성분 섭취로 인한 알레르기 반응, 두통 등이 있어요. 문제는 어떤 영양제를 어떻게 먹었을 때 어떤 부작용이 나타난다고 특정하여 말할 수 없다는 점입니다. 사람들마다 음식이나 약에 대한 반응이 각기 다르듯이 영양제 복용 후 느끼는 증상도 개인 차가 있기 때문이에요. 따라서 용법과 용량을 지키면서 복용하는 것은 기본이고, 복용 후에 불편한 느낌이 든다면 복용을 즉시 중단해야 합니다.

신현준   어떤 증상이든 부작용이 나타나면 즉시 복용을 중단하세요. 아주 약간의 소화불량이나 속쓰림 등은 그냥 간과하고 넘어가시는 분들이 있어요. 그게 영양제 때문이라고 생각조차 못 하기도 하고요. 새로운 영양제를 먹기 시작했다면 내 몸의 변화에 대해 민감하게 확인하는 단계가 필요합니다.

정혜진   네. 영양제로 인해 생긴 불편한 증상은 대부분 복용을 중단하면 사라집니다. 오히려 증상이 나타나면 다행이지만 아무런 증상이 나타나지 않거나 증상이 나타났는데도 영양제 때문인지 알아채지 못하는 경우가 더 문제예요. 문제가 생긴 줄도 모르고 계속 복용하는 경우죠.

한 번은 환자분이 속쓰림과 소화불량으로 내원하셨는데 식사도 규칙적이고 생활습관도 비교적 좋았어요. 특별한 스트레스도 없었고요. 알고 보니 최근 칼슘, 철분, 마그네슘을 매 끼니마다 식전에 드시고 계셨던 거예요. 공복에 먹어야 효과가 좋다는 말만 듣고요. 그래서 일단 영양제를 중단하시라고 권했더니 며칠 후에 위장장애가 사라졌습니다. 영양제 때문에 위장장애가 생겼을 거라고는 전혀 생각 못하셨다고 해요. 미네랄은 쉽게 말하면 금속을 먹는 거잖아요? 철, 아연, 구리, 칼슘, 마그네슘 등등 말이죠. 이런 미네랄은 위장 점막을 자극해서 위장장애를 일으키는 경우가 많아요. 식전에 복용해야 흡수가 잘 된다고 하지만 위장장애 때문에 식후에 복용하는 분들도 많습니다. 자신에게 맞는 복용법을 찾는 것이 중요해요.

용법과 용량을 지켜서 복용하는 것은 기본이고, 혹시라도 어떤 증상이 생겨서 병원에서 진료를 받게 되면 의사에게 복용 중인 영양제들에 대해 설명할 필요가 있어요. 그리고 기저질환이 있는 경우에는 복용 중인 처방약과 부딪히는 성분이 아닌지, 질병의 경과에 영향을 미치는 성분은 아닌지 의사와 상의하셔야 합니다.

신현준　　항상 말씀드리듯이 영양제는 건강을 보조해주는 식품입니다. 병을 고치려고 먹는 약이 아니에요. 건강을 해치면서 굳이 먹을 필요가 없습니다. 저는 천식이 있어서 제 담당의가 천식에 안 좋다고 한 영양제는 안 먹거든요. 영양제라고 해서 다 몸에 좋다고 생각한다면 오산입니다. 누가 좋다고 해서, 요즘 유행이니까 무작정 먹지 마세요. 초기에는 소량을 천천히 먹어보면서 내 몸에 이상이 없는지 확인하는 것이 정말 중요합니다.

:: 02 :: 특정 질환이 있을 때 먹으면 안 되는 영양제가 있나요?

정혜진　　우선 첫 번째로 영양제의 장기 복용이 질환에 영향을 미치는 경우가 있어요. 예를 들어 맥주효모는 통풍을 악화시키기도 하죠. 흡연자가 비타민A를 꾸준히 섭취하면 폐암 발생률이 높아지거나 폐암 환자들이 비타민E를 장기 복용하면 사망률이 증가한다는 연구도 있습니다. 그리고 결석, 신장질환, 칼슘 대사 장애가 있는 분들이 비타민D를 복용할 땐 담당의사와 상의하면서 복용하셔야 해요. 비타민D가 칼슘 대사와 관계가 있어서 문제를 악화시킬 수도 있거든요.

두 번째로 '약물 상호작용' 문제가 있습니다. 약물 상호작용이란, A라는 약과 B라는 약을 함께 먹었을 때 서로 대사 과정에 영향을 미쳐서 각각의 효과가 100%씩 나오지 못하는 현상을 말합니다. 반대로 효과가 너무 과잉될 수도 있어요. 심지어 따로 먹을 땐 나타나지 않는 심각한 부작용이 두 가지를 함께 먹을 때 나타날 수도 있습니다. 약과 약 사이의 상호작용은 연구도 많고 알려진 것들이 많지만 영양제와 약, 영양제들 간의 상호작용에 대한 연구는 많지 않아요. 따라서 알려져 있는 게 전부는 아니니 약을 꾸준히 드시는 분들은 꼭 의사나 약사와 상의하면서 영양제를 드시길 바랄게요.

신현준　　대표적인 상호작용의 사례가 있을까요?

정혜진　　예를 들어 철분이 특정 항생제 흡수를 방해해서 그 항생제의 효과가 줄어들기도 합니다. 고용량 비타민B 영양제가 당뇨약이나 고지혈증약 대사에 영향을 미치는 경우도 있죠. 마그네슘과 아연이 특정 항생제 혈중 농도를 줄이기도 해요. 특히 자몽 주스는 통풍 치료제, 혈압 약, 전립선 비대증 치료제, 고지혈증 약 등의 다양한 약과 상호작용을 합니다.

신현준   자몽 주스가 약물 상호작용이 있는지 처음 알았네요.

정혜진   자몽 주스는 약물 상호작용을 얘기할 때 많이 언급되는 음식이에요. 자몽 안에 들어 있는 특정 효소가 다양한 약의 대사 과정에 영향을 미치기 때문이죠. 자몽 주스는 미국에서 즐겨 마시기 때문에 연구가 많지만, 아직 연구가 안 된 과일 주스들의 상호작용 가능성도 많습니다. 어떤 음식이나 어떤 영양제가 어떤 질환에 영향을 미치고 어떤 약과 상호작용을 하는지에 대한 데이터는 워낙 광범위해서 한 번에 다 언급하기는 어렵습니다. 그래서 관리 중인 질환이 있거나 꾸준히 복용하는 약이 있다면 영양제를 구입하시기 전에 반드시 담당의사와 상의해보시길 바랍니다.

신현준   저도 주변에 영양제 선물을 많이 합니다만, 나이가 아주 많으신 선배님들이나 어르신들께는 지병이 있을 수도 있기 때문에 비교적 안전한 영양제를 제외하고는 권하지 않습니다. 영양제라도 무리가 될 수 있기 때문이죠.

정혜진   약물 간의 상호작용은 굉장히 방대해서 몇 가지 대표적인 질환에 관련된 것들만 정리해드릴게요. 평소 아래의 처방약을 복용 중이라면 영양제 복용 전에 반드시 주치의와 상의가 필요합니다.

약물 상호작용

약물	상호작용
갑상선저하증 치료제 ↕ 칼슘, 철분제제	칼슘과 철분제제는 갑상선저하증 치료제인 레보티록신(levothy-roxine)의 흡수를 저해하거나 효과를 약화시킬 수 있다. 꼭 필요하다면 2시간 이상 충분한 시간 간격을 두고 복용하자.
당뇨약 ↕ B12, DHA	당뇨약으로 많이 쓰이는 메폴민(metformin)은 비타민 B12의 흡수를 저해할 수 있어 비타민을 따로 복용해야 할 수 있다. 이외에도 DHA 성분은 메폴민을 포함한 몇 가지 당뇨약의 작용을 방해할 수 있다.

와파린(warfarin) ↕ 비타민C, E, K, 마그네슘, 인삼	심혈관질환 등의 치료제로 쓰이는 와파린(warfarin)은 비타민C, E, K, 마그네슘, 인삼 등과 상호작용을 해 약의 효과가 변활 수 있다. 와파린을 복용 중이라면 영양제 복용에 대해 의사와 상의해야 한다.
항응고제, 항혈소판제제 ↕ 인삼, EPA, DHA, 감마 리놀렌산, 녹차 추출물, 스피루리나, 글루코사민, 코엔자임 Q10, 은행잎 추출물 등	항응고제, 항혈소판제제 등은 상호작용을 하는 영양제들이 다양하다. 인삼, EPA, DHA, 감마 리놀렌산, 녹차 추출물, 스피루리나, 글루코사민, 코엔자임Q10, 은행잎 추출물 등이 있다.
혈압약 ↕ 유산균, 비타민D	유산균은 고혈압 약 중 안지오텐신전환효소저해제(enalapril, captopril 등)의 작용을 증가시켜 혈압을 더 낮출 수 있다. 반대로 비타민D가 혈압약(diltiazem, verapamil 등)의 효과를 떨어뜨리기도 한다.
항경련제, 항정신병 치료제 당뇨약, 고혈압약 ↕ 은행잎 추출물	은행잎 추출물은 항경련제(carbamazepine, sodium valproate), 항정신병 치료제(haloperidol, olanzapine, clozapine), 당뇨약(glipizide, metformin, pioglitazone, tolbutamide), 고혈압약(nifedipine), 제산제(omeprazole) 등과 상호작용을 통해 약의 효과를 증가시키기도, 감소시키기도 한다.
결핵 치료제 ↕ 비타민B$_3$, B$_6$, E, K	결핵 치료제는 비타민B$_3$, B$_6$, E, K의 대사에 영향을 미칠 수 있다. 결핵약 처방을 받을 때엔 비타민제제 보충에 대해 의사와 상의해야 한다.
고지혈증 치료제 ↕ 고용량의 비타민B$_3$	고지혈증 치료제로 많이 쓰이는 스타틴(statin) 제제들과 고용량의 비타민B$_3$를 함께 복용하면 간 독성과 근육 질환이 생길 위험이 높아진다.
여드름 치료제 ↕ 비타민A	여드름 치료제로 사용되는 이소트레티노인(isotretinoin) 성분은 레티놀 유도체여서 비타민A 영양제와 함께 복용하면 안 된다.
무좀약 ↕ 비타민D	먹는 무좀약(ketoconazole, fluconazole)은 비타민D의 효과를 떨어뜨릴 수 있다. 그래서 2시간 이상 시간 간격을 두고 복용하기를 권장한다.
피임약 ↕ 비타민C	고용량 비타민C는 피임약의 혈중 농도를 높일 수 있다. 따라서 피임약 복용 중에는 1000mg 이상의 고용량 비타민C 복용은 피해야 한다.

:: 03 :: 영양제를 많이 먹으면 간에 안 좋나요?

정혜진　　우리가 먹은 모든 음식이나 약은 간과 신장에서 해독 작용을 거치게 됩니다. 그래서 간이나 신장 기능에 문제가 있는 환자 분들에게 약을 처방할 때에는 그에 부담을 주지 않는 약을 골라 처방하죠.

영양제도 마찬가지입니다. 일단 우리 몸에 들어오면 무조건 간이나 신장을 거치게 되어 있어요. 약은 아니기 때문에 약만큼 간이나 신장에 무리를 주지는 않겠지만 개개인의 건강 상태에 따라 예측할 수 없는 결과가 나타나기도 합니다. 그래서 내 몸의 건강 상태를 알 수 있도록 꼭 정기적으로 건강검진을 받으셔야 해요.

신현준　　제가 농담처럼 하는 말입니다만, 영양제도 일주일에 하루는 쉬어주는 게 좋습니다. 영양제를 장복했을 때 간에 무리를 줄 수 있으니 쉬었다가 먹으라는 권고를 들어 보셨을 거예요. 특히 저는 평소 여러 영양제를 먹는 편이기 때문에 일요일에는 영양제를 섭취하지 않습니다. 기독교인으로서 주일엔 쉬어준다는 나름의 철학 덕분이죠. (웃음)

그리고 장복했을 때 체내에 쌓이는 지용성 비타민을 특히 주의해야 한다고 생각해요. 비타민A 과복용은 간에 치명적일 수 있죠?

정혜진　　네. 만약 피부 질환으로 이미 비타민A를 처방 받아서 드시고 계시는데 영양제를 추가로 드셔서 용량이 너무 많아지면 간 손상을 일으킬 수도 있어요.

신현준　　지용성 비타민의 과량 복용이 간 손상을 일으킬 수 있음은 여러 차례 경고하셨죠. 간은 우리 몸에 중요한 해독 기관이니 더 철저히 주의해야겠습니다. 그런데 단순한 위장장애 같은 부작용은 금방 알아채지만 간이나 신장이 안 좋아지면 그 신호를 알아채기가 어려워서 간과하게 되는 경우가 많아요.

정혜진　　간이나 신장 기능이 약간 떨어졌다고 해서 바로 주관적으로 느껴지는 증상은 없습니다. 짧은 시간 내에 크게 손상을 입는다면 증상이 나타날 수도 있겠지만요. 약간의 피로감, 소화 기능 저하 등의 문제를 겪을 수는 있지만 간이나 신장에 생긴 문제 때문이라고 단정할 수는 없는 증상들이죠. 그래서 많이 나빠질 때까지 알아채지 못하기도 해요.

신현준　　저는 영양제 과복용으로 인한 간 손상을 걱정하기보다 술을 훨씬 더 조심해야 한다고 생각해요.

정혜진　　술은 간에서 대사되는 대표적인 약물입니다. 술로 인한 지방간이 생겨도 특별히 느껴지는 증상이 없는 경우가 많아요. 혈액 검사에서도 이상이 나타나지 않을 수 있습니다. 초음파 검사를 받아야만 지방간을 찾아낼 수 있어요. 따라서 간 수치가 정상이라고 해서 술을 계속 마음껏 드시면 곤란합니다.

신현준　　그렇게 술을 마셨는데도 간 수치가 정상이니 괜찮다며 더 마시는 분들이 많아요. '내 간은 정말 튼튼해'이러면서 말이죠. 간 건강을 과신하지 않았으면 좋겠어요. 간이 너무 튼튼해서 술을 계속 마셔도 되는 것이 아니라 간이 계속 버티고 견뎌내고 있는 상황인 겁니다. 특히 간은 우직하게 버티고 버티다가 한계치에 가서야 힘들다고 이야기하는 기관이잖아요. 간이 힘들다는 신호를 보냈을 때는 이미 심각한 상황이 되어버리는 것이죠.

정혜진　　간혹 술을 많이 드시는 게 불안해서 혈액 검사를 받아보고 싶다는 분들이 있어요. 그런 분들에게는 혈액 검사로는 지방간이 생겼어도 확인이 어려우니 술을 끊지 못하겠다면 6개월~1년에 한 번 정도는 간 초음파를 받아보시라고 말씀드려요.

그리고 지방간을 계속 방치하고 술을 드시면 간에 지방이 점점 더 쌓이면서 간 경화가 되는데, 이때부터는 술을 끊어도 돌이킬 수 없습니다. 초음파 검진을 정기적으로 하셔서 조기에 지방간을 발견하고 그때부터 관리하셔야 해요.

신현준　저는 술을 너무 드셔서 건강이 안 좋아진 선배님들의 경우를 너무 많이 봤거든요. 지방에서 장기간 촬영을 하면 새벽에 소주를 많이 드세요. 잠도 잘 안 오고 힘드니까요. 그렇게 한 3개월 지나면 얼굴이 까매지고 입술에 핏기가 하나도 없어져요. 주연 배우와 달리 조연 배우들은 여러 작품에 겹쳐서 출연하는 경우도 있잖아요. 그런 분들이 건강이 안 좋은 경우가 많아요. 잠도 제때 못 주무시고 식사도 제대로 못하시며 불규칙한 생활을 하시다 보니 스트레스가 크죠. 그래서 더 술에 기대시는 분들이 많아요. 하지만 술은 정말 조심해야 해요. 특히 잠이 안 오신다고 술을 드시면 깊은 잠에 들기가 더 어렵습니다.

정혜진　맞아요. 잠이 오지 않아서 술을 마시면 수면의 질이 나빠지니 다음날 더 피곤해지고, 그래서 각성하려고 커피를 마시니까 밤에 다시 잠이 안 와서 또 술을 찾게 됩니다. 이런 악순환의 고리는 좀처럼 끊기가 어려워요. 생활습관과 식습관, 그리고 음주 습관까지 개선하지 않은 채 술 외에도 약물이나 영양제에 의존할수록 건강은 점점 악화됩니다. 악순환의 고리를 끊는 해결의 열쇠는 본인에게 있으니 지금부터라도 삶을 완전히 바꾼다는 자세로 습관을 고쳐나가시길 바라겠습니다.

신현준 　　정말 좋은 말씀입니다. 간을 위한 최고의 영양제는 스트레스를 풀고 쉬는 시간을 가지면서 술을 줄이는 것이라고 생각합니다. 힘들고 바쁜 생활 속에서 여유를 찾는 것이 정말 중요하죠. 여유를 찾는다고 하면 경제적인 여유가 있어야만 가능하다고 생각하는 경우가 많은데 그렇지 않습니다. 아무리 바쁘고 힘들어도 잠깐의 휴식 시간을 갖는 게 중요합니다. 그 시간을 자신에게 선물하세요. 술도 제발 줄이세요. 끊을 수 없다면 평소보다 덜 마시도록 조금의 노력이라도 해야 합니다. 앞서 간 영양제 편에서 말씀드렸듯이 간에는 좋은 음식도 없어요. 영양제 과복용으로 인한 간 손상을 걱정하기보다는 술을 훨씬 더 조심해야 한다는 점을 다시 한 번 강조하고 싶습니다.

:: 04 :: 영양제 복용 시간과 방법이 있나요?

정혜진 　　복용 시간을 지키는 것이 좋은 경우가 있습니다. 공복에 흡수가 잘 되는 성분이 있고 식후에 흡수가 잘 되는 성분이 있어요. 예를 들어 철분은 공복에 먹으면 위산과 상호작용을 통해 흡수가 더 잘 됩니다. 그래서 위산 분비가 원활하지 못한 사람에게 오렌지 주스 같은 신맛이 나는 음료와 함께 먹으라고 권하기도 해요. 그런데 이것도 개인마다 차이가 있을 수 있어요. 철분을 공복에 섭취한 후에 위장장애가 생긴다면 복용을 중단하거나 식후에 먹길 권합니다.

그리고 비타민A, D, E, K나 오메가3 같은 지용성 성분들은 식후에 먹어야 더 흡수가 잘 됩니다. 이외에 철분, 마그네슘, 아연, 칼슘 같은 미네랄은 흡수되는 과정에서 서로 방해하거나 경쟁적으로 흡수되기도 해서 두 시간 이상 시간 간격을 두고 먹으라고 권합니다. 한편 코엔자임Q10이나 비타민B군 영양제들은 수면을 방해할 수도 있으니 아침이나 점심 식후에 복용하기를 권해요.

신현준   그래서 저는 매일 아침 비타민C, E를 함께 먹습니다. 비타민E가 비타민C와 만났을 때 더 좋은 효과가 있다고 해서요. 그리고 아침에 칼슘, 밤에 마그네슘을 먹죠. 이렇게 영양제에 따라 각각의 적절한 복용 시간을 지켜서 먹고 있어요. 하지만 저처럼 시간을 지켜서 먹는 것이 쉬운 일은 아니에요. 알람을 맞춰가면서 드시는 분도 계시지만 그마저도 스트레스가 되기 쉽고요.

정혜진   식전, 식후, 두 시간 이상 간격 등의 시간을 지킬 자신이 없다면 한 번에 먹거나 하루 두 번 정도로 나눠 드시면 어떨까 해요. 그렇게 하면 흡수율이 조금 떨어질 수도 있지만 시간을 놓쳐서 못 먹거나 부작용이 생기는 일은 줄어들 거예요.

신현준   영양제별로 최적의 시간을 지켜서 먹으면 좋겠죠. 하지만 그게 힘들어서 오히려 못 먹게 된다면 차라리 한꺼번에 먹는 게 낫다고 생각해요. 한꺼번에 먹어도 문제가 없는 영양제라면요. 스트레스를 받으면서 몸에 좋다는 영양제를 챙겨 먹는 게 무슨 의미가 있나 싶습니다. 꼭 시간을 지켜서 먹어야 하는 몇 가지를 제외하고는 자유롭게 드시라고 말씀드리고 싶어요.

:: 05 :: 유통기한이 조금 넘은 영양제를 먹어도 될까요?

신현준   제가 오늘 아내한테 혼날 일을 몰래 하고 왔어요. 유통기한이 지난 화장품을 다 버렸습니다.

정혜진   (웃음) 얘기도 안 하시고요?

신현준   네. 말하면 못 버리게 해서요. 화장품은 피부에 좋으라고 바르는 건데 왜 유통기한이 지나도 못 버리는지 모르겠어요. 생각보다 유통기한이 짧은 화장품이 많아요. 개봉 후에는 피부와 눈에 닿는 제품이니 유통기한이 남아 있더라도 아깝다 생각하지 말고 버리는 게 좋습니다. 영양제도 마찬가지입니다. 유통기한이 지난 것은 무엇이든지 독이라고 생각해요. 건강을 위해서 영양제를 먹는 거잖아요. 제가 항상 드리는 말씀이지만, 싸다고 대용량 영양제를 사서 유통기한이 지났는데도 계속 먹는 것보다는 작은 용량을 사서 빠르게 먹는 게 제일 좋다고 생각해요.

정혜진   저도 가능하면 소량을 구입해서 빨리 섭취하기를 권장해요. 유통기한이 많이 남았다 하더라도 개봉 후 보관 과정에서 변질될 가능성도 있거든요. 특히 오메가3와 같이 연질 캡슐에 담겨 있다면 공기와 접촉하면서 산패되어 버리기도 합니다.

의약품의 유통기한은 비교적 긴 편이기는 하지만 영양제와 마찬가지입니다. 개봉 후 보관 상태의 영향을 받기 때문에 약을 구입하거나 처방 받은 후 필요한 기간만큼 복용한 뒤, 남은 것은 버리라고 합니다. 가정 상비용이라고 해도 알약은 1년에 한 번, 연고류들은 6개월에 한 번 정도는 정리하는 게 좋아요. 시간이 지나면서 약이 변질될 수도 있지만 약효가 떨어지는 문제도 있기 때문입니다.

신현준   아까워서 못버리시는 경우가 대부분이에요. 유통기한이 지났다면 과감히 버리세요.

정혜진   그리고 유통기한이 지나지 않았어도 보관 상태가 좋지 않았다면 미련을 갖지 말고 버려야 합니다. 뚜껑을 열고 닫을 때마다 공기와 접촉하게 되기도 하고 오메가3나 비타민E처럼 기본적으로 기름 성분으로 이루어진 것들은 공기와 만나 산패가 진행되기도 하니까요.

신현준　　하나씩 낱개 포장된 경우에도 이미 산패가 진행되고 있는 겁니다. 되도록이면 적은 용량을 사서 빨리 드시고 구매 전에 꼭 유통기한을 확인하세요.

정혜진　　네. 그래서 생균을 먹는 유산균이나 기름 성분을 먹는 오메가3라면 수입 제품보다는 국산 제품을 권해요. 수입 제품은 한국까지 오는 데만도 이미 시간이 꽤 걸리고 운반 과정에서의 보관 상태도 장담할 수 없기 때문입니다. 가능하면 최근에 제조된 제품을 소량씩 구입해서 드시기를 권해요.

신현준　　저는 유통기한이 지났는데도 그냥 먹는 경우를 많이 봤습니다. 특히 창고형 대형 마트에서 싼 가격에 대용량 영양제를 많이들 사서 먹어요. 그런데 너무 대용량이다보니 다 먹지 못해 누런 색으로 변질되었는데도 먹더라고요. 먹지 말라고 해도 아깝다고 계속 먹어요.

정혜진　　제가 어르신들 집으로 직접 왕진을 나가기도 하는데 집마다 약 서랍이 있어요. 그 안엔 기본적으로 드시는 처방약이 많기도 하지만 자녀 분들이 사다 주신 영양제와 언제 사신 건지 알 수 없는 각종 연고들로 꽉 차있어요.

신현준　　뭔지 알아요. 연고 상표까지 벗겨지고 뚜껑까지 변색되어 있는 경우도 봤어요. 어디에 바르는 연고인지조차 알 수가 없죠.

정혜진　　네. 심지어 개봉도 하지 않았는데 유통기한이 이미 지난 약들도 있습니다. 왕진을 가면 처방약과 상비약, 영양제들을 버리고 정리해 드리는 것만으로도 시간이 많이 걸려요.

신현준　　유통기한이 지난 약을 바르거나 먹는 것은 마치 오래된 안 약을 눈에 넣는 것과 같아요. 생각만 해도 찝찝하지 않으세요? 안약은 눈에 넣으면서 안약 입구가 눈에 닿았을 수도 있고 뚜껑을 닫아도 밀폐가 되지 않으니 변질을 막을 수 없어 관리가 힘들죠. 그래서인지 안약은 생각보다 빨리 버리시는데 이상하게 영양제는 그에 비해 민감하게 생각하지 않으시는 것 같아요.

정혜진　　아무래도 눈에 넣는 것은 조금 더 민감하게 생각하시는 것 같아요.

신현준　　먹는 영양제도 조금만 더 세심하게 관리해주세요. 유통기한이 지나면 제발 버리세요. 오래된 약이나 영양제를 먹는 건 정말 좋지 않습니다. 거듭 말씀드리지만 대용량으로 사지 말고요. 가능한 빠르게 먹을 수 있는 용량의 제품을 사세요. 저는 오히려 작은 용량의 제품을 이것저것 먹어보면서 저한테 맞는 영양제를 찾기도 해요. 내 입에 들어가는 영양제인데 돈이 아깝다고 생각하지 마세요. 제대로 보관되지 않은 영양제는 오히려 건강을 해칩니다.

정혜진　　피부 질환으로 찾아오시는 분들에게 연고를 처방해드리려고 하면 '그 연고 집에 있어요'라고 말씀하시는 경우가 종종 있어요. 그럴 때마다 '언제 처방 받으신 거예요?'라고 물으면 언제인지 대답을 못 하시는데 최소 1년이 넘은 것들이에요. 연고는 유통기한이 남았다 하더라도 일단 개봉을 하면 3개월 이상 사용하시지 않는 게 좋아요.
그리고 언젠간 쓰겠지 싶어서 두기도 하시지만 그냥 일반 쓰레기로 버리자니 환경에 괜찮은가 싶어서 못 버린다고들 하세요. 약을 버리실 때엔 약국에 가져가시면 됩니다. 그냥 쓰레기통에 버리시면 하천이나 토양으로 유입되어 생태계 교란이나 토양, 수질 오염을 시킬 수도 있기 때문에 따로 처리하는 체계가 마련되어 있어요. 정기적으로 약 서랍을 정리하셔서 버릴 약을 모으신 후, 약국의 폐의약품 수거함에 버리시면 됩니다. 영양제의 경우 폐기 방법에 대한 기준이 마련되어 있지 않지만 가능하면 폐의약품 수거함을 이용하시는 게 좋다고 생각합니다.

신현준　　조금 번거롭더라도 본인의 건강과 환경을 생각해서 잘 버려야겠군요. 요즘은 미니멀리즘과 잘 정리하는 것이 미덕인 시대잖아요. 영양제도 반드시 시간을 내서 내게 꼭 필요한 것만 남기고 정리하는 습관을 가지시길 바랍니다.

편집자　　버리는 것만큼 잘 보관하는 것도 중요하잖아요. 여름에는 너무 덥고 습하니까 냉장고에 넣어 보관하기도 하는데 괜찮을까요?

정혜진　　액상 제품은 냉장 보관 시 침전물이 생겨서 변질된 것처럼 보이는 경우가 있지만 실온에 꺼내두면 다시 돌아옵니다. 설명서에 냉장 보관이라고 적혀 있지 않는 한 반드시 냉장 보관은 안 해도 되고 집이 너무 덥고 습한 경우에 마땅한 장소가 없다면 냉장 보관을 고민해볼 수 있겠죠. 다만 냉장 보관을 했다고 해서 유통기한이 길어진다고 생각하는 분들도 있는데 그건 아닙니다. 유통기한은 제품에 표기되어 있는 그대로예요.

편집자　　그리고 요일별로 구분되어 있는 약통에 영양제를 넣어 가지고 다니시는 경우도 많은데 괜찮은 방법인지 궁금해요.

정혜진　　햇빛이 차단되지 않으면 안에 있는 약이 변질될 수도 있습니다. 그래서 가능하면 투명한 것보다는 검정색, 갈색 등의 빛이 차단되는 약통을 사용하시거나 포장지 그대로 소분해두었다 그때그때 벗겨서 드시기를 권해요.

신현준 저는 햇빛에 취약한 영양제 종류는 가능한 케이스 그대로 갖고 다닙니다. 최대한 공기가 들어가지 않도록 정성스럽게 포장된 영양제를 다시 소분해서 가지고 다니면 안 돼요. 각 영양제 제품마다 불투명한 통에 들어 있거나 개별 포장된 데에는 그럴 만한 이유가 있거든요. 각 영양제마다의 특성을 고려한 포장인 것이죠.

제가 영양제의 디자인을 중요하게 생각하는 모습이 방송된 적이 있어요. 단순히 예쁜 디자인을 찾는 것처럼 비춰졌지만 포장과 캡슐의 형태가 보관에 적절한 것인지 확인하기 위해서였죠. 그만큼 영양제의 보관 방법과 관리가 중요하다고 생각합니다.

∷ 06 ∷ 영양제를 현명하게 선택하는 방법이 있나요?

정혜진 최근 영양제 종류와 구입 경로가 점점 다양해지고 있어요. 그 중에는 새롭게 나와서 큰 인기를 얻다가 갑자기 사라지는 제품도 있죠. 그래서 더욱 어떤 영양제를 믿고 구입해야 하는지 어렵다고 하는 사람들도 많습니다. 그럴 때는 영양제를 구입할 때 다음 세 가지 표시를 확인해보기를 추천합니다.

첫 번째는 식약처에서 제공하는 '건강기능식품 마크'를 확인하는 것입니다. 수입 제품이라고 해도 우리나라의 식약처 인증을 받으면 건강기능식품 마크가 붙어 있어요. 예를 들어 최근에 유행했던 크릴오일은 식약처 인증을 받은 건강기능식품이 아니었기 때문에 이 마크가 없었죠.

두 번째는 식약처에서 발급하는 우수 건강기능식품 제조 기준인 'GMP 마크'를 확인하는 것입니다. 제조 및 품질 관리 기준에 부합하는지, 원료는 적합한지, 공정별 품질 관리는 잘 되는지 등 생산 과정에 대한 인증 마크입니다.

마지막으로 한국 건강기능식품협회에서 발급하는 '표시·광고 사전 심의필' 마크가 있습니다. '100% 효과 보장'과 같은 과대 광고를 막기 위해 사전 심의를 통과한 광고에 부여하는 마크입니다. 그래서 이 마크가 있다면 포장지에 있는 내용이 사전 심의를 통과한, 어느 정도 신뢰할 수 있는 것이라고 볼 수 있죠.

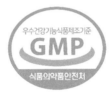

[건강기능식품]　　　　[GMP인증로고]　　　　[표시·광고심의필]

신현준　　　영양제 인증 마크에 대한 공부를 하시고 꼼꼼하게 확인하세요. 저는 먹는 것에 좀 예민해서 아무리 믿는 분이 주신 영양제라고 해도 그런 마크가 없다면 먹지 않아요. 내 몸에 들어가는 건데 어느 정도 신뢰할 수 있는 지표가 있어야 안심이 되죠. 영양제는 아무거나 함부로 드시면 안 됩니다.

편집자　　　그럼 우선 건강기능식품 마크, GMP 마크, 표시와 광고 사전 심의필 마크 이 세 가지가 있는지부터 확인해야겠네요. 이외에도 어떤 기준이 있을까요?

정혜진　　　세 가지 마크를 확인한 다음 성분과 기능성 표시를 보세요.

성분표를 통해 내가 먹으려고 하는 성분의 용량이 적절한지, 내가 원하는 기능이 있는지 확인해야 합니다. 판매 페이지나 광고에서 여러 가지 기능을 말하지만 기능성 표시에 나와있는 내용이 핵심이에요.

신현준　　성분표를 보고 스스로 판단하려면 영양제와 내가 원하는 성분에 대한 공부를 해야 합니다. 검색만 해봐도 신뢰할 수 있는 정보가 많이 나와요. 의사나 약사 같은 전문가의 말이라고 해서 무작정 신뢰하지는 마시고요.

정혜진　　네. 포털사이트에서 기능성 성분들을 검색해보면 식약처에서 제공하는 해당 성분에 대한 공식적인 정보를 찾을 수 있습니다. 최근에는 유튜브나 블로그를 통해 영양제의 정보를 쉽게 얻을 수가 있지만 편향되거나 왜곡되어 신뢰하기 어려운 정보도 많습니다. 비전문가는 정보의 질을 평가하기가 쉽지 않다보니 전문가의 말을 무조건 수용하지 않는 비판적인 태도를 갖는 것이 중요합니다. 영양제의 효과를 너무 극적으로 표현하거나 복용을 적극적으로 권장하는 정보는 적당히 걸러내세요. 영양제 정보는 최대한 비판적이고 보수적인 자세로 수용하는 것을 추천합니다.

그리고 각 성분의 함량도 주의하세요. 영양제를 복용할 때 성분표에 표기된 함량이 1회 섭취량인지 하루 섭취량인지 잘 봐야 해요. 비유하자면, 어떤 과자의 칼로리가 150Kcal라고 표기되어 있으면 과자 한 봉지 전체에 대한 칼로리가 아니라 ⅓ 섭취량인 것처럼요. 그리고 영양소가 하루 권장량 대비 몇 퍼센트인지가 표기되어 있어요. 예를 들어 비타민C 하루 권장량이 500mg이고 그 제품에 500mg이 들어 있다면 100%, 1000%mg이 들어 있으면 200%라고 표기되어 있겠죠. 상한섭취량 이상 복용하면 건강에 이상이 생길 수 있습니다.

편집자　그렇다면 두 영양제의 성분표 내용이 같다면 똑같은 제품이라고 볼 수 있을까요? 성분표 외에 영양제를 선택할 수 있는 기준이나 방법이 있을까요?

신현준　브랜드와 제품의 역사가 길다면 그만큼 검증된 것이고 가격도 합리적인 편이라면 권할 만하죠.

정혜진　네. 같은 성분이라면 더 저렴하거나 더 잘 알려진 회사 제품이 좋다고 생각해요. 너무 저렴하다면 유통기한이 임박한 것은 아닌지 확인해볼 필요도 있습니다.

신현준　그리고 마케팅에 속지 마세요. 영양제 시장이 워낙 커지다 보니 잘못되거나 과장된 정보도 쏟아져 나오고 있어요.

정혜진　요즘은 전문가들이 영양제 마케팅을 하다보니 더 쉽게 현혹될 수 있어요. 갑자기 새롭게 등장한 제품들은 유행이 지나가고도 계속 인기가 유지되는지 보는 게 좋아요. 그리고 해당 제품의 성분도 더 꼼꼼히 살펴보세요. 면역이 화두인 시기이다 보니 비타민이나 다른 종류의 미네랄에 '면역'이라는 기능성 단어를 표시할 수 있는 최소한의 아연을 넣어 그 영양제 전체가 면역 기능에 도움을 주는 것처럼 포장하는 경우가 많아요. 복합 우루사가 '피로 회복'이라는 단어로 광고할 수 있는 것도 우루사 성분이 아닌 함께 들어 있는 비타민B 때문이죠. 마케팅에 현혹되지 않으려면 광고하는 기능이 어떤 성분에 의한 것인지 그 성분이 이 영양제의 주요 성분인지, 함량은 충분한지 살펴봐야 할 필요가 있어요.

편집자　좋은 영양제를 선택하려면 세 가지 인증 마크, 신뢰할 수 있는 역사와 회사의 제품, 성분표, 마케팅으로 과장된 효과가 아닌지를 확인해야겠네요. 생각보다 많은 공부가 필요하겠어요.

정혜진　　네. 정보가 너무 많아 혼란스럽고 어렵다면 오랜 시간에 걸쳐 꾸준히 판매된 영양제 중에서 고르시기를 권장합니다. 영양제의 효과는 먹는 사람마다 다르게 평가할 수 있지만 안전성을 놓고 봤을 때에는 최근에 등장해서 유행하는 제품보다는 오랜 시간에 걸쳐 소비되어온 제품이 상대적으로 안전하다고 생각해요.

신현준　　책도 스테디셀러가 있듯 영양제도 오랫동안 많은 사람에게 사랑 받은 제품이면 믿음이 가지 않을까요? 영양제를 현명하게 선택하기 위해서는 영양제에 대해 공부하는 것은 물론이고 나만의 신념, 가치를 갖는 것이 중요해요.

> **영양제 성분을 검색하고 공부할 수 있는 사이트**
>
> · 네이버 지식백과 - 건강기능식품 기능성 원료
> · 식품안전나라 - 건강기능식품 검색
> · examine.com

:: 07 :: 영양제도 내성이 생기나요?

정혜진　　내성은 '같은 효과'를 얻기 위해서 필요로 하는 약의 용량이 점점 늘어나는 것을 의미합니다. 약물 중에 내성이 생길 수 있는 것들이 있습니다. 예를 들어 알코올, 카페인, 일부의 안정제 등이죠. 하지만 영양제는 약이 아니에요.

신현준　　　맞습니다. 영양제를 흔히 '약'이라고 말하지만 영양제는 약이 아니에요. 영양소를 먹기 편하게 알약으로 만든 보조 식품이라고 생각하면 됩니다. 쉽게 말해서 고기, 채소, 과일을 오래 먹는다고 내성이 생기던가요? 영양제도 그와 같은 이치입니다.

정혜진　　　영양제에서 '내성'이라는 단어를 사용하려면 우선은 '용량 대비 효과'가 정의되어 있어야 해요. 그래야 같은 효과를 내기 위해 필요한 영양제의 양이 늘어나는지도 확인할 수 있죠. 하지만 영양제는 약에 비해 연구 자료가 충분하지 않고 효과에 대한 평가도 정량적인 것이 아니라 주관적인 증상 개선으로 평가한 것이 많습니다. 따라서 정확한 용량 대비 효과도 분석되어 있지 않은 경우가 많아요. 게다가 대부분 영양제는 우리가 식사를 통해 먹을 수 있는 영양 성분들이고 우리 몸에 어떤 인위적인 변화를 만들어내는 것은 아니다 보니 내성이라는 개념을 포괄적으로 적용시키기는 어렵습니다.

신현준　　　하지만 영양제도 내성이 생긴다고 오해하고 계신 분들이 많더라고요. 그래서 종합비타민이나 유산균처럼 매일 꾸준히 먹는 제품들은 중간에 다른 제품으로 바꿔줘야 한다고요. 그리고 나이가 들수록 영양제의 효과도 떨어져서 복용량을 늘려야 한다는 분들도 있습니다. 모두 오해이니 걱정말고 편히 권장량만큼만 복용하면서 내 몸을 챙기세요.

다만 그럼에도 불구하고 영양제의 효과가 반감된다고 느낀다면 몸이 피로하거나 문제가 생긴 게 아닌지 되돌아 봐야 합니다. 또 새로운 영양제나 약물의 복용으로 생긴 약물 상호작용인지 알아보면 되지 않을까 싶네요.

:: 08 :: 꾸준히 장복해야 효과가 있나요?

정혜진   장복해야 효과가 있다고 단언할 수 없어요. 영양제마다, 먹는 사람의 건강 상태에 따라 나타나는 효과가 다 다르기 때문입니다. 그래서 구체적인 복용 기간에 대해 정확히 얘기할 수 있는 영양제는 많지 않습니다. 그나마 철분제는 연구가 풍부하고 오랜 시간에 걸쳐 처방해왔기 때문에 자료가 충분해서 6개월 이상의 섭취를 권장해요. 철분제를 한 달만 먹어도 혈중 헤모글로빈의 수치는 올라가지만 우리 몸 속 철의 저장 창고까지 넉넉하게 채우려면 6개월간 복용해야 합니다. 물론 철분제를 먹기 시작할 당시의 헤모글로빈 수치, 이 사람의 평소 식습관, 생리 양 등에 따라 필요한 철분의 양과 채워지는 속도는 다 다르겠죠.

신현준   네. 맞습니다. 사람마다 몸 상태가 다르기 때문에 먹고 효과가 나타나는 데 걸리는 시간은 다 다릅니다. 저는 소위 '약빨'이 잘 받는 몸이고 평소 건강 관리를 잘 했기 때문에 비교적 빠르게 효과가 나타나요. 영양제에 대한 경험도 워낙 많기 때문에 그 효과를 빨리 알아차리는 편이기도 하고요. 하지만 저랑 같은 영양제를 먹어도 전혀 어떤 효과가 있는지 모르겠다는 분들도 분명 있습니다. 최소 3~4개월은 먹어봐야 나에게 정말 효과가 있는지 느끼지 않을까 싶습니다.

정혜진   무엇보다 정말 효과가 있는지 객관적으로 평가하기가 어려워요. 그래서 뭔가 내 몸이 좋아진 것 같은 주관적 느낌이 주된 효과이죠. 그리고 말씀하셨듯이 영양제를 복용하는 개개인의 건강 상태에 따라 효과를 느끼는 데까지 걸리는 시간이 다를 수 있어요. 이를 테면, 술을 마셨을 때 사람들마다 알코올에 대한 반응이 각기 다른 것을 생각해보시면 이해가 되실 거예요. 어떤 사람은 한 잔만 마셔도 얼굴이 빨개지고 숙취가 심하지만, 어떤 사람은 소주 한 병을 다 마셔도 아무렇지 않죠. 타고난 알코올 분해 능력, 건강 상태, 체중, 최근에 마신 술의 양, 스트레스 등의 다양한 변수가 알코올을 분해하는 데 관여하기 때문에 각자의 결과가 달라지는 것입니다. 그래서 더더욱 이 많은 변수들을 측정하기가 어렵죠.

정말 어떤 영양제를 먹고 효과를 본 것인지 판단하기에는 내 건강에 미치는 변수가 너무 많아요. 약이나 영양제 모두 사람들마다 복용 기간에 따라 기대할 수 있는 효과가 모두 다르답니다.

신현준　　한 가지 명심해야 할 것은 영양제는 약이 아니기 때문에 약과 같은 단기간의 효과를 기대할 수 없다는 것입니다. 어떤 좋은 음식도 꾸준히 먹었을 때 효과가 있듯이 영양제도 마찬가지입니다. 왜 몸에 좋다는 음식도 한 두끼 먹는다고 몸이 확 좋아지지도 않고 다들 그렇게 기대하시지도 않잖아요? 영양제는 내 몸이 원래 가진 기능들이 잘 작동할 수 있도록 기초를 튼튼히 하기 위해서 영양을 주는 것이니까요.

:: 09 :: 영양제의 형태는 캡슐이 좋을까요, 알약이 좋을까요?

정혜진　　약이나 영양제는 해당 성분의 특징에 알맞은 제형으로 만들어지기 때문에 같은 성분의 영양제라면 제형이 같은 경우가 대부분입니다. 그래서 어떤 제형이 좋다고 설명하기는 어려워요.

신현준　　맞습니다. 알약으로 만들기 어려운 오메가3 등의 오일 종류는 불가피하게 거의 모든 제품이 캡슐 제형으로 나와 있습니다. 캡슐 제형이라 목 넘김이 힘들다는 분들도 있죠. 그렇다면 조금 더 작은 캡슐을 찾아보거나 영양제 대신에 음식으로 섭취하려고 노력하면 됩니다. 이렇게 개인 선호도나 취향에 따라 결정하시면 되지 않을까 싶어요. 원장님 말씀처럼 어떤 제형이 더 낫다고 말하기는 힘듭니다.

:: 10 :: 감기에 걸리면 먹던 영양제를 끊고 감기약만 먹어야 하나요?

정혜진   감기라는 질환은 바이러스에 의한 상기도 감염증을 말합니다. 대부분 특별한 치료 없이 며칠 안에 회복됩니다. 열이 나면 해열제, 몸살이 심하면 진통제, 콧물이 심하게 나면 콧물약 이런 식으로 감기약을 조제해드리기도 하지만 약을 먹으나 안 먹으나 감기의 자연적인 경과는 달라지지 않기 때문에 먹어야 한다고 강권하지는 않아요.

신현준   감기에 걸리면 모든 영양제를 끊고 감기약만 드시는 분들이 많더라고요. 저는 오히려 영양제 중에서도 비타민C, 비타민B군이 많이 들어 있는 종합비타민을 더 많이 드시라고 권하고 싶어요.

정혜진   한국에서는 감기에 걸렸을 때 약을 먹어야 빨리 낫는다거나 초기에 약을 잘 먹어야 한다는 식의 얘기가 있지만 외국에서는 감기에 걸렸을 때 병원에 잘 가지 않아요. 병원에 가지 않아도 저절로 나아진다는 것을 알고 있기 때문이죠. 증상이 너무 심하거나 평소와 다른 증상들이 나타난다면 혹시나 다른 질환이 아닐까 확인해보기 위해 병원을 방문할 수도 있지만 감기만으로 병원을 찾지는 않습니다. 만약 병원에 간다 하더라도 다른 질환이 의심되지 않고 감기라고 판단되면 의사도 약 처방 대신 음식을 잘 챙겨 먹고 며칠 쉬라고 합니다.

신현준   예전에도 비타민C가 감기에 효과가 있다는 근거 수준이 낮고 증상 완화에 도움을 주는 정도라고 말씀하셨었죠. 하지만 저는 분명 도움이 된다고 생각해요. 실제로 호주 등에서는 병원에서 2주 정도를 비타민만 처방해주거든요.

정혜진　　　저는 비타민 복용보다는 충분한 휴식이 더 중요하다고 생각하는 입장이에요. 하지만 본인이 비타민C를 먹고 감기에 효과를 봤다면 드시면 됩니다. 충분한 수분과 함께 말이죠. 그리고 감기뿐만 아니라 특정 질환으로 어떤 약을 먹어야 할 경우 의사에게 현재 복용 중인 영양제를 미리 얘기해야 해요. 감기약뿐만 아니라 어떤 약이든 다른 성분의 약과 상호작용할 가능성이 있습니다. 상호작용이라는 것의 내용이 워낙 광범위하다보니 감기약과 영양제를 같이 먹으면 안 된다고 단정적으로 얘기할 수는 없어요. 약을 처방해주는 의사와 그때그때 상의를 해서 복용 유지나 중단 여부를 결정해야 합니다.

PART

나에게 꼭 맞는
영양제 조합법

:: 01 :: 영양제 초보자를 위한 영양제 조합

신현준 　 영양은 부족하고 칼로리만 과잉인 현대사회에서는 미네랄이 가장 중요하다고 생각합니다. 세계 인구의 30%가 미네랄 결핍이라고 합니다. 우리 몸에 미네랄이 부족하면 두통이나 불면증, 우울증, 만성피로가 나타난다고 들었어요. 근데 미네랄의 종류가 너무 많아서 하나씩 챙겨 먹기가 힘들잖아요? 그래서 초보자는 미네랄과 비타민을 동시에 섭취할 수 있는 종합비타민부터 시작하는 게 가장 좋습니다. 평소에 미네랄이 풍부한 좋은 물을 마시는 것도 좋아요.

정혜진 　 영양제를 한 번도 안 드셔보신 분이 있을까 싶을 정도로 많은 분들이 일상적으로 드시는 것 같아요. 여러 여건상 균형 잡힌 식사를 챙겨서 드시지 못할 때엔 종합비타민과 미네랄 영양제 한 가지를 골라서 드시면 어떨까 합니다. 종합미타민에는 영양소가 필요한 만큼 균형 있게 들어 있으니까요.

최근에 특정 효과를 강조하면서 한두 가지 성분이 고용량으로 들어 있는 영양제들이 유행입니다. 자신의 건강 상태에 대해 충분히 이해한 상태가 아니거나 영양제 성분이 중복되거나 용량이 초과되지 않는지 매번 신경 쓰기 어렵다면 필요한 비타민과 미네랄이 골고루 들어 있는 종합비타민 한 가지를 드시는 게 안전하고 유용할 거예요.

신현준 　 저는 종합비타민을 기본으로 먹으면서 눈이나 간, 호흡기나 위장 등 개개인마다 취약한 부분을 각별하게 신경 쓰면서 조금씩 추가해서 먹어보는 것도 좋다고 생각합니다. 피부를 위해 콜라겐과 히알루론산을 먹거나 모발을 위해서는 맥주효모를 먹는 등 하나씩 추가하는 식으로 말이죠.

운동도 처음부터 3~4시간씩 할 수 없듯이 영양제도 처음부터 너무 많이 먹으면 힘듭니다. 그래서 저는 초보자라면 비타민B군이 많이 들어가 있는 종합비타민부터 시작하는 게 가장 좋다고 생각합니다. 그리고 꾸준히 먹어야 하기 때문에 복용이 편해야 하죠. 먹을 때 목 넘김이 불편하지 않은 영양제를 잘 선택해야 합니다. 불편함을 감수하고서라도 먹어야 하는 것은 치료를 위한 의약품이에요. 거듭 말씀드리지만 영양제는 보조 식품일 뿐입니다. 먹으면 기분이 좋고 효과가 있다고 느껴지는 것들을 선택해서 건강한 취미로써 즐겁게 먹을 수 있기를 바랍니다.

정혜진　　사람들마다 영양제를 구입하면서 하는 기대가 다 다르다고 생각해요. 그리고 영양제를 복용하면서 느끼는 효과도 다 다를 겁니다. 이런 변화는 의학적으로 설명되지 않는 부분이 많고요. 신현준 님도 '눈 건강에 도움이 되기를 바라는 마음'으로 아레즈2를 구입하셨잖아요. '눈이 시원해지는 기분'을 느끼셨다지만 의학적으로는 '황반변성이 진행되고 있는 사람에게서 황반변성이 더 나빠지지 않도록 예방하는 데 도움을 줄 수 있다'는 것 외에 다른 작용은 없습니다.

그러다 보니 영양제를 선택, 구입, 복용하는 과정은 개인이나 주변 사람들의 경험에 의해 전적으로 결정되는 경우가 많습니다. 제가 의료인으로서 아무리 영양제의 객관적인 효과를 말씀드려도 주관적인 경험이 더 강하게 작용하죠. 그렇다면 신현준 님이 말씀하신 것처럼 영양제 선택과 섭취라는 하나의 과정이 건강한 취미가 되면 좋겠어요. 건강의 특징 문제를 해결하려는 목적이라기보다는 내 몸에 도움이 될 만한 것을 공부하고, 과해지지 않도록 잘 계산하고 몸의 반응을 잘 관찰하다보면 스스로의 건강에 조금 더 관심을 가지는 계기가 될 테니까요.

신현준　　누구나 자신이 의지하고 싶은 게 있어요. 저는 그게 바로 영양제고요. 영양제가 실질적으로 내 몸에 어떤 효과를 주기 어렵다 해도 내가 어떤 영양제를 먹고 이전보다 뭔가 좋은 것 같다는 생각이 들면 마음부터 일단 건강해지고 몸도 따라서 건강해질 수 있다고 생각합니다. 생각과 기분이 몸 컨디션의 반 이상을 차지하니까요.

영양제는 너무 많은 양을 한꺼번에 시작하기보다 필요한 것을 하나씩 먹어보는 게 좋아요. 효과를 못 느꼈다 싶으면 안 먹으면 돼요. 내가 효과를 느끼고 좋다고 생각되는 것들만 계속 먹으면 됩니다. 개인의 몸 상태와 주관적인 효과는 너무나도 다르기 때문에 초보자를 위한 영양제 조합 몇 가지만 단정지어 얘기하기는 힘들어요. 대신 종합비타민을 기본적으로 먹되, 영양제를 하나씩 추가하면서 내 몸에 맞는 것을 찾아나가는 과정을 거쳐야 한다는 것이죠. 그 과정 없이 유명 유튜버나 의사, 약사 등이 추천했다고 무작정 따라 먹으면서 장복하는 것은 위험합니다.

:: 02 :: 중년을 위한 영양제 조합

정혜진　국어사전에서는 40대부터를 중년이라고 하지만 최근 기대 수명이 점점 늘어나면서 청년, 중년의 개념이 조금씩 달라지고 있어요. 그래서 요즘은 중년이라고 하면 50대 이상을 지칭해 '50 플러스'라고 부르기도 하죠.

특히 여성들은 이 시기에 여성호르몬이 급감하면서 몸에 큰 변화를 겪게 됩니다. 이를 갱년기라고 하고요. 남성도 갱년기가 있지만 남성호르몬은 30대부터 천천히 지속적으로 감소하는 데 반해 여성분들은 중년에 여성호르몬이 급격히 감소하면서 그것과 관련된 갱년기 증상이 더욱 두드러지게 나타나요. 그래서 이 시기에는 여성호르몬과 작용이 비슷한 영양제들을 많이 찾으시는데, 대표적인 것이 달맞이씨유, 콩, 석류 등입니다. 이외에도 성별에 관계없이 홍삼이나 비타민B와 같은 피로 개선을 위한 영양제를 많이 찾으시죠. 복용 후에 주관적으로 효과가 있다고 느끼신다면 모르겠지만 효과가 크게 느껴지시지 않는다면 계속 드실 필요는 없다고 생각해요.

편집자　갱년기에 여성호르몬과 작용이 비슷한 영양제들을 함부로 먹으면 안 된다는 얘기도 있던데 맞는 이야기인가요?

정혜진　예를 들어 유방암이나 자궁내막암 같은 질환들은 여성호르몬의 영향을 받아 더욱 악화될 가능성이 있어요. 그래서 여성호르몬을 추가로 먹는 것은 금기죠. 석류, 콩, 달맞이씨유 같은 영양제들이 여성 질환에 어떤 영향을 미치는지에 대한 연구가 부족하기는 합니다. 하지만 조금이라도 부정적인 영향을 줄 가능성이 있으니 권하지 않는 것이죠.

신현준　저는 중년에게는 종합미타민과 커큐민을 추천합니다. 나이가 들면서 대사율과 면역 기능이 청년기와 다르다고 본인이 느낀다면 먹을 만한 충분한 가치가 있다고 생각해요. 이외에도 철분, 칼슘, 아연, 마그네슘은 기본이라고 생각합니다. 뼈와 관절 건강을 더욱 챙겨야 하기 때문이죠.

정혜진　중년이 되면 고혈압이나 당뇨, 고지혈증과 같은 만성질환이 있는 분들이 많아요. 그만큼 처방 받아 드시고 있는 약도 다양하죠. 특정 영양제와 질환과의 상호작용이 있는지, 있다면 어떻게 대처해야 하는지 사전에 의사와 상의해보시고 구입하시는 게 좋습니다.

신현준　저는 어릴 때부터 건강에 관심이 많아서 선배님들을 유심히 지켜봤거든요. 몸을 아끼고 사랑한 선배님들은 지금까지도 아주 건강하세요. 거듭 말씀드리지만 자기 몸을 아끼고 사랑해야 합니다. 너무 피로하면 여유를 갖고 쉬세요. 피곤한데도 휴식을 갖지 않고 영양제만 과신한다면 오히려 건강을 해치는 겁니다. 내 몸을 아낀다는 생각을 가지면 음식도 함부로 못 먹어요. 술도 조심하게 되고 영양제도 공부해가면서 신중하게 먹게 됩니다. 단순히 요즘 유행하는 영양제라고 쉽게 먹지 않아요.

내 입으로 들어가서 내 몸에 영향을 주는 건데 어떻게 아무거나 먹을 수 있을까요? 특히 중년에는 몸의 변화도 많고 타고나게 약한 부분에 병이 생기기 시작하는 나이인 만큼, 영양제 선택도 더욱 신중하셔야 한다고 생각합니다.

정혜진　　　네. 맞습니다. 몸이 예전 같지 않다고 하면서 영양제를 잔뜩 드시는 분들을 종종 봐요. 체력은 영양제로 회복되지 않습니다. 정기적인 건강검진을 통해 문제를 미리 발견하고, 매년 달라지는 신체적인 변화를 잘 살피고 수용할 수 있어야 해요. 그리고 적절한 양의 운동은 아무리 강조해도 지나치지 않죠. 말씀하신 것처럼 내 몸의 상태를 잘 이해하고 적절한 휴식을 취하면서 영양제를 신중하게 선택하시는 것이 중요합니다.

신현준　　　그리고 제가 영양제를 섭취하기에 앞서 갱년기를 위해서 꼭 당부하고 싶은 것은 취미생활을 가지라는 것입니다. 자신에게 힐링이 되고 마음을 편안하게 해주는 취미를 가지는 것과 내 몸에 적절한 강도의 운동을 하는 것이 중요하다고 생각합니다. 어느 연령이나 마찬가지지만 몸의 변화를 크게 체감하는 중년은 정신과 육체의 건강을 더욱 잘 챙겨야 합니다.

:: 03 :: 임산부가 꼭 먹어야 하는 영양제 조합

정혜진　　　태아의 성장발달에는 여러 가지 영양소가 필요합니다. 그중에서도 특히 엽산(비타민B$_9$)은 태아의 뇌와 신경조직이 만들어지는 과정에 반드시 필요해요. 만약 임신 초기에 엽산이 부족하면 신경관 결손이 발생해서 아기의 뇌와 신경조직이 만들어지는 데 큰 문제가 생기게 됩니다. 그래서 임신을 준비하는 분들과 임신 초기인 분들에게 엽산을 꼭 복용하라고 얘기하는 거예요. 뇌와 신경조직의 기초가 어느 정도 완성되는 임신 3개월까지는 꾸준히 복용해야 합니다.

그리고 태아가 자랄수록 필요한 혈액의 양도 늘어나기 때문에 철분도 복용해야 해요. 철분은 혈액의 핵심 구성 성분 중의 하나이기 때문이죠. 최근에는 임신 전부터 챙겨 드시기도 하는데, 미리 드시고 있지 않았다면 임신 4개월차부터는 철분을 반드시 챙겨서 드셔야 해요. 이때부터는 본격적으로 철분의 필요량이 늘어나고 이후 출산 과정에서 혈액의 손실이 많기 때문입니다. 철분은 출산 이후 1년 정도까지는 드시기를 권장합니다. 임신 출산 과정에서 저장되어 있던 철을 많이 사용하기 때문에 충분히 채워주려면 장기간 복용하셔야 합니다.

편집자　　그렇다면 임신 전에 먹었던 영양제들을 임신 후에도 그대로 먹어도 될까요? 예를 들어 종합비타민, 칼슘 등을 말이죠.

신현준　　안 먹는 편이 낫다고 생각해요. 혹시 모르니까요. 임산부에게는 괜찮아도 혹시 태아에게 어떤 영향을 끼칠지 모르니까요.

정혜진　　보통 임산부들이 엽산과 철분 외에도 칼슘, 비타민D, 유산균, 식이섬유 등도 챙겨 드세요. 임신 중이시라면 어떤 영양제를 보충해야 할지, 어느 정도 양을 먹어야 할지, 먹으면 안 되는 것은 무엇인지 담당 산부인과 의사와 상의해보시는 것이 가장 정확합니다. 개인마다 몸 상태나 주의할 부분들이 다르니까요.

신현준　　저처럼 영양제를 좋아하는 사람도 아내가 임신했을 때는 병원에서 추천한 것 외에는 절대 못 먹게 했습니다. 그래서 아내는 병원에서 추천 받은 엽산과 철분, 유산균을 꼭 챙겨 먹었습니다. 그리고 아침에 따뜻한 물을 천천히 마시게끔 했습니다. 원장님 말씀하셨듯이 임신 중 영양제 복용은 담당의와 상의하는 것이 중요해요.

:: 04 :: 영유아 및 청소년을 위한 영양제 조합

정혜진　　요즘에는 부모님들이 자녀를 위한 음식에 신경을 많이 쓰시니 아이들에게서 영양 결핍을 보기 어려워요. 음식에 신경을 많이 못 쓰신다 해도 요즘에는 비타민D와 칼슘이 강화된 우유, 비타민C가 강화된 오렌지 주스, 비타민과 미네랄이 강화된 시리얼 등등 특정 영양 성분이 고함량으로 들어 있는 음식이 많잖아요. 그래서 더욱 영양소가 결핍될 일이 거의 없죠.

오히려 비타민 젤리나 사탕을 너무 많이 먹어서 문제가 생기는 경우가 간혹 있어요. 비타민A처럼 지용성 비타민이 들어 있는 젤리를 여러 개 먹으면 간에 무리가 되어서 병원에 오는 경우도 있거든요. 많은 양을 먹었을 때 남는 부분이 배출되지 않고 몸에 축적되는 게 문제죠. 그래서 아이들용 영양제는 아이들이 쉽게 꺼내 먹기 어려운 곳에 보관하셔야 합니다.

또 한 가지 주의해야할 것은 아이들은 어른의 축소판이 아니라는 점입니다. 아이들 몸 속의 여러 장기들이 계속 성장하는 과정이기 때문에 어른에겐 안전한 영양제라도 아이에겐 위험할 수 있습니다. 간혹 성인용 영양제나 약을 작게 잘라서 아이에게 주시기도 하는데, 아주 작은 용량이라도 아이들에겐 위험할 수 있어요. 아이용으로 나온 영양제나 약을 따로 주셔야 해요.

신현준   정말 위험하네요. 절대 안 되는 일입니다. 반대로 아이용 영양제를 성인이 먹는 경우도 있어요. 너무 맛있어서요. 간식처럼 먹다보면 너무 많이 먹게 되어서 부작용이 생기는 경우도 있다고 해요. 감기약 같은 의약품은 물론이고 영양제도 연령대에 따라 구분이 필요합니다.

정혜진   맞습니다. 그리고 아이들은 알레르기도 주의하셔야 해요. 이미 알고 있는 알레르기라면 예측하고 피하실 수 있지만 모르시는 경우가 문제예요. 그래서 특히 아이들 영양제는 우선 소량을 시도해보시고 이상이 없는지를 확인해보시길 바랄게요.

신현준   아이들에게 영양제를 먹이는 것은 음식으로 영양을 다 채울 수 없거나 시간이 없을 때라고 생각합니다. 제 아이들에게는 영양제보다는 음식에서 영양소를 충분히 섭취할 수 있도록 해줍니다. 시간이 없고 번거롭더라도 아몬드를 넣은 멸치볶음이나 생선구이 등 아이가 즐겁게 먹을 수 있고 영양이 풍부한 음식들을 챙겨주세요. 다양한 제철 재료 위주의 식단이면 더 좋고요. 아이에게는 제철음식만 한 것이 없어요. 그래서 전 가능한 제철음식을 골고루 먹이려고 하되 모자란다 싶을 때만 필요한 어린이 영양제를 챙겨줍니다.

편집자   옳은 말씀입니다. 그런데 아이가 편식이 심한 경우도 많더라고요. 음식을 통해 영양소를 섭취할 수 있게 해주는 것이 우선이지만 그게 어려운 아이들에게는 영양제가 좀 필요하지 않을까요? 부모 입장에서는 내 아이의 성장에 조금이나마 도움이 되기를 바라는 마음에서 보충해주고 싶을 거라고 생각합니다. 그래서 어린이용 유산균, 종합비타민, 아연이 인기가 많기도 하고요.

신현준   저는 말씀하신 세 가지가 기본이라고 생각하지만 특히 아연을 추천합니다. 어린이용 종합비타민에 필수로 들어 있는 경우가 많으니 종합비타민으로 먹어줘도 좋고요. 요즘에는 다들 아시겠지만 먹기 좋은 젤리 형태도 있으니 아이들도 즐겁게 먹기에 좋아요. 아연은 세포 성장, 면역 등 몸의 각종 대사 과정에 중요한 역할을 하는데 우리 몸은 아연을 생성해 낼 수 없기 때문에 음식이나 영양제로 섭취해야 합니다.

정혜진　　저는 아이가 편식을 한다고 해도 앞서 말씀드린 것처럼 특정 영양소가 강화된 우유나 주스 등을 쉽게 구할 수 있으니 추가로 영양제를 권하지는 않습니다. 다만 성장 과정이나 건강상 문제가 있거나 특정 영양소의 주요 공급원이 되는 음식에 알레르기가 있거나, 극단적인 채식이나 편식을 하는 경우에는 의사와 상의해서 부족한 부분을 영양제로 채워줄 수 있겠습니다.

편집자　　이외에도 변비에 걸리는 아이들이 많아서 아이용 유산균에 대한 관심도 많습니다.

정혜진　　앞서 유산균 편에서도 말씀드렸지만, 같이 밥을 먹는 식구들이라면 몸 속 유산균의 종류와 비율이 비슷해요. 유산균도 우리가 먹는 음식을 먹고 살기 때문에 내가 어떤 음식을 먹느냐가 유산균의 종류에 가장 큰 영향을 미치는 것이죠. 유산균을 영양제로 보충한다고 해서 장 속에 좋은 유산균이 많아지는 것이 아니기 때문에 권하지는 않습니다. 식이섬유가 풍부하고 김치나 된장처럼 발효에 의해 유산균이 많은 음식들로 섭취하는 게 가장 좋습니다.

신현준　　우리나라는 사계절이 뚜렷해서 맛있는 과일과 채소가 정말 많아요. 그 계절의 영양이 듬뿍 담긴 제철음식만 먹여도 아이들에게는 영양제 이상의 충분한 가치가 있다고 생각해요.

:: 05 :: 운동, 다이어트 중에 알맞은 영양제 조합

정혜진 　다이어트에 좋은 영양제를 이야기하기 전에 식욕 억제제와 지방 흡수 억제제에 대해서 먼저 설명드릴게요. 지방 흡수 억제제는 우리가 먹은 지방의 일부가 흡수되지 않도록 하는 약이에요. 지방이 그대로 대변으로 배출되니까 다이어트에는 도움이 될지 모르겠지만 대변의 냄새가 고약해져요. 식욕 억제제는 말 그대로 식욕을 저하시키는 약입니다. 항정신성의약품으로 중추신경에 작용해서 긴장 상태를 만들고 식욕을 떨어뜨려요. 펜터민, 펜디메트라진 성분이 가장 많이 처방되는 식욕 억제제죠.

신현준 　지방 흡수 억제제를 먹고 기름기 있는 음식을 먹으면 변의 상태가 굉장히 묽어요.

정혜진 　맞아요. 지방이 흡수되지 않고 그대로 배출되기 때문에 대변에 기름기가 섞여 있어서 나도 모르는 새에 실변을 하기도 합니다. 그래서 이 약을 드실 때엔 패드 사용을 권하기도 해요. 격식을 차려야 하는 자리에서는 실수할 수 있기 때문에 웬만하면 약을 드시지 말라고 하기도 하죠.
　　그리고 식욕 억제제는 식욕이 크게 줄어드는 만큼 부작용도 많습니다. 중추 신경을 자극해서 과도한 긴장 상태를 지속시키기 때문에 신체적으로 심리적으로 다양한 부작용이 나타나게 돼요.

신현준 　식욕 억제제를 먹으면 우울증이 와요. 신경도 날카로워지고요.

정혜진 　말씀하신 것처럼 감정적인 변화가 생길 수 있어요. 식욕이 줄어드는 대신 부작용으로 과하게 각성되어 잠이 안 오거나 심장이 두근거리기도 하고, 두통이나 불안함을 느끼기도 하죠. 그래서 정말 필요한 경우에만 단기간으로 사용하기를 권합니다. 심장과 폐에 무리를 주어서 질환이 생기기도 하니까요.

신현준　식욕 억제제를 먹고 정말 고생했다는 분의 경험을 들어본 적이 있어요. 너무 잠이 오지 않으니 야식을 먹게 된다고 하더라고요. 아니면 이 유혹을 견디기 위해 식욕 억제제를 더 먹고 잠을 아예 포기한다고요. 생활 리듬이 아예 무너져 몸도 마음도 힘들었다고 합니다. 물론 이분만의 개인적인 경험일 수 있지만요.

편집자　주위에서 다이어트 한약도 많이 드시더라고요. 먹으면 입맛이 사라진다고 하던데 식욕 억제제와 비슷한 작용을 하는 것일까요?

정혜진　다이어트 한약에 많이 사용되는 재료가 마황이라고 해요. 마황에 각성 상태를 유지하는 에페드린이라는 성분이 식욕 억제제에 들어 있는 펜터민과 비슷한 작용을 하죠. 마찬가지로 유사한 부작용을 겪을 수도 있고요.

신현준　저는 약을 통한 다이어트는 요요가 있다는 것을 강조하고 싶어요. 특히 다이어트 한약은 부작용도 만만치 않은데 유행한 이후로 지금까지도 많이들 먹고요. 우리나라가 워낙 마른 몸에 대한 강박이 심하다 보니 무리가 되어도 단기간에 확 뺄 수 있다면 부작용을 감수하는 거죠. 다이어트 방법 자체가 잘못 되었다고 생각해요.

정혜진　네. 맞아요. 어떤 성분의 다이어트 약이라도 약을 끊으면 대부분 다시 살이 찝니다. 본래의 생활습관과 식습관은 바뀌지 않았기 때문이죠. 약을 끊고 나면 기간의 차이는 있겠지만 다시 원래의 체중으로 돌아오고 심지어 요요가 심하게 오는 경우도 흔히 볼 수 있어요.

신현준　　연예인들 중에 급격하게 살을 많이 뺐던 사람들이 있잖아요? 그런데 지금 다 그 상태를 유지하던가요? 아니잖아요. 다이어트 후에 몸무게를 유지하는 것이 얼마나 어려우면 '유지어터'라는 단어까지 생겼겠어요. 내 몸은 원래의 몸무게를 기억해요. 그래서 다이어트는 꾸준히 하는 것이 가장 중요합니다. 다이어트를 멈추면 어느 순간 예전 몸으로 돌아갑니다. 무리 없이 꾸준하게 오래할 수 있는 다이어트를 하세요. 건강을 해치는 다이어트는 치명적입니다.

정혜진　　미국에는 고도 비만이 많으니까 TV에서 다이어트 경쟁 프로그램을 많이 방송하는데 우리나라와 스케일이 달라서 100kg씩 빼는 경우가 있더군요. 그런데 그 쇼에 나와서 성공했던 사람들 중에서 현재까지도 체중을 유지하고 있는 사람들이 거의 없다고 합니다.

신현준　　잠깐은 소식하고 닭가슴살만 먹고 탄수화물을 끊을 수 있겠지만요. 생각해보세요. 평생을 닭가슴살만 먹을 수 있겠어요? 힘들잖아요. 아무리 힘들게 다이어트 했어도 평생 하지 않으면 다시 살이 찌는 거예요. 빼는 건 여섯 달이 걸려도 찌는 건 3주밖에 안 걸려요. 금방입니다. 그래서 골고루 음식을 먹으면서 양을 서서히 줄여가는 게 중요해요. 극도의 다이어트는 저희 같은 배우나 운동선수 등 직업적으로 특수한 경우에나 하는 것이지 그 외에는 권하지 않습니다. 예를 들어 결혼 전에 극도의 다이어트를 하면 피부가 다 망가집니다. 신경도 예민해져서 결혼 준비하면서 더 싸우게 돼요. 그러지 않으려면 내가 평생 할 수 있는 다이어트 방법을 찾겠다는 결심을 하고 시작하세요. 안 그러면 몸이 상합니다. 영양가 있는 음식을 챙겨 먹는 것을 기본으로 하되, 부족한 부분은 영양제로 챙겨 먹는 것이 좋아요. 몸이 아프고 스트레스를 받는데도 무리하게 운동하지 마세요. 나에게 적절한 강도의 운동과 다이어트 방법을 찾는 것이 가장 중요합니다.

정혜진   내가 평생 유지할 수 있는 식습관, 운동량을 잘 판단하셔서 아주 천천히 시작해서 꾸준히 하셔야 해요. 급격한 다이어트를 하시는 분들에게 '지금 식단을 평생 유지하실 수 있겠어요?'라고 물어보면 대부분 '절대 못하죠'라고 대답하세요. 다이어트를 하기 전 나의 식습관을 잘 살펴보시고 내가 계속 유지할 수 있고 타협이 가능한 식단은 어떤 것인지 신중하게 판단하셔야 합니다.

신현준   꾸준하게 하는 게 제일 좋아요. 간헐적 단식이라고 하루에 한 끼만 먹는 다이어트 방법이 있잖아요? 평생 하루에 한 끼만 먹을 수 있다면 자신에게 맞는 방법이고 실천하면 되지만 보통은 쉽지 않아요. 자기가 할 수 있는 만큼 해야 돼요. 살이 잘 찌는 체질인 저도 무리 없이 평생 지속할 수 있는 다이어트 방법을 찾아 지금까지 하는 중이에요.

편집자   어떤 다이어트를 하시나요?

신현준   식상하게 들리실 수도 있지만 먹는 양을 줄이고 바빠도 운동하는 시간을 갖는 거죠. 그리고 밤에는 절대 생맥주에 튀김이나 치킨을 먹지 않으려고 하고요. 그런 음식을 먹었다면 다음날 무조건 평소보다 두 배로 운동해요. 내 몸에 책임감을 가져야 해요. 먹었으면 그만큼 칼로리를 소모해야 합니다. 그래야 다이어트를 할 수 있어요. 단기간에 피트니스 센터에 가서 다이어트를 한다는 것은 말도 안 되는 얘깁니다. 단기로 뺄 수는 있죠. 하지만 몸이 다 망가지고 회복이 안 돼요. 경험상 진리처럼 여기는 소신이 있습니다. '단기로 뺀 자! 단기로 찐다'.

정혜진   아무리 직업상 필요하다고 해도 다이어트를 평생 유지하시는 건 대단하다고 생각해요. 저는 20대 때보다는 10㎏가 늘었지만 지금의 체중이 제 나이에 맞는 체중이려니 생각해요. 그래서 살을 빼기보다는 운동을 꾸준히 해서 몸이 튼튼해지는 데 초점을 맞추고 있습니다.

편집자　　꾸준한 운동도 쉽지 않죠. 요즘은 운동량 대비 최대의 효과를 보기 위한 운동 보조제도 많이 쓰시는데 어떤가요?

정혜진　　흔히들 드시는 단백질 파우더는 운동 보조제라기보다는 한 끼 식사 대용 음식이라고 볼 수 있을 정도입니다. 워낙 평소에 탄수화물에 치우친 식단을 많이 하다 보니 간편식을 먹는다면 이왕이면 단백질로 된 것을 먹자는 생각에서 이용하는 게 아닐까 생각해요.

신현준　　기왕 드신다면 저는 가능한 식물성 단백질 파우더를 추천해요. 동물성 단백질은 닭가슴살이나 육류로 이미 충분히 섭취하고 있다고 생각합니다. 저는 평상시 운동을 안 해도 꾸준히 단백질 섭취를 합니다. 골다공증 예방, 면역력 증진, 피부 탄력 강화, 노화 예방, 성인병 예방 등에 반드시 필요다고 생각해요.

정혜진　　과거에는 단백질 파우더에 남성호르몬의 일종인 스테로이드 성분이 섞여 있는 제품들도 있었다고 해요. 그래서 단백질 파우더 과용으로 소화장애, 통풍, 신장 기능 이상 등의 문제가 생겨 병원에 오는 분들도 있었습니다. 요즘에도 가끔 스테로이드 성분이 검출된 단백질 제품을 적발했다는 뉴스를 볼 수 있어요. 남성호르몬 복용으로 인한 운동 효과가 크다 보니 계속 이런 제품을 유통하려는 시도가 있는 것 같아요.

신현준　　남성호르몬 성분이 들어 있는 단백질 파우더를 먹고 운동하면 똑같이 운동을 해도 근육량이 달라져요. 결과가 확연히 다르죠.

정혜진　　맞아요. 근육량에서 차이가 납니다. 예를 들어 두 달간 운동만 한 사람은 2kg, 스테로이드를 사용하면서 운동한 사람은 무려 5kg이 늘어나는 것이죠. 심지어 운동을 안 하고 스테로이드를 사용하기만 해도 3kg이 늘어난다고 하니 끊기가 쉽지 않아요.

신현준　그래서 못 끊어요. 스테로이드 없이는 열심히 해도 근육이 생기는 것 같지가 않으니까요.

정혜진　그래서 몸을 보여줘야 하는 경우이거나 운동선수들이 암암리에 사용하는 경우가 있기 때문에 이를 금지하는 것입니다. 건강을 해치는 것은 물론 심한 경우에 사망하는 사례까지 있었기 때문이죠. 문제는 일반인들도 이런 약물들을 쉽게 접할 수 있다는 점입니다.

신현준　암암리에 유통이 되고 있습니다.

정혜진　저도 정말 깜짝 놀랐어요. 장기적으로 사용하면 안 되는 것들인데 운동 효과를 높이기 위해서 계속 사용하시더라고요.

신현준　스테로이드 주사를 직접 자신의 몸에 놓는 거예요. 트레이너가 닭가슴살을 먹고 직접 자신의 몸에 주사하는 걸 본 적도 있어요. 물론 일부 트레이너이지만요.

정혜진　다이어트 처방약, 스테로이드, 운동 목적의 각성제 등을 사용하면 당장은 근육이 늘고 다이어트에 도움이 되는 것처럼 보이죠. 하지만 결국 드러나지 않아도 몸의 이곳 저곳에 손상이 생기고 장기적으로는 심장, 신장, 간 같은 주요 장기에 문제가 생기게 됩니다. 사용하지 않는 것을 권장하지만 불가피하게 사용하시게 된다면 단기간 사용하시길 바랍니다. 또한 무리한 다이어트를 했거나 하는 중이시라면 몸에 이상이 없는지 정기적인 검진으로 건강을 꼭 챙기셔야 합니다.

편집자   운동과 다이어트 효과를 높이는 약들은 부작용이 너무 크니 자제해야겠군요. 영양제는 어떤가요? 다이어트나 운동에 도움이 되는 것들이 있을까요?

신현준   저는 물을 많이 마시는 것을 가장 추천합니다. 그리고 운동을 하면서 다이어트를 하는 경우라면 L-카르니틴을 추천합니다. 이 영양제는 에너지를 내서 운동을 더 활력 있게 하게끔 만들어주거든요. 그래서 쉽게 피로하지 않은 느낌입니다.

정혜진   L-카르니틴은 지방을 에너지원으로 사용하는 과정에 필요한 효소의 일종입니다. 그래서 다이어트나 운동 보조 영양제로 많이 쓰여요. 하지만 소고기, 돼지고기에 L-카르니틴이 많이 포함되어 있고 만약 부족하다 해도 우리 몸에서 직접 합성할 수 있는 성분입니다. 그래서 고기를 많이 드시는 분들은 굳이 영양제로 드실 필요는 없어요. 다만 채식주의자인 분들이라면 영양제를 고민해보셔도 좋을 것 같아요.

신현준   저는 복용 후에 피로도 덜하고 확실히 효과를 느꼈어요. 단순히 단백질 섭취를 위해서라면 맥주효모도 괜찮습니다. 단백질이 많이 들어 있으니까요. 그리고 아르기닌도 추천합니다.

정혜진   아르기닌은 아미노산의 한 종류로서 산화질소의 재료가 되기도 합니다. 산화질소는 혈관을 확장시켜서 전신에 혈액 공급을 원활하게 하는 역할을 하죠. 따라서 운동할 때 아르기닌을 드시면 효과를 볼 수 있습니다.

편집자   각자의 운동 목적이나 기대 효과에 따라 아르기닌과 L-카르티닌을 신중하게 복용해보는 것도 좋겠네요. 요즘에는 특히 마른 몸과 근육질 몸매에 대한 욕구와 강박이 커지고 있어요. 이에 대해 해주실 말씀이 있을까요?

신현준   마음을 편안하게 가지고 한 달은 다이어트 준비 운동 기간으로 생각해보세요. 한 달은 준비 운동 기간이고 두 달째부터 체중을 감량한다고 생각하면 좋겠습니다. 그래야 스트레스가 없어요. 다이어트를 시작하면 살을 빼야 한다는 것에 너무 스트레스를 받아요. 그러면 맵고 짠 음식이 더 먹고 싶어집니다. 최단 시간에 다이어트를 한다는 것은 최단 시간에 내 몸을 망치는 지름길이니까요. 저번에도 말씀드렸지만 무작정 굶거나 편향된 영양소만 섭취하는 다이어트를 하면 머리카락이 다 빠집니다. 스테로이드를 잘못 맞아도 마찬가지고요.

정혜진   급격한 다이어트를 하면 머리카락도 빠지고 호르몬 불균형이 나타나 여성의 경우 생리불순이 오기도 해요. 감정의 기복이 심해지기도 하고 우울해지거나 반대로 과하게 각성되기도 합니다.

신현준   여드름이 갑자기 생기기도 하고 피부가 나빠져요. 저는 그래서 내가 할 수 있을 만큼만 운동하라고 추천해요. 내가 꾸준히 할 수 있고, 물리적이 시간이 허락하는 선에서요. 매일 운동할 수 있다고 생각했다가 못 지키면 우울해지거든요.

정혜진   다이어트를 쉽게 생각하는 경향이 있는 것 같습니다. 살을 빼는 것 자체가 내 삶을 완전히 바꾸는 것이거든요. 살을 빼고 그 체중을 유지한다는 것은 삶의 많은 부분이 바뀌어야 가능한 것이에요. 오랜 시간 유지해 온 나의 생활습관, 음식에 대한 태도, 운동 등 많은 부분을 바꾸어야 합니다. 정말 어려우면서도 중요한 부분이죠.

신현준   맞아요. 다이어트란 이렇게 힘든 과정과 준비를 거쳐야 하는데 어떻게 약과 영양제에 의해서 간단히 이뤄질 수 있겠어요.

정혜진   '한 달만, 두 달만 혹은 결혼식 때까지만….' 그렇게 기간제로 할 수 있는 일이 아니에요. 다이어트는 삶의 과정을 바꾸는 거라서 '이번 달 안에 몇 킬로그램은 빼야 한다'라는 자세라면 실패할 확률이 높습니다. 지금부터 천천히 건강한 습관을 가지는 것으로 바꾸어 나가는 습관을 가지는 것이 중요합니다. 내년의 내가 지금의 나보다 1kg만 가벼워도 성공이라고 생각합니다.

신현준   예를 들어, 세계적인 스타인 비욘세는 자기가 정해놓은 시간에 계단 오르내리기를 한다고 해요. 매일이 아니라 일주일에 몇 번이요. 매일 할 수는 없기 때문이죠. 다이어트 계획을 너무 거창하게 잡으면 금세 포기하고 다시는 안 하게 됩니다.

다이어트를 즐겁게 하는 것도 중요해요. 다이어트를 하면서 내 몸의 변화를 거울 앞에서 확인하는 것도 성취감과 즐거움을 느낄 수 있는 방법이에요. 그리고 성취감을 느낄 수 있는 시간이 길수록 다이어트를 할 수 있는 기간도 길어집니다. 나이가 70세인데도 청바지에 흰 티셔츠만 입어도 멋진 사람이 되고 싶다면 스트레스 없이 나에게 맞는 다이어트를 하세요. 다이어트가 일이 아닌 생활의 일부나 취미 정도로 여겨지면 돼요.

영양제 섭취 전에
꼭 지켜야 할 생활습관

◆

영양제는 식사로 채울 수 없는 영양소를 보충하기 위한 보조 식품입니다. 건강을 유지하기 위해 일상에서 지켜야 할 것들을 소홀히 하면서 영양제에만 의존한다면 영양제를 먹는 의미가 별로 크지 않습니다. 예를 들면, 평소에 영양제를 잘 챙겨 먹고 있기 때문에 술을 자주 마셔도 괜찮다고 착각한다면 곤란하다는 얘기죠.

영양제 섭취에 앞서 중요한 세 가지가 있습니다. 좀 식상하지만 균형잡힌 식사, 규칙적인 신체 활동 그리고 휴식입니다. '내가 먹는 것이 곧 내 몸이다'라는 말도 있듯이 음식은 매우 중요합니다. 음식이 몸속에서 분해되어 다양한 영양소가 되고 그 영양소들이 내 몸을 구성하는 다양한 재료로 활용되기 때문입니다. 그렇기 때문에 음식으로 보충할 수 있는 영양소는 가능하면 자연 그대로의 형태로 먹기 위해 노력해야 합니다. 종합비타민을 먹는 대신 채소나 과일을 좀 더 챙겨 먹고 오메가3 대신 일주일에 한두 번 생선 요리나 들기름이 들어간 나물을 신경 써서 먹는 식으로 말입니다.

그리고 제철 음식도 강력하게 추천합니다. 그 계절에 가장 맛있고 영양소도 풍부한 제철 음식을 대신할 것은 없다고 생각합니다. 신선한 제철 재료가 주는 힘은 결코 영양제로 대체할 수 없습니다. 물론 제철 재료를 사용하고 골고루 음식을 먹는 것이 쉽지는 않습니다. 하지만 그렇게 하기 위한 노력을 하는 자세가 중요합니다. 먼저 이런 노력을 한 뒤에 그럼에도 부족한 부분이 생긴다면 그 부분은 영양제로 채우면 됩니다.

그리고 음식만큼 중요한 것은 매일 꾸준히 몸을 움직이고 스트레칭하는 것입니다. 운동이라고 쉽게 말하고 싶지만 운동이라는 단어 자체에 스트레스를 받는 분들이 많아서 운동보다는 훨씬 가벼운 개념인 '몸을 움직인다'라고 표현하겠습니다. 하루 종일 책상에 앉아서 일을 하다 보면 활동량은 점점 줄어들고 몸을 움직일 만한 일이 없습니다. 그러다 어느 날 높은 곳의 물건을 꺼내려고 팔을 들어 올리는데 어깨에 통증을 느끼거나 자세를 바꾸는 데에 예전보다 시간이 오래 걸리고 무릎에 통증을 느끼기 시작합니다. 이렇게 관절의 운동 범위가 점점 줄어들고 근력이 약해지는데도 눈치채지 못하고 지내다가 문제가 심각해져서야 알게 되는 거죠.

하루에 단 10~20분이라도 전신 스트레칭을 매일 하면 단순히 몸이 유연해지는 데 그치는 게 아니라 내 몸의 상태를 미리미리 점검할 수 있습니다. 그리고 스트레칭에서 조금 더 나아가 스쿼트 같은 체중을 싣는 운동을 시도해보시길 권장합니다. 음식을 통해 다양한 영양소를 섭취한다 하더라도 운동을 하지 않으면 영양소가 잘 활용되지 않는 경우가 있습니다. 대표적인 것이 칼슘입니다. 칼슘을 음식이나 영양제로 섭취한다고 해도 적절한 운동을 하지 않으면 칼습 성분이 뼈로 흡수되지 않습니다. 칼슘이 뼈로 흡수되어 골밀도가 증가하게 하려면 운동은 필수입니다.

마지막으로 잘 쉬는 것이 중요합니다. 요즘에는 과로와 수면 부족에 시달리는 분들을 쉽게 만날 수 있습니다. 그리고 과로와 수면 부족을 보충하기 위해 영양제를 섭취하는 경우가 많습니다. 장담하건대, 휴식을 대체할 수 있는 것은 아무것도 없습니다. 아무리 바쁘다고 해도 최소한의 수면 시간과 휴식을 확보하시기 바랍니다. 만약 지금 부족한 휴식 시간을 영양제로 대체하고 있다고 믿고 계시다면 당장 생각을 바꾸셔야 합니다. 문제가 있다고 내 몸에서 계속 신호를 보내는데도 눈치채지 못하고 있는 것일지 모릅니다.

제철 음식을 골고루 먹는 것, 매일 조금씩이라도 내 몸을 움직이는 것, 잘 쉬는 것은 영양제를 먹기 이전에 선행되어야 할 가장 중요한 습관입니다. 꼭 명심하시기 바랍니다.

영양제 광고와
유행에 흔들리지 않는
나만의 기준

◆

요즘은 영양제 종류가 굉장히 많습니다. 한 가지 영양소가 단독으로 들어 있는 영양제도 있지만 여러 가지 영양소들이 들어 있는 복합 영양제도 많습니다. 특히 이런 복합 영양제들은 시기적으로 인기가 있는 성분을 마케팅 목적으로 강조하기도 합니다. 예를 들면, 요즘 같은 코로나19 상황에서는 면역과 관련된 영양제가 집중을 받고 있습니다. 그래서 정상적인 면역 기능에 필요하다는 기능성 허가를 받은 아연과 면역과는 전혀 관련이 없는 성분을 섞어서 해당 영양제 전체가 면역 기능에 필요하다고 인식하게 만드는 방식입니다. 요즘 아연이 포함된 복합 영양제들이 많은 것이 그 증거입니다. 소비자 입장에선 시기적으로 필요하다고 생각되는 영양제를 더 구입하게 되는 것이 자연스러운 현상이겠지만 자세히 살펴보면 마케팅의 핵심 성분인 아연의 양이 매우 소량이거나 굳이 필요하지 않은 다른 성분을 과하게 섭취하게 되는 문제도 있습니다.

그렇다면 유행과 마케팅에 현혹되지 않고 현명한 선택을 하려면 어떻게 해야 할까요? 첫 번째로 영양제에 대한 나만의 원칙과 기준을 갖기를 추천합니다. 제 경험에 비유해 보자면 배우가 미리 콘티를 보고 촬영 전에 준비를 많이 했음에도 불구하고, 막상 현장에서는 콘티가 바뀌는 경우가 많습니다. 배우도 상대 배우의 눈빛을 보고 캐릭터 설정을 바꾸기도 하죠. 감독도 배우의 연기를 보고 자신이 오랫동안 준비해왔던 콘티를 현장에서 바꾸기도 합니다. 작품에 더 낫다고 판단되면 빨리 콘티를 바꾸는 사람이 좋은 감독이죠.

영양제도 마찬가지입니다. 영양제에 대한 나름의 원칙과 기준을 갖고 나에게 최선인 방향을 선택하고 수정하는 것이 좋습니다. 영양제 시장은 패션처럼 유행이 굉장히 빠르게 변하고 사람들은 유행에 쉽게 현혹됩니다. 갑자기 방송에서 새로운 영양제 A가 좋다고 하면 아무도 몰랐던 그 제품이 갑자기 품절될 정도입니다. 아직 충분한 검증도 안 된 상황인데 말입니다. 이미 내가 먹고 있는 영양제 성분과 겹치거나 내 몸에는 굳이 필요 없는 영양제인 경우도 많습니다. 그래서 더더욱 유행과 광고에 흔들리지 않고 나만의 원칙과 소신을 가지는 것이 중요합니다.

그리고 두 번째로 영양제는 개인의 가족력, 과거와 현재의 병력, 생활 환경과 식습관, 생활습관 등을 종합적으로 고려해서 선택해야 합니다. 예를 들어, 비싼 패키지 건강검진을 꼭 해야 하냐는 질문을 종종 듣는데 필요 없다고 단언하지는 못합니다. 건강보험공단에서 제공하는 검진은 우리나라에서 발생 빈도가 높은 질환들, 걸렸을 때 큰 위험이 되는 질환들, 미리 예방했을 때 효과가 좋은 질환에 대해서 나이와 성별에 따라 가장 효율적으로 세팅해놓은 것입니다. 하지만 매년 공단에서 제공하는 검진을 성실하게 받았다 하더라도 혹은

내 몸이 원하는 영양제는 따로 있다

적절한 종합 검진을 받았다 하더라도 검진을 통해 확인되지 않는 질병에 걸리는 것을 예측하거나 막을 수는 없기 때문에 비싼 패키지 검진이 필요 없다고 장담할 수는 없습니다. 하지만 과도한 검진 때문에 방사선 노출량이 많아져서 검진을 통해 얻는 이득보다 방사선에 의해 얻는 부작용이 더 큰 경우도 있습니다. 그렇기 때문에 개인의 가족력, 과거 병력, 현재 생활 환경과 습관 등을 고려해 개인에게 알맞은 항목들을 추가하는 것이 가장 좋은 방법이고, 이 과정에서는 전문가의 도움이 필요합니다.

영양제도 건강검진과 마찬가지입니다. 방송이나 광고를 보고 있자면 꼭 먹어야 할 것 같은 영양제가 점점 늘어납니다. 하지만 영양제는 방송이나 광고만을 보고 선택할 수 있는 것이 아닙니다. 사람의 몸은 얼굴 생김새처럼 각자가 너무 달라서 영양제가 모든 사람에게 똑같은 효과를 낼 수 없기 때문입니다.

저희는 영양제를 꼭 먹으라고 권유하거나 영양제를 끊고 무조건 음식만 잘 챙겨 먹으라고 하지 않습니다. 저희의 얘기를 잘 들어보고 내 몸과 생활습관에 대해 충분히 알아보길 바랍니다. 그러고 나서 필요하다면 전문가의 조언을 구해 유행이나 마케팅에 현혹되지 않는 나름의 원칙을 세우는 것이 중요합니다. 마케팅에 의해 갑자기 인기를 얻는 제품보다는 긴 역사를 가졌고 신뢰할 수 있는 회사에서 만들어졌으며 내 몸에 무리가 없고 섭취에도 불편함이 없는 제품이 제일 좋다고 생각합니다. 지금 먹고 있는 영양제를 꼼꼼히 살펴보고 책에서 제시하는 몇 가지 기준에 맞춰 본인에게 맞는 것은 놔두고 아닌 것은 비우는 것이 좋습니다. 영양제를 선택할 때 가장 중요한 기준이 되는 것은 내 몸임을 잊지 마시기 바랍니다.

:: 참고 자료 ::

1) 평균필요량 ㅣ 건강한 사람들이 필요로 하는 양의 중앙값. 모든 영양소에 정해져 있는 것은 아니며 과학적인 근거가 있어야 정할 수 있다.

2) 권장섭취량 ㅣ 대부분의 건강한 사람들이 먹어야 하는 영양소 필요량을 충족시키는 섭취 기준. 각 영양소의 최적 수준으로 권장하는 것이다.

3) 충분섭취량 ㅣ 필요량을 계산해내기 위한 과학적 근거가 부족할 때에 건강을 유지하는 데 충분한 양을 정해놓은 수치. 건강한 사람들이 얼마나 먹고 있는지를 조사해서 결정한다.

4) 상한섭취량 ㅣ 이 수치 이상 먹을 때 부작용이 생길 수 있는 정도. 과잉 섭취로 인한 부작용에 대한 자료가 있을 때 정할 수 있는 수치이다.

비 타 민 용 량 단 위

비타민의 용량을 보면 단위가 비타민마다 달라 혼란스러웠던 적이 있을 것이다. 비타민을 포함한 영양소들은 한 가지 형태로만 존재하는 것이 아니라 자연 상태에서 여러 가지 형태로 존재한다. 형태에 따라 흡수되는 비율이나 몸에서 작용하는 과정도 조금씩 다르다 보니 용량 표시를 할 때 단순히 mg 단위를 쓰면 문제가 있다. 어떤 성분으로 섭취했느냐에 따라 효과가 다르기 때문이다. 그래서 따로 만들어서 사용하는 영양소들이 있다.

1mcg RAE = 1mcg 의 레티놀
= 2mcg 의 베타카로틴 영양제
= 12mcg 의 음식으로 섭취하는 베타카로틴
= 24mcg 의 음식으로 섭취하는 알파카로틴.

종류	단위	
비타민A	mcg RAE(retinol activity equivalent)	1mcg RAE = 1mcg 레티놀 = 12mcg 베타카로틴
비타민B₃ (니아신)	mg NE(niacin equivalent)	1mg NE = 1mg 니아신 = 1mg 니아신아마이드 = 60mg 트립토판
비타민B₉ (엽산)	mcg DFE(dietary folate equivalent)	1mcg DFE = 1mcg folate = 0.6mcg folic acid (합성)
비타민D	mcg	1mcg 비타민D = 40IU 비타민D
비타민E	mg aTE(alpha tocopherol)	1mg aTE = 1mg 비타민E = 2mg 합성 알파토코페롤

2020 한국인 영양소 섭취 기준 - **지용성 비타민**(A, D)

보건 복지부, 2020

성별	연령	비타민 A(μg RAE/일)				비타민 D(μg/일)			
		평균 필요량	권장 섭취량	충분 섭취량	상한 섭취량	평균 필요량	권장 섭취량	충분 섭취량	상한 섭취량
영아	0~5(개월)			350	600			5	25
	6~11			450	600			5	25
유아	1~2(세)	190	250		600			5	30
	3~5	230	300		750			5	35
남자	6~8(세)	310	450		1,100			5	40
	9~11	410	600		1,600			5	60
	12~14	530	750		2,300			10	100
	15~18	620	850		2,800			10	100
	19~29	570	800		3,000			10	100
	30~49	560	800		3,000			10	100
	50~64	530	750		3,000			10	100
	65~74	510	700		3,000			15	100
	75 이상	500	700		3,000			15	100
여자	6~8(세)	290	400		1,100			5	40
	9~11	390	550		1,600			5	60
	12~14	480	650		2,300			10	100
	15~18	450	650		2,800			10	100
	19~29	460	650		3,000			10	100
	30~49	450	650		3,000			10	100
	50~64	430	600		3,000			10	100
	65~74	410	600		3,000			15	100
	75 이상	410	600		3,000			15	100
임신부		+50	+70		3,000			+0	100
수유부		+350	+490		3,000			+0	100

2020 한국인 영양소 섭취 기준 - **지용성 비타민**(E, K)

보건 복지부, 2020

성별	연령	비타민 E(mg α-TE/일)				비타민 K(μg/일)			
		평균 필요량	권장 섭취량	충분 섭취량	상한 섭취량	평균 필요량	권장 섭취량	충분 섭취량	상한 섭취량
영아	0~5(개월)			3				4	
	6~11			4				6	
유아	1~2(세)			5	100			25	
	3~5			6	150			30	
남자	6~8(세)			7	200			40	
	9~11			9	300			55	
	12~14			11	400			70	
	15~18			12	500			80	
	19~29			12	540			75	
	30~49			12	540			75	
	50~64			12	540			75	
	65~74			12	540			75	
	75 이상			12	540			75	
여자	6~8(세)			7	200			40	
	9~11			9	300			55	
	12~14			11	400			65	
	15~18			12	500			65	
	19~29			12	540			65	
	30~49			12	540			65	
	50~64			12	540			65	
	65~74			12	540			65	
	75 이상			12	540			65	
임신부				+0	540			+0	
수유부				+3	540			+0	

2020 한국인 영양소 섭취 기준 - 수용성 비타민(비타민C, B₁:티아민)

보건 복지부, 2020

성별	연령	비타민 C(mg/일)				티아민(mg/일)			
		평균 필요량	권장 섭취량	충분 섭취량	상한 섭취량	평균 필요량	권장 섭취량	충분 섭취량	상한 섭취량
영아	0~5(개월)			40				0.2	
	6~11			55				0.3	
유아	1~2(세)	30	40		340	0.4	0.4		
	3~5	35	45		510	0.4	0.5		
남자	6~8(세)	40	50		750	0.5	0.7		
	9~11	55	70		1,100	0.7	0.9		
	12~14	70	90		1,400	0.9	1.1		
	15~18	80	100		1,600	1.1	1.3		
	19~29	75	100		2,000	1.0	1.2		
	30~49	75	100		2,000	1.0	1.2		
	50~64	75	100		2,000	1.0	1.2		
	65~74	75	100		2,000	0.9	1.1		
	75 이상	75	100		2,000	0.9	1.1		
여자	6~8(세)	40	50		750	0.6	0.7		
	9~11	55	70		1,100	0.8	0.9		
	12~14	70	90		1,400	0.9	1.1		
	15~18	80	100		1,600	0.9	1.1		
	19~29	75	100		2,000	0.9	1.1		
	30~49	75	100		2,000	0.9	1.1		
	50~64	75	100		2,000	0.9	1.1		
	65~74	75	100		2,000	0.8	1.0		
	75 이상	75	100		2,000	0.7	0.8		
임신부		+10	+10		2,000	+0.4	+0.4		
수유부		+35	+40		2,000	+0.3	+0.4		

2020 한국인 영양소 섭취 기준 - 수용성 비타민(B₂:리보플라빈, B₃:니아신)

보건 복지부, 2020

성별	연령	리보플라빈(mg/일)				니아신(mg/일)[1]			
		평균 필요량	권장 섭취량	충분 섭취량	상한 섭취량	평균 필요량	권장 섭취량	충분 섭취량	상한섭취량 니코틴산/니코틴아미드
영아	0~5(개월)			0.3				2	
	6~11			0.4				3	
유아	1~2(세)	0.4	0.5			4	6		10/180
	3~5	0.5	0.6			5	7		10/250
남자	6~8(세)	0.7	0.9			7	9		15/350
	9~11	0.9	1.1			9	11		20/500
	12~14	1.2	1.5			11	15		25/700
	15~18	1.4	1.7			13	17		30/800
	19~29	1.3	1.5			12	16		35/1000
	30~49	1.3	1.5			12	16		35/1000
	50~64	1.3	1.5			12	16		35/1000
	65~74	1.2	1.4			11	14		35/1000
	75 이상	1.1	1.3			10	13		35/1000
여자	6~8(세)	0.6	0.8			7	9		15/350
	9~11	0.8	1.0			9	12		20/500
	12~14	1.0	1.2			11	15		25/700
	15~18	1.0	1.2			11	14		30/800
	19~29	1.0	1.2			11	14		35/1000
	30~49	1.0	1.2			11	14		35/1000
	50~64	1.0	1.2			11	14		35/1000
	65~74	0.9	1.1			10	13		35/1000
	75 이상	0.8	1.0			9	12		35/1000
임신부		+0.3	+0.4			+3	+4		35/1000
수유부		+0.4	+0.5			+2	+3		35/1000

1) 1mg NE(니아신 당량) = 1mg 니아신 = 60mg 트립토판

2020 한국인 영양소 섭취 기준 - **수용성 비타민**(B6:피리독신, B9:엽산)

보건 복지부, 2020

성별	연령	비타민 B6(mg/일)				엽산(㎍ DFE/일)[1]			
		평균 필요량	권장 섭취량	충분 섭취량	상한 섭취량	평균 필요량	권장 섭취량	충분 섭취량	상한[2] 섭취량
영아	0~5(개월)			0.1				65	
	6~11			0.3				90	
유아	1~2(세)	0.5	0.6		20	120	150		300
	3~5	0.6	0.7		30	150	180		400
남자	6~8(세)	0.7	0.9		45	180	220		500
	9~11	0.9	1.1		60	250	300		600
	12~14	1.3	1.5		80	300	360		800
	15~18	1.3	1.5		95	330	400		900
	19~29	1.3	1.5		100	320	400		1,000
	30~49	1.3	1.5		100	320	400		1,000
	50~64	1.3	1.5		100	320	400		1,000
	65~74	1.3	1.5		100	320	400		1,000
	75 이상	1.3	1.5		100	320	400		1,000
여자	6~8(세)	0.7	0.9		45	180	220		500
	9~11	0.9	1.1		60	250	300		600
	12~14	1.2	1.4		80	300	360		800
	15~18	1.2	1.4		95	330	400		900
	19~29	1.2	1.4		100	320	400		1,000
	30~49	1.2	1.4		100	320	400		1,000
	50~64	1.2	1.4		100	320	400		1,000
	65~74	1.2	1.4		100	320	400		1,000
	75 이상	1.2	1.4		100	320	400		1,000
임신부		+0.7	+0.8		100	+200	+200		1,000
수유부		+0.7	+0.8		100	+130	+130		1,000

1) Dietary Folate Equivalents, 가임기 여성의 경우 400㎍/일의 엽산보충제 섭취를 권장함.
2) 엽산의 상한섭취량은 보충제 또는 강화식품의 형태로 섭취한 ㎍/일에 해당됨.

2020 한국인 영양소 섭취 기준 - **수용성 비타민**(B12:코빌라빈, B5:판토텐산, B7:비오틴)

보건 복지부, 2020

성별	연령	비타민 B12(㎍/일)				판토텐산(mg/일)				비오틴(㎍/일)			
		평균 필요량	권장 섭취량	충분 섭취량	상한 섭취량	평균 필요량	권장 섭취량	충분 섭취량	상한 섭취량	평균 필요량	권장 섭취량	충분 섭취량	상한 섭취량
영아	0~5(개월)			0.3				1.7				5	
	6~11			0.5				1.9				7	
유아	1~2(세)	0.8	0.6					2				9	
	3~5	0.9	0.7					2				12	
남자	6~8(세)	1.1	1.3					3				15	
	9~11	1.5	1.7					4				20	
	12~14	1.9	2.3					5				25	
	15~18	2.0	2.4					5				30	
	19~29	2.0	2.4					5				30	
	30~49	2.0	2.4					5				30	
	50~64	2.0	2.4					5				30	
	65~74	2.0	2.4					5				30	
	75 이상	2.0	2.4					5				30	
여자	6~8(세)	1.1	1.3					3				15	
	9~11	1.5	1.7					4				20	
	12~14	1.9	2.3					5				25	
	15~18	2.0	2.4					5				30	
	19~29	2.0	2.4					5				30	
	30~49	2.0	2.4					5				30	
	50~64	2.0	2.4					5				30	
	65~74	2.0	2.4					5				30	
	75 이상	2.0	2.4					5				30	
임신부		+0.2	+0.2					+1.0				+0	
수유부		+0.3	+0.4					+2.0				+5	

2020 한국인 영양소 섭취 기준 - 다량 무기질(칼슘, 인, 나트륨)

보건 복지부, 2020

성별	연령	칼슘(mg/일)				인(mg/일)				나트륨(mg/일)			
		평균필요량	권장섭취량	충분섭취량	상한섭취량	평균필요량	권장섭취량	충분섭취량	상한섭취량	평균필요량	권장섭취량	충분섭취량	만성질환위험감소섭취량
영아	0~5(개월)			250	1,000			100				110	
	6~11			300	1,500			300				370	
유아	1~2(세)	400	500		2,500	380	450		3,000			810	1,200
	3~5	500	600		2,500	480	550		3,000			1,000	1,600
남자	6~8(세)	600	700		2,500	500	600		3,000			1,200	1,900
	9~11	650	800		3,000	1,000	1,200		3,500			1,500	2,300
	12~14	800	1,000		3,000	1,000	1,200		3,500			1,500	2,300
	15~18	750	900		3,000	1,000	1,200		3,500			1,500	2,300
	19~29	650	800		2,500	580	700		3,500			1,500	2,300
	30~49	650	800		2,500	580	700		3,500			1,500	2,300
	50~64	600	750		2,000	580	700		3,500			1,500	2,300
	65~74	600	700		2,000	580	700		3,500			1,300	2,100
	75 이상	600	700		2,000	580	700		3,000			1,100	1,700
여자	6~8(세)	600	700		2,500	480	550		3,000			1,200	1,900
	9~11	650	800		3,000	1,000	1,200		3,500			1,500	2,300
	12~14	750	900		3,000	1,000	1,200		3,500			1,500	2,300
	15~18	700	800		3,000	1,000	1,200		3,500			1,500	2,300
	19~29	550	700		2,500	580	700		3,500			1,500	2,300
	30~49	550	700		2,500	580	700		3,500			1,500	2,300
	50~64	600	800		2,000	580	700		3,500			1,300	2,100
	65~74	600	800		2,000	580	700		3,500			1,300	2,100
	75 이상	600	800		2,000	580	700		3,000			1,100	1,700
임신부		+0	+0		2,500	+0	+0		3,000			1,500	2,000
수유부		+0	+0		2,500	+0	+0		3,000			1,500	2,300

2020 한국인 영양소 섭취 기준 - 다량 무기질(염소, 칼륨, 마그네슘)

보건 복지부, 2020

성별	연령	염소(mg/일)				칼륨(mg/일)				마그네슘(mg/일)			
		평균필요량	권장섭취량	충분섭취량	상한섭취량	평균필요량	권장섭취량	충분섭취량	상한섭취량	평균필요량	권장섭취량	충분섭취량	상한[1] 섭취량
영아	0~5(개월)			170				400				25	
	6~11			560				700				55	
유아	1~2(세)			1,200				1,900		60	70		60
	3~5			1,600				2,400		90	110		90
남자	6~8(세)			1,900				2,900		130	150		130
	9~11			2,300				3,400		190	220		190
	12~14			2,300				3,500		260	320		270
	15~18			2,300				3,500		340	410		350
	19~29			2,300				3,500		200	360		350
	30~49			2,300				3,500		310	370		350
	50~64			2,300				3,500		310	370		350
	65~74			2,100				3,500		310	370		350
	75 이상			1,700				3,500		310	370		350
여자	6~8(세)			1,900				2,900		130	150		130
	9~11			2,300				3,400		180	220		190
	12~14			2,300				3,500		240	290		270
	15~18			2,300				3,500		290	340		350
	19~29			2,300				3,500		230	280		350
	30~49			2,300				3,500		240	280		350
	50~64			2,300				3,500		240	280		350
	65~74			2,100				3,500		240	280		350
	75 이상			1,700				3,500		240	280		350
임신부				2,300				+0		+30	+40		350
수유부				2,300				+400		+0	+0		350

1) 식품외 급원의 마그네슘에만 해당

성별	연령	철(mg/일)				아연(mg/일)				구리(μg/일)			
		평균필요량	권장섭취량	충분섭취량	상한섭취량	평균필요량	권장섭취량	충분섭취량	상한섭취량	평균필요량	권장섭취량	충분섭취량	상한섭취량
영아	0~5(개월)			0.3	40			2				240	
	6~11	4	6		40	2	3					330	
유아	1~2(세)	4.5	6		40	2	3		6	220	290		1,700
	3~5	5	7		40	3	4		9	270	350		2,600
남자	6~8(세)	7	9		40	5	5		13	360	470		3,700
	9~11	8	11		40	7	8		19	470	600		5,500
	12~14	11	14		40	7	8		27	600	800		7,500
	15~18	11	14		45	8	10		33	700	900		9,500
	19~29	8	10		45	9	10		35	650	850		10,000
	30~49	8	10		45	8	10		35	650	850		10,000
	50~64	8	10		45	8	10		35	650	850		10,000
	65~74	7	9		45	8	9		35	600	800		10,000
	75 이상	7	9		45	7	9		35	600	800		10,000
여자	6~8(세)	7	9		40	4	5		13	310	400		3,700
	9~11	8	10		40	7	8		19	420	550		5,500
	12~14	12	16		40	6	8		27	500	650		7,500
	15~18	11	14		45	7	9		33	550	700		9,500
	19~29	11	14		45	7	8		35	500	650		10,000
	30~49	11	14		45	7	8		35	500	650		10,000
	50~64	6	8		45	6	8		35	500	650		10,000
	65~74	6	8		45	6	7		35	460	600		10,000
	75 이상	5	7		45	6	7		35	460	600		10,000
임신부		+8	+10		45	+2.0	+2.5		35	+100	+130		10,000
수유부		+0	+0		45	+4.0	+5.0		35	+370	+480		10,000

성별	연령	불소(mg/일)				망간(mg/일)				요오드(μg/일)			
		평균필요량	권장섭취량	충분섭취량	상한섭취량	평균필요량	권장섭취량	충분섭취량	상한섭취량	평균필요량	권장섭취량	충분섭취량	상한섭취량
영아	0~5(개월)			0.01	0.6			0.01				130	250
	6~11			0.4	0.8			0.8				180	250
유아	1~2(세)			0.6	1.2			1.5	2.0	55	80		300
	3~5			0.9	1.8			2.0	3.0	65	90		300
남자	6~8(세)			1.3	2.6			2.5	4.0	75	100		500
	9~11			1.9	10.0			3.0	6.0	85	110		500
	12~14			2.6	10.0			4.0	8.0	90	130		1,900
	15~18			3.2	10.0			4.0	10.0	95	130		2,200
	19~29			3.4	10.0			4.0	11.0	95	150		2,400
	30~49			3.4	10.0			4.0	11.0	95	150		2,400
	50~64			3.2	10.0			4.0	11.0	95	150		2,400
	65~74			3.1	10.0			4.0	11.0	95	150		2,400
	75 이상			3.0	10.0			4.0	11.0	95	150		2,400
여자	6~8(세)			1.3	2.5			2.5	4.0	75	100		500
	9~11			1.8	10.0			3.0	6.0	85	110		500
	12~14			2.4	10.0			3.5	8.0	90	130		1,900
	15~18			2.7	10.0			3.5	10.0	95	130		2,200
	19~29			2.8	10.0			3.5	11.0	95	150		2,400
	30~49			2.7	10.0			3.5	11.0	95	150		2,400
	50~64			2.6	10.0			3.5	11.0	95	150		2,400
	65~74			2.5	10.0			3.5	11.0	95	150		2,400
	75 이상			2.3	10.0			3.5	11.0	95	150		2,400
임신부				+0	10.0			+0	11.0	+65	+90		
수유부				+0	10.0			+0	11.0	+130	+190		

성별	연령	셀레늄(μg/일)				몰리브덴(μg/일)				크롬(μg/일)			
		평균필요량	권장섭취량	충분섭취량	상한섭취량	평균필요량	권장섭취량	충분섭취량	상한섭취량	평균필요량	권장섭취량	충분섭취량	상한섭취량
영아	0~5(개월)			9	40							0.2	
	6~11			12	65							4.0	
유아	1~2(세)	19	23		70	8	10		100			10	
	3~5	22	25		100	10	12		150			10	
남자	6~8(세)	30	35		150	15	18		200			15	
	9~11	40	45		200	15	18		300			20	
	12~14	50	60		300	25	30		450			30	
	15~18	55	65		300	25	30		550			35	
	19~29	50	60		400	25	30		550			30	
	30~49	50	60		400	25	30		600			30	
	50~64	50	60		400	25	30		600			30	
	65~74	50	60		400	23	28		550			25	
	75 이상	50	60		400	23	28		550			25	
여자	6~8(세)	30	35		150	15	18		200			15	
	9~11	40	45		200	15	18		300			20	
	12~14	50	60		300	20	25		400			20	
	15~18	55	65		300	20	25		500			20	
	19~29	50	60		400	20	25		500			20	
	30~49	50	60		400	20	25		500			20	
	50~64	50	60		400	20	25		450			20	
	65~74	50	60		400	18	22		450			20	
	75 이상	50	60		400	18	22		450			20	
임신부		+3	+4		400	+0	+0		500			+5	
수유부		+9	+10		400	+3	+3		500			+20	

한국인의 1일 지질 섭취 기준

성별	연령	충분섭취량				
		지방 (g/일)	리놀레산 (g/일)	알파-리놀렌산 (g/일)	EPA+DHA (mg/일)	DHA (mg/일)
영아	0~5(개월)	25	5.0	0.6		200
	6~11	25	7.0	0.8		300
유아	1~2(세)		4.5	0.6		
	3~5		7.0	0.9		
남자	6~8(세)		9.0	1.1	200	
	9~11		9.5	1.3	220	
	12~14		12.0	1.5	230	
	15~18		14.0	1.7	230	
	19~29		13.0	1.6	210	
	30~49		11.5	1.4	400	
	50~64		9.0	1.4	500	
	65~74		7.0	1.2	310	
	75 이상		5.0	0.9	280	
여자	6~8(세)		7.0	0.8	200	
	9~11		9.0	1.1	150	
	12~14		9.0	1.2	210	
	15~18		10.0	1.1	100	
	19~29		10.0	1.2	150	
	30~49		8.5	1.2	260	
	50~64		7.0	1.2	240	
	65~74		4.5	1.0	150	
	75 이상		3.0	0.4	140	
임신부			+0	+0	+0	
수유부			+0	+0	+0	

:: 참고 문헌 ::

1. 2020 한국인 영양소 섭취 기준 - 보건복지부, 한국영양학회
2. 식품안전정보포털 식품안전나라 건강기능식품 정보 - 식품의약품안전처, 식품안전정보원
3. Examine, Supplements Guide by examine.com
4. 영양제 처방가이드 (일차 진료 아카데미) - 김갑성, 임종민 공저
5. isappscience.org(international scientific association of probiotics and prebiotics)

저자 정혜진이 드리는 말씀

인터넷 상에는 영양제에 대한 수많은 정보가 있습니다. 저 조차도 이 책을 준비하면서 수많은 자료들 중에 어떤 것을 신뢰할 수 있는지 판단하는 데에 많은 시간이 필요했습니다. 영양제의 효능, 효과를 증명하는 연구들은 그 규모와 설계가 약물과 비교할 수 없을 정도로 작고 취약합니다. 그러다 보니 영양제 연구의 대부분은 신뢰도가 낮습니다.

위의 참고 자료에는 오랜 시간에 걸쳐 수집한 방대한 자료들이 결과와 신뢰도, 법적인 기준에 따라 세분화되어 정리되어 있습니다. 이 책에서는 광고에 나오는 영양제의 효능, 효과, 유행 배경 등을 위의 자료들을 기반으로 쉽게 풀어내기 위해 노력했습니다.

이 자료들에 쓰인 말들이 어려울 수도 있습니다. 어려운 부분을 쉬운 말로 풀어내는 과정에서 사람들이 현혹될 만한 단어를 써서 마케팅에 사용하는 경우도 많습니다. 영양제 광고를 그대로 받아들이기 보다는 참고 자료를 통해 영양제를 객관적으로 바라볼 수 있는 관점을 가지길 바랍니다

내 몸이 원하는
영양제는 따로 있다

초판 발행 · 2021년 7월 14일

지은이 · 신현준 · 정혜진
감수 · 황세진
발행인 · 이종원
발행처 · (주)도서출판 길벗
출판사 등록일 · 1990년 12월 24일
주소 · 서울시 마포구 월드컵로 10길 56 (서교동)
대표전화 · 02)332-0931 | **팩스** · 02)323-0586
홈페이지 · www.gilbut.co.kr | **이메일** · gilbut@gilbut.co.kr

편집 팀장 · 민보람 | **기획 및 책임편집** · 방혜수(hyesu@gilbut.co.kr) | **제작** · 이준호, 손일순, 이진혁
영업마케팅 · 한준희 | **웹마케팅** · 김윤희, 김선영 | **영업관리** · 김명자 | **독자지원** · 송혜란, 윤정아

표지 및 본문 디자인 · 박찬진 | **교정교열** · 김진영 | **CTP 출력 · 인쇄** · 교보피앤비 | **제본** · 경문제책

ISBN 979-11-6521-599-6(03510)
(길벗 도서번호 020155)

정가 **15,000원**

독자의 1초까지 아껴주는 정성 길벗출판사
길벗 | IT실용서, IT/일반 수험서, IT전문서, 경제실용서, 취미실용서, 건강실용서, 자녀교육서
더퀘스트 | 인문교양서, 비즈니스서
길벗이지톡 | 어학단행본, 어학수험서
길벗스쿨 | 국어학습서, 수학학습서, 유아학습서, 어학학습서, 어린이교양서, 교과서

페이스북 **www.facebook.com/travelgilbut** | 트위터 **www.twitter.com/travelgilbut**